胰腺移植
理论与实践

主　审◇沈中阳
主　编◇宋文利　郑建明

中国健康传媒集团
中国医药科技出版社 ·北京

内容提要

本书结合国内外前沿文献研究成果与国内资深专家临床实践经验编撰而成，系统阐释了胰腺移植的理论基础，涵盖糖尿病的内科治疗、胰腺移植主要适应证与禁忌证、胰腺受体与供体评估、术前管理、手术操作、术后管理及免疫维持治疗等内容。在实践层面，通过分析大量临床数据与案例展示不同移植中心的成果，同时本书构建了科学全面的胰腺供体与受体的评估体系，细致解析了各种胰腺移植手术操作全流程和技术要点，详尽探讨了术后并发症处理及移植失败的应对策略。本书内容实用性强，且配套胰腺移植手术教学视频，以动态直观的形式助力读者精准掌握手术技巧，为胰腺移植领域的医学同仁提供借鉴和参考。

图书在版编目（CIP）数据

胰腺移植理论与实践 / 宋文利，郑建明主编 .

北京：中国医药科技出版社，2025.7. -- ISBN 978-7 -5214-5415-4

Ⅰ. R657.5

中国国家版本馆 CIP 数据核字第 20253A3M08 号

美术编辑　陈君杞
版式设计　南博文化

出版　**中国健康传媒集团** | 中国医药科技出版社
地址　北京市海淀区文慧园北路甲 22 号
邮编　100082
电话　发行：010-62227427　邮购：010-62236938
网址　www.cmstp.com
规格　710×1000mm $^1/_{16}$
印张　13 $^1/_2$
字数　246 千字
版次　2025 年 7 月第 1 版
印次　2025 年 7 月第 1 次印刷
印刷　北京金康利印刷有限公司
经销　全国各地新华书店
书号　ISBN 978-7-5214-5415-4
定价　**59.00 元**

获取新书信息、投稿、为图书纠错，请扫码联系我们。

编委会

主　审　沈中阳

主　编　宋文利　郑建明

编　者（按姓氏笔画排序）

王　振（天津市第一中心医院）

王　辉（天津市第一中心医院）

王建立（海南医学院第二附属医院）

王建宁（山东省千佛山医院）

史晓峰（天津市第一中心医院）

冯　钢（天津市第一中心医院）

许　洋（天津市第一中心医院）

孙煦勇（广西医科大学第二附属医院）

杜　青（天津市第一中心医院）

李　琳（天津市第一中心医院）

李红霞（天津市第一中心医院）

李晶晶（山西医科大学第一医院）

宋文利（天津市第一中心医院）

武红涛（天津市第一中心医院）

范鹏飞（天津市第一中心医院）

季　倩（天津市第一中心医院）

金　彦（天津市第一中心医院）

周洪澜（吉林大学第一医院）

郑建明（天津市第一中心医院）

赵　杰（天津市第一中心医院）

段丽君（天津市第一中心医院）

翁亦齐（天津市第一中心医院）

郭丽平（天津市第一中心医院）

涂金鹏（天津市第一中心医院）

曹　玉（天津市第一中心医院）

康一生（天津市第一中心医院）

粘烨琦（天津市第一中心医院）

董　震（青岛大学附属医院）

喻文立（天津市第一中心医院）

程　宇（天津市第一中心医院）

詹盼盼（天津市第一中心医院）

蔡文娟（天津市第一中心医院）

谭桂军（天津市第一中心医院）

魏江浩（天津市第一中心医院）

序

在医学的广阔领域中，胰腺移植无疑是--个充满挑战和机遇的领域。这一项复杂技术的进步和成功对患者的生活质量产生了深远影响。本书的出版旨在帮助更多的医学专业人士和学生深入了解和掌握胰腺移植的相关知识。

本书围绕胰腺移植展开全面探索，覆盖了从基础理论到临床实践的各个方面。作者倾注了大量的时间和精力，深入研究最新的科学文献，以确保本书的内容准确、全面，能够满足读者的需求。

在这里，我们将看到胰腺移植的历史、发展现状以及在临床实践中的应用。每一章节都包含了详细的文字阐述，以帮助读者更好地理解这个复杂的主题。同时，本书也关注了胰腺移植的伦理、法律和社会层面，这对于全面理解这个领域至关重要。

胰腺移植是一个不断发展的领域，需要我们不断学习和研究。我相信，无论读者是一位经验丰富的医生，还是一名正在学习的医学生，都会在这本书中找到有价值的内容。

最后，我要感谢作者的辛勤工作和贡献，作者团队数十年来持之以恒地探索胰腺移植技术的进步，独创的肠腔引流同侧胰肾联合移植术极大地促进了我国胰腺移植的发展，团队完成了国内一半以上的胰腺移植病例，他们深厚的专业造诣和学术热忱使这本书成为胰腺移植领域的一部重要著作。我期待看到更多的读者通过阅读这本书，深入了解胰腺移植，为改善患者的生活质量和延长生存期贡献力量。

希望各位读者在阅读这本书的过程中，收获知识，有所启发。

2025 年 3 月

前　言

　　器官移植已成为终末期器官衰竭患者的有效和首选的治疗手段，是20世纪临床医学的重大成就之一。临床上，肾脏，肝脏、心脏、肺脏、胰腺等实体大器官移植已广泛开展。经过数代人几十年来的不懈努力，我国器官移植规模持续扩大，目前肾脏移植每年超过10000例，肝脏移植每年超过5000例，成为继美国之后全球第二大器官移植国家。随着器官捐献工作的开展，我国器官移植事业也逐渐融入国际社会，成为国际器官移植领域的重要组成部分。

　　1966年美国明尼苏达大学完成世界首例胰腺移植，随着免疫抑制剂和外科技术等的发展进步，胰腺移植已成为1型糖尿病及部分2型糖尿病的首选治疗方法。1982年，同济医院夏穗生完成我国首例胰腺移植手术。1999年，天津市第一中心医院沈中阳教授主持完成了天津市第一例胰腺移植手术。2009年，天津市第一中心医院首创同侧肠腔胰肾联合移植术（一中心术式），有效降低了手术难度，提升了手术效果，截至目前共完成胰腺移植手术超过330例，成为国内最大的胰腺移植中心，并协助全国10余家医院开展胰腺移植工作，"一中心术式"已成为国内胰腺移植的主流术式。由于胰腺移植手术的并发症较高，目前仅在少数移植中心开展，且尚未建立胰腺移植独立的登记系统，这使得很多患者等待时间漫长，与此同时大量的胰腺器官因无法及时匹配而遭到浪费，所以进一步推动胰腺移植工作的开展仍然任重道远。

　　国内希望开展胰腺移植的单位很多，很多移植医生也希望掌握这项技术，我们参照国内外的文献结合国内部分专家的经验编写了这本《胰腺移植理论与实践》，内容涉及糖尿病的治疗、胰腺移植主要适应证与禁忌证、供体胰腺评估、手术操作、术后并发症的处理及远期随访等，并附有胰腺移植手术的教学视频，希望能给有志于开展这项工作的同行以借鉴。

　　参加本书编写的都是长期从事胰腺移植临床工作的专家及优秀青年学者。编写过程中，他们阅读了大量中英文文献，投入了大量的时间和精力，但由于时间有限，书中难免存在疏漏与不足之处，敬请国内同行予以批评指正。

2025 年 3 月

目录

第一章 糖尿病的诊断及治疗

第一节 糖尿病的诊断及分型

一、糖尿病的诊断

糖尿病（diabetes mellitus，DM）是由于胰岛素分泌、功能缺陷所引起的一组以慢性高血糖为特征的代谢性疾病。长期碳水化合物以及脂肪、蛋白质代谢紊乱可引起多系统损害，导致眼、肾、神经、心脏、血管等组织器官慢性进行性病变、功能减退及衰竭。病情严重或处于应激状态时可引发急性且严重的代谢紊乱。遗传及环境因素共同参与了发病过程。糖代谢状态分类标准（表1-1）和糖尿病诊断标准（表1-2）由世界卫生组织（WHO）于1999年正式发布。

表1-1　糖代谢状态分类标准（WHO，1999年）

糖代谢状态	静脉血浆葡萄糖（mmol/L）	
	空腹血糖	糖负荷后2小时血糖
正常血糖	<6.1	<7.8
空腹血糖受损	≥6.1，<7.0	<7.8
糖耐量减低	<7.0	≥7.8，<11.1
糖尿病	≥7.0	≥11.1

注：空腹血糖受损和糖耐量减低统称为糖调节受损，也称为糖尿病前期；空腹血糖正常参考范围下限通常为3.9mmol/L。

表1-2　糖尿病的诊断标准（WHO，1999年）

诊断标准	静脉血浆葡萄糖或HbA1c水平
典型糖尿病症状	
加上随机血糖	≥11.1mmol/L
或加上空腹血糖	≥7.0mmol/L
或加上OGTT 2小时血糖	≥11.1mmol/L

诊断标准	静脉血浆葡萄糖或HbA1c水平
或加上HbA1c	≥6.5%
无糖尿病典型症状者，须改日复查确认	

注：OGTT为口服葡萄糖耐量试验；HbA1c为糖化血红蛋白。典型糖尿病症状包括烦渴多饮、多尿、多食、不明原因体重下降；随机血糖指不考虑上次进餐时间，一天中任意时间的血糖，不能用来诊断空腹血糖受损或糖耐量减低；空腹状态指至少8小时没有进食能量。

在采用标准化检测方法且有严格质量控制（美国国家糖化血红蛋白标准化计划、中国糖化血红蛋白一致性研究计划）的医疗机构，可以将 HbA1c ≥ 6.5% 作为糖尿病的补充诊断标准。但是在以下情况下只能根据静脉血浆葡萄糖水平诊断糖尿病：如妊娠（中、晚期）、艾滋病、血液透析、近期失血或输血、促红细胞生成素治疗、镰状细胞病、葡萄糖 -6- 磷酸脱氢酶缺乏症等。急性感染、创伤或应激情况下可出现暂时性血糖升高，须待应激消除后，再确定糖代谢状态。

二、糖尿病的分型

采用 WHO（1999 年）的糖尿病病因学分型体系，根据病因学证据将糖尿病分为 4 种类型：1 型糖尿病（T1DM）、2 型糖尿病（T2DM）、特殊类型糖尿病和妊娠期糖尿病。

T1DM 包括免疫介导型和特发性 T1DM。T1DM 显著的病理学和病理生理学特征是胰岛 B 细胞数量显著减少乃至消失所导致的胰岛素分泌显著下降或缺失。

T2DM 显著的病理生理学特征为胰岛素调控葡萄糖代谢能力的下降（胰岛素抵抗）伴胰岛 B 细胞功能缺陷所导致的胰岛素分泌相对减少。

特殊类型糖尿病包括以下几类。

（1）胰岛 B 细胞功能单基因缺陷导致的糖尿病。如肝细胞核因子 -4α（HNF-4α）基因突变（MODY1）、葡萄糖激酶（GCK）基因突变［青少年的成人起病型糖尿病（MODY2）］、肝细胞核因子 -1α（HNF-1α）基因突变（MODY3）、肝细胞核因子 -1β（HNF-1β）基因突变（MODY5）、线粒体 DNA 3243 突变［母系遗传的糖尿病和耳聋（MIDD）］、WFS1 基因突变（Wolfram 综合征）等。

（2）胰岛素作用单基因缺陷导致的糖尿病。如胰岛素受体基因突变（A 型胰岛素抵抗综合征、矮妖精貌综合征、Rabson-Mendenhall 综合征）、AGPAT2 基因突变或 BSCL2 基因突变（先天性全身脂肪营养不良）等。

（3）胰源性糖尿病。包括胰腺炎、创伤 / 胰腺切除术、胰腺肿瘤、纤维钙化性胰腺病、囊性纤维化、血色病等引起的糖尿病。

（4）内分泌疾病导致的糖尿病。包括库欣综合征、肢端肥大症、嗜铬细胞瘤、胰高血糖素瘤、甲状腺功能亢进症、原发性醛固酮增多症等导致的糖尿病。

（5）药物或化学品所致糖尿病。如糖皮质激素、免疫检查点抑制剂等可引起血糖升高。

（6）感染巨细胞病毒、腺病毒、流行性腮腺炎病毒引起的糖尿病等。

（7）不常见的免疫介导性糖尿病。如胰岛素自身免疫综合征、胰岛素受体抗体导致的胰岛素抵抗综合征等。

（8）其他与特定遗传综合征相关的糖尿病。如 Down 综合征、Friedreich 共济失调、Huntington 舞蹈病、Klinefelter 综合征、Turner 综合征等导致的糖尿病。

第二节 糖尿病的外科治疗

近年来，随着对糖尿病发病机制认识的不断深入以及现代外科技术与外科理念的进步，外科治疗糖尿病发挥起越来越重要的作用。胰腺移植、胰岛移植为代表的 B 细胞替代治疗以及胃肠外科的减重手术对于不同类型的糖尿病治疗具有显著疗效。内科治疗和外科治疗糖尿病将呈现共同发展、互相修正、互相补充的趋势。临床资料的不断丰富和基础研究的持续进展，将有助于制订更加全面、合理、精确、高效的治疗方案。

一、胰岛 B 细胞替代治疗

尽管胰岛素的广泛应用挽救了众多糖尿病患者的生命，但这种外源性胰岛素替代手段无法复制胰腺 B 细胞感应血糖升高而分泌胰岛素的动态变化，因此无法降低糖尿病晚期并发症的发生风险；并且由于注射剂量控制不准确，低血糖发作并不少见，甚至会发生危险的医源性低血糖。胰岛 B 细胞替代治疗能够在体内重建受血糖水平调控的胰岛素分泌机制，实现血糖控制，并且在某些情况下能够替代外源性胰岛素注射，让患者减少自我管理胰岛素替代品的负担，提高患者的健康程度和生活质量。因此，胰岛 B 细胞替代治疗策略正在世界各国引起广泛关注。胰腺移植和胰岛移植是目前用于损伤 B 细胞替代治疗的两种主要方法。

（一）胰腺移植

胰腺移植是指将带血管的、有生理功能的胰腺全部或节段体尾部移植给另一接受者个体，使接受患者获得其所缺乏的胰腺内分泌功能，从而治疗糖尿病。胰腺移植包括单纯胰腺移植（pancreas transplantation alone，PTA）、肾移植后胰腺移植（pancreas transplantation after kidney transplantation，PAK）、同期胰肾联合移植（simultaneous pancreas and renal transplantation，SPK）、肝胰联合移植（combined liver and pancreas transplantation，CLP）以及肝胰器官簇移植（liver and pancreas cluster transplantation，LPCT）。PAK 指先植入肾脏，待肾功能恢复后，再择期植入胰腺，移植胰腺和肾脏来自不同供者；SPK 指同期植入胰腺和肾脏，移植物来自同一供者；CLP 指同期分别植入来自同一供者的肝脏和胰腺；LPCT 指保持供者肝脏、胰腺及十二指肠相互之间解剖关系的多个器官整块移植。

目前 SPK 是最主流的胰腺移植方式，SPK 主要适用于糖尿病合并终末期肾功能衰竭。通常供肾与供胰腺来源于同一供者，少部分来源于不同供者。PAK 近年占比逐渐降低，主要适用于糖尿病合并肾功能衰竭。如有合适的活体供肾者，在接受活体肾移植、肾功能恢复满意后再接受另一供者的胰腺移植。PTA 方式主要适用于频发危及生命的急性代谢并发症的糖尿病患者，如酮症酸中毒、低血糖昏迷及胰岛素抵抗等情况。

1982 年同济医科大学夏穗生教授首次开展了我国的第一例临床胰腺移植手术。目前胰腺移植在临床大器官移植的数量中仅次于肾、肝和心脏移植，位居第四位。胰腺移植虽可以提高生活质量，阻止或延缓糖尿病血管病变进程，但因手术风险较高，术后还需终身服用免疫抑制剂，不仅增加了治疗费用，还要承受药物不良反应对身体中产生的影响。因此，必须严格把握胰腺移植适应证，并依据糖尿病并发症的严重程度、血糖控制情况及肾功能状况选择胰腺移植手术类型。

（二）胰岛移植

胰岛细胞移植不仅可使 1 型糖尿病患者摆脱对胰岛素的依赖，而且比胰腺移植更简单、安全，是当今世界糖尿病治疗领域研究的主流方向之一。

早在 1970 年 Younszai 等首先报道了腹腔内移植成年大鼠胰岛使糖尿病症状暂时减轻的研究发现。随后 1972 年 Ballinger 与 Lacy 将 400~600 个胰岛分别移植到近交系（自体移植）和非近交系（同种异体移植）糖尿病大鼠腹腔内，并获得持久作用，与对照组相比胰岛移植后大鼠糖尿病症状部分缓解，生存期延长。接着 Richard 等研究发现，移植较大数量的胰岛使糖尿病大鼠血糖完全恢复正常并长达 7 个月之久。至今胰岛移植实验研究仍在广泛深入地开展，并取得了很大的成果。加拿大 Edmonton 方案的成功应用和推广，将胰岛移植由实验推向临床，在胰岛移植临床应用中具有里程碑意义。

上海市第一人民医院从 1978 年起率先开展胰岛移植实验研究，并于 1981 年起首先开展了 1 型糖尿病异体胰岛移植治疗的临床研究，取得了良好的效果。胰岛移植步骤可以简单概括为：供体胰腺消化处理，胰岛分离纯化，体外培养，胰岛植入，受体免疫抑制和免疫耐受治疗，以维持移植胰岛的存活与功能。人胎胰移植物一般需短期应用免疫抑制剂，可在糖尿病的早期进行，更有利于防止其慢性并发症的发生及发展。成人胰岛移植受体亦需长期免疫抑制治疗，但随着对免疫抑制方案的改进，其毒副作用尤其致糖尿病作用明显减少。

与大多数器官移植一样，胰岛移植也存在诸多限制因素。首先，胰岛供体来源稀缺，而移植时常需要使用来自 2 个或多个独立供体的胰岛，因此很难实现。其次，肝内胰岛移植后数小时内，大部分被移植细胞因即刻经血液介导的炎症反应、缺氧等原因会发生凋亡丢失。此外，由于免疫抑制药物具有慢性胰岛毒性，移植物会随着时间的推移而失效。胰岛移植也展现出胰腺移植无法比拟的优势，如体外培养或基因治疗调节免疫原性、组织包囊免疫隔离、选择免疫特权（immune-privileged）部位植入、通过异种移植或干细胞移植解决供体不足问题。因而胰岛移植也是 1 型糖尿病较理想的治疗方法。成体胰岛干细胞研究、胰岛异种移植等新技术的发展，将解决胰岛供体来源不足问题，为胰岛移植带来曙光。

逆转胰岛 B 细胞破坏、恢复葡萄糖代谢、控制并防止自身免疫性疾病的发生和发展是糖尿病治疗的理想目标。尽管目前胰岛 B 细胞替代治疗已有了许多令人振奋的进展，但由于供体缺乏、移植相关并发症等制约，仍需要进一步地改善。未来随着胰岛 B 细胞来源的增加、适宜移植位点的选择、免疫隔离技术的应用和移植方式的优化，胰岛移植有望在调节内源性胰岛素分泌、维持正常的葡萄糖稳态方面取得突破，从而能够更好地满足糖尿病患者控制血糖水平的需求。

二、针对 T2DM 的减重手术

肥胖是 DM 重要的风险因素之一。国外大量的临床资料已经表明，许多类型的减重手术均具有非常明显的治疗代谢紊乱综合征的效果，对血糖的控制效果甚佳，甚至可以治愈伴发的 2 型糖尿病。

目前，绝大多数欧美国家所制定的减重手术适应证，遵循美国国立卫生研究院（National Institutes of Health，NIH）于 1991 年所制定的以 BMI 为核心的标准筛选研究对象，即 BMI > 40kg/m²，或者 BMI 介于 35~40kg/m² 之间，且至少合并一项经减重可得以改善的肥胖相关并发症。中国医师协会外科医师分会肥胖和糖尿病外科医师委员会（Chinese Society for Metabolic and Bariatric Surgery，CSMBS）于 2012 年组建成立，在 CSMBS 的组织下，国内本领域的专家根据国内已经发表的临床证据，并参照国际文献，经过多次会议反复讨论与修改，确定 T2DM 患者手术适应证如下：① T2DM 患者仍存有一定的胰岛素分泌功能。② BMI ≥ 32.5kg/m²，建议积极手术；27.5kg/m² ≤ BMI < 32.5kg/m²，推

荐手术；$25\text{kg/m}^2 \leq \text{BMI} < 27.5\text{kg/m}^2$，经改变生活方式和药物治疗难以控制血糖，且至少符合 2 项代谢综合征组分，或存在并发症，慎重开展手术。③对于 $25\text{kg/m}^2 \leq \text{BMI} < 27.5\text{kg/m}^2$ 的患者，男性腰围 $\geq 90\text{cm}$、女性腰围 $\geq 85\text{cm}$ 及参考影像学检查提示中心型肥胖，经 MDT 广泛征询意见后可酌情提高手术推荐等级。④建议手术年龄为 16~65 岁。对于年龄 < 16 岁的患者，须经营养科及发育儿科等 MDT 讨论，综合评估可行性及风险，充分告知及知情同意后谨慎开展，不建议广泛推广；对于年龄 > 65 岁患者应积极考虑其健康状况、合并疾病及治疗情况，行 MDT 讨论，充分评估心肺功能及手术耐受能力，知情同意后谨慎实施手术。手术禁忌证为：①明确诊断为非肥胖型 1 型糖尿病。②以治疗 T2DM 为目的的患者胰岛 B 细胞功能已基本丧失。③对于 $\text{BMI} < 25.0\text{kg/m}^2$ 的患者，目前不推荐手术。④妊娠糖尿病及某些特殊类型糖尿病患者。⑤滥用药物或酒精成瘾或患有难以控制的精神疾病。⑥智力障碍或智力不成熟，行为不能自控者。⑦对手术预期不符合实际者。⑧不愿承担手术潜在并发症风险者。⑨不能配合术后饮食及生活习惯的改变，依从性差者。⑩全身状况差，难以耐受全身麻醉或手术者。

目前，减重代谢外科被广泛接受的术式包括腹腔镜胃袖状切除术（laparoscopic sleeve gastrectomy，LSG）、腹腔镜 Roux-en-Y 胃旁路术（laparoscopic Roux-en-Y gastric bypass，LRYGB）、胆胰转流十二指肠转位术（biliopancreatic diversion with duodenal switch，BPD/DS）。

胃肠外科手术对肥胖症合并 2 型糖尿病的良好疗效已经得到肯定，在欧美国家已广泛开展。至近几年，美国每年开展胃旁路手术达 12 万 ~15 万例。近 5 年来国内开展此类手术的单位逐渐增多，积累了一定的经验和病例数。但是并非临床实践中所有的 2 型糖尿病患者都得到了痊愈，加上术后吻合口漏、胃瘫、内疝、切口感染、营养不良等并发症会导致一定的手术死亡率，因此这类手术只能够在条件和技术比较成熟的医院开展。在国内推广外科治疗肥胖症合并 2 型糖尿病还需要一个转变观念、提高患者接受度的过程。

（扫码查看参考文献）

第二章 胰腺移植的历史

第一节 国外胰腺移植的进展

对于胰腺功能的认知及胰腺移植的尝试，最早可追溯到19世纪90年代。1890年，Von Mering和Oscar Minkowski发现将狗的胰腺全部切除后能致其患上糖尿病。1893年，Williams从一只绵羊身上切取了3片胰腺组织，将其移植到15岁糖尿病男孩的皮下，尸检发现患者的自体胰腺萎缩，因此Williams认为该患者是"胰腺性糖尿病"，并提出了胰腺性糖尿病新的治疗方法——移植新的胰腺或提取物。

1909年，比利时科学家J. de Meyer创造了"胰岛素"（insulin）一词，用来特指胰腺内部分泌的具有调节血糖功能的物质。James Collip从胰腺匀浆里分离出有效成分，结果发现纯化胰腺提取物成功地降低了糖尿病犬的血糖，并将此提取液命名为胰岛素。

世界上首例成功的人类胰腺移植手术发生在1966年12月17日，由美国明尼苏达大学的William Kelly和Richard Lillehei将来自尸体供者的肾脏和节段胰腺（结扎了胰管）同时移植给一名28岁的1型糖尿病伴尿毒症的女患者，术后患者停用了胰岛素。术中将供胰腺（胰体尾）植入受者腹膜外左髂窝，移植物腹腔干与受者左侧髂总动脉吻合，保留供胰的脾静脉、门静脉和肠系膜上静脉的连接部，将门静脉、肠系膜上静脉两端分别与受者的左侧髂总静脉行端侧吻合，并将两个吻合口之间的髂静脉结扎，起到髂静脉血液转流的作用，以降低血栓形成的发生（图2-1）。移植后免疫抑制方案为：硫唑嘌呤+泼尼松，使用钴-60连续3天照射移植胰腺，抑制外分泌功能。1968年2月14日，患者移植胰腺及移植肾脏被切除，并于移植物切除术后13天，死于肺栓塞。

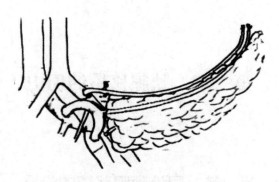

图 2-1　世界首例胰腺移植示意图

1966 年 12 月 31 日，Lillehei 作为主刀医生进行了第 2 例胰腺移植，术中将完整供胰以及供十二指肠移植到受者的腹膜外左髂窝（与第 1 例类似），供者腹腔干及肠系膜上动脉的腹主动脉袖片与受者的左髂总动脉吻合，门静脉与左髂总静脉吻合，十二指肠近端封闭，远端（十二指肠与部分空肠）经皮造瘘外引流（图 2-2）。免疫抑制方案与第 1 例相同。此次手术胰腺移植物的功能持续时间更长，但在移植后的第 3 周和第 8 周移植物出现了排斥，在移植术后 4 个月受者死于脓毒症时，已经恢复了胰岛素使用。这 2 例胰腺移植术中显著的外科学变化是移植物的体积（部分器官与整体器官）和胰管处理（胰管结扎和十二指肠外引流）。

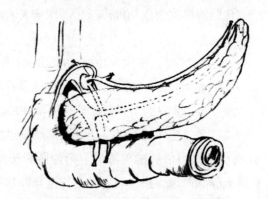

图 2-2　世界第二例胰腺移植示意图

Lillehei 共实施 13 例胰腺移植手术，最后一例于 1973 年 1 月 11 日完成。在前 4 例胰腺移植术中，Lillehei 使用经皮十二指肠造瘘外引流的方法处理外分泌，在之后 8 例中，使用十二指肠空肠 Roux-en-Y 内引流的方法处理外分泌（图 2-3，图 2-4），而第 13 例仅仅将 Vater 壶腹的乳头与受者小肠吻合。Lillehei 早期使用外引流，通过观察十二指肠黏膜及外分泌量以监测排斥反应，后期通过动物实验发现内引流的安全性，从而在临床开始使用 Roux-en-Y 内引流法。

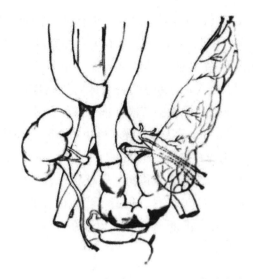

图 2-3　十二指肠空肠 Roux-en-Y 内引流法

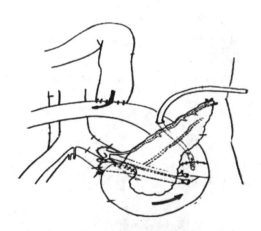

图 2-4　胰十二指肠同种异体移植示意图

注：供体腹主动脉袖片内的腹腔动脉和肠系膜上动脉与髂动脉吻合，门静脉与髂静脉吻合，十二指肠近端闭合，供十二指肠第三部分与空肠 Roux-en-Y 吻合。

在这 13 例胰腺移植受者中，有 9 例是胰肾联合移植（SPK），4 例（3 例无尿毒症）行单纯胰腺移植（PTA），并且结果显示大多数并发症均与肾脏移植相关。大部分胰肾联合移植患者发生了移植肾排斥，并未伴有移植胰腺排斥，并且大部分患者的死因与移植肾脏相关，仅有 1 例与移植胰腺相关。Kelly 和 Lillehei 证实了胰腺移植这一技术的可行性，该技术能够让患者停止使用外源性胰岛素，并在后续的研究中维持移植物功能超过 1 年以上。

1969 年，美国的 Colorado 大学及 California 大学 Irvine 医疗中心各完成 1 例胰

肾联合移植。1972 年，伦敦 Guys 医院进行了欧洲第 1 例胰肾联合移植。

截至 1970 年 12 月 31 日，全世界仅有 6 个中心完成了 25 例胰腺移植术，其中包括 16 例胰肾联合移植术及 9 例单纯胰腺移植术。1971 年 11 月 24 日，美国的 Gliedman 医生进行了第 1 例通过受者输尿管进行胰液引流的胰腺移植（图 2-5）。1973 年 Gliedman 报道了 4 例节段性胰腺移植的病例，术中将胰管与受者同侧的输尿管相吻合。Gliedman 认为此技术避免了腹腔内操作、十二指肠移植及小肠吻合，也避免了外引流可能导致的胰瘘问题。Gliedman 在 20 世纪 70 年代共完成 3 例胰肾联合移植术，5 例胰腺移植后肾移植术，其中 1 例移植物功能维持了 22 个月，另有 1 例维持了 50 个月，创造了当时最长的移植胰腺存活纪录。但是胰管 - 输尿管吻合口漏、胰腺断面胰瘘，以及在一些病例需要切除自体肾等问题，限制了此种术式的临床应用。

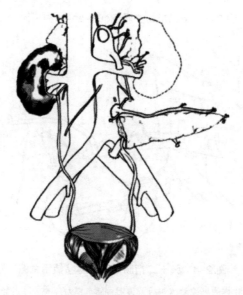

图 2-5　经受者输尿管进行胰液外引流的胰腺移植

在 20 世纪 70 年代中末期，对于胰液外引流又进行了 2 种技术尝试：开放性引流和胰管注射。开放性引流是将胰液引流至腹腔内，与胰管注射或胰管结扎相比，其保留了外分泌功能，由于不存在开放的肠道，腹腔内缺乏将胰酶激活的酶（肠激肽），所以胰液可被腹膜吸收。1976 年 2 月 3 日伦敦 Guys 医院进行了最早的 1 例开放引流式胰腺移植术（图 2-6）；1978 年 7 月 25 日明尼苏达大学也进行了同样的手术，受者存活 18 年后死于意外，但体内移植物仍具有功能。

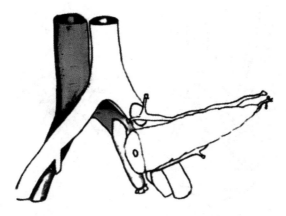

图 2-6　节段性胰腺移植受者的血运重建技术及腹腔内开放式引流

1976 年 10 月 22 日，在里昂开展了首例应用胰管注射技术的胰腺移植术，相关团队在 1978 年报道了这项技术：在节段移植物内的胰管中注射一种合成的聚合物—氯丁橡胶（图 2-7）。1980 年 3 月，在里昂召开了胰腺移植会议，首次报道了国际胰腺和胰岛移植注册登记情况，此次会议后胰腺移植的数量开始快速增长。

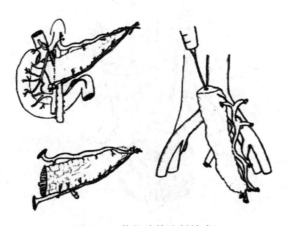

图 2-7　节段胰管注射技术

1983 年，Sollinger 报道了经膀胱外分泌引流技术，此技术被认为是 Gliedman 输尿管引流技术的改进，但是将节段胰腺与膀胱进行吻合更为简单（图 2-8）。在 1984 年，Sollinger 报道了 10 例经膀胱引流的胰腺移植术情况，其中 9 例为 SPK。

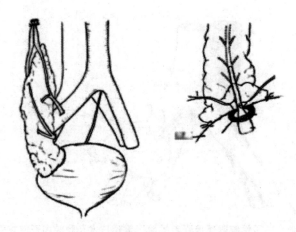

图 2-8 节段胰腺与膀胱进行吻合术

1987 年，Nghiem 和 Corry 实施了全胰十二指肠移植术，其采用供十二指肠与受者膀胱吻合的方法进行外分泌引流（图 2-9）。

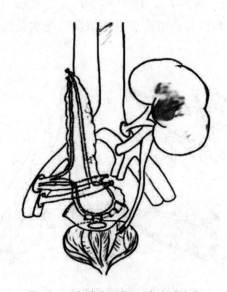

图 2-9 全胰十二指肠膀胱引流术

1988 年 Sollinger 改进了 Nghiem 的全胰十二指肠移植术，并报道了 30 例胰腺移植的结果。所有患者均脱离胰岛素治疗，患者 2 年生存率为 96.3%，同一时间移植肾、移植胰腺的生存率分别为 94.0% 和 84.0%，外科并发症中膀胱瘘共 7 例，因此认为此种手术方式大大降低了外科并发症的发生，并提出"尿淀粉酶的显著下降，是反映胰腺移植早期排斥反应的敏感指标"。之后十二指肠 – 膀胱外分泌引流技术在世界各地移植中心广泛应用。

　　由于此前的尝试均使用的是经体循环回流手术方式，但就生理要求而言，门静脉回流是更为符合移植物的回流方式。直到 1989 年，首次报道了经门静脉回流的胰十二指肠移植术。1995 年，Gaber 总结了 Tennesse 大学的数十例病例分析，认为门静脉回流在代谢及免疫学上均存在显著优势。

　　从早期的体循环膀胱双引流（systemic-bladder，SB）到体循环肠腔双引流（systemic-enteric，SE），现在则进展到更符合生理的门静脉肠腔双引流（portal-enteric，PE），即移植胰内分泌经门静脉引流、外分泌经肠腔引流。理论上门静脉引流可以避免胰岛素直接进入体循环引起的高胰岛素血症、脂质代谢紊乱及由此引起的动脉硬化，同时直接进入肝脏的胰岛素能更有效地发挥作用，促进糖代谢，避免引起胰岛素抵抗。肠腔引流则可以避免膀胱引流远期引起的泌尿系感染、出血、胰液的丧失造成代谢性酸中毒及脱水等并发症。而 PE 也有腹腔内和腹膜后位等术式。

　　腹膜后位 PE 双引流胰腺移植术式在 2005 年由 Boggi 首创，2007 年 Hummel 改良了此术式并进行了个案报道（图 2-10），其最大的好处就是可以通过胃镜进行活检以监测免疫排斥反应，但是这种吻合方式会否增加十二指肠瘘的发生率还需进一步地监测。

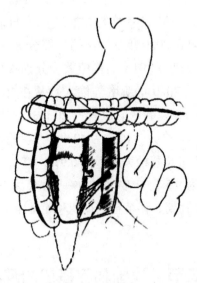

图 2-10　腹膜后位 PE 双引流胰腺移植术

注：胰腺移植物垂直放置于腹膜后。外分泌引流采用十二指肠－十二指肠侧－侧吻合，受者采用十二指肠第 3 段。

　　2007 年，Doover 采用供胰腺十二指肠与受者十二指肠进行侧侧吻合的门静脉回流的手术方式。十二指肠 – 十二指肠吻合术的优点是可以获得良好的十二指肠黏膜的直观画面，容易通过内窥镜进入，并有助于避免与组织取样不充分有关的不一致结果，可用来监测排斥反应。

对于胰肾联合移植使用"Y"型髂血管搭桥、胰肾移植物同侧、门静脉回流 – 肠内引流的尝试最早发生在 2003 年，Tso 等利用此式式进行了 5 例手术。2010 年，Hosein 对比了改良门静脉回流 – 胃内引流的术式（P-G）及门静脉回流 – 空肠造瘘术（P-E），均采用"Y"型髂血管进行动脉搭桥，与脾动脉及肠系膜上动脉端端吻合后，供髂总动脉与受者动脉端侧吻合，采用门静脉回流方式，P-E 组采用 Roux-en-Y 的肠道外分泌引流，受者空肠采用皮肤造口的手术方式，P-G 组采用肠胃吻合行胃内引流。P-G 组移植物 1 年及 3 年存活率分别为 85% 及 76%，患者 1 年及 3 年存活率分别为 94% 及 90%，P-E 组移植物 1 年及 3 年存活率分别为 83% 及 80%，患者 1 年及 3 年存活率分别为 96% 及 92%，两组之间患者及移植物存活率比较均没有明显差异。此式式可以使内镜更容易进入供体十二指肠并安全地进行内镜活检，以监测急性排斥反应和十二指肠炎等。

1976 年 6 月，明尼苏达大学进行了第 1 例肾移植后活体胰腺移植。2001 年，明尼苏达大学采用腹腔镜技术对活体供者采取了远端胰腺切除术。

2022 年，OPTN/SRTR 对胰腺移植的数据进行了归纳总结。胰腺移植数量从 2019 年的 1015 例下降到 2020 年的 962 例，部分原因是 COVID-19 大流行。与 2018 年相比，2020 年 SPK 和 PTA 的移植数量分别减少了 5.2% 和 12.1%，而 PAK 的数量增加了 9.1%。2020 年新增等候人数从 2019 年的 1771 人降至 1585 人，2020 年等候名单上的 2 型糖尿病患者占 20.1%。SPK 和 PTA 的等待时间增加，SPK 等待中位数为 14.1 个月，PTA 为 42.4 个月。行胰腺移植的移植物 1 年失败率情况如下：2019 年 SPK 移植失败率为 6.9%，PTA 为 10.3%，PAK 为 6.8%；2018 年 SPK 移植失败率为 9.5%，PTA 为 7.6%，PAK 为 16.2%。其他短期和长期的预后结果，包括患者生存期、移植肾生存期和无排斥生存期，在过去的十年中有了持续的改善。

第二节　我国胰腺移植的现状

1982 年，陈实、夏穗生等开展了我国首例胰腺移植，也是亚太地区首例，并作为中国的领先科技参展了 1985 年在日本筑波举行的世界博览会。

相对于早期开展胰腺移植的医疗中心，自 2000 年起很多移植中心开始对胰肾联合移植术进行探究，包括 2002 年北京友谊医院开展了此中心首例胰肾联合移植术，2005 年 2 月中南大学湘雅二院进行了院内首例胰肾联合移植术，四川大学华西医院、广州医科大学第二附属医院、海南医学院第二附属医院也分别于2007 年、2016 年、2018 年完成院内首例胰肾联合移植术。

　　天津市第一中心医院 1999 年采用体循环回流 – 膀胱引流的胰肾联合移植术式（SD–BD）（图 2–11）。2006 年完成供体髂动脉搭桥、胰腺及肾脏置于右侧、门静脉回流 – 肠内引流术式（PD–ED）（图 2–12）。2009 年首次采用供体髂动脉搭桥、腔静脉回流 – 肠内引流的胰肾同侧移植术式（"一中心术式"）（图 2–13）。2009年后绝大部分患者采用"一中心术式"，其中 2019 年单年度完成胰肾联合移植58 例。

　　对于"一中心术式"，天津市第一中心医院在血管重建时，取"Y"型供髂血管用于重建移植胰腺及移植肾血供，髂内动脉与肾动脉行端端吻合，沿髂外动脉端垂直切开 1cm，与腹腔干 – 肠系膜上动脉袢行端端吻合，供髂总动脉与受体右侧髂外动脉行端侧吻合完成动脉重建。静脉回流时，移植肾静脉与右侧髂外静脉行端侧吻合，胰腺静脉回流选择经下腔静脉体循环回流方式，后采用肠引流方式进行胰腺外引流。

　　总体而言，"一中心术式"能够有效降低手术时间及胰腺的冷缺血时间，减少再手术率及术中输血量，而患者及移植物存活率不低于其他术式。

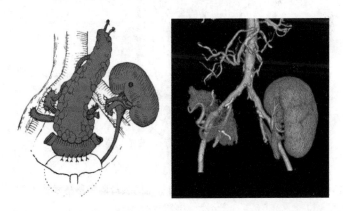

图 2–11　体循环回流 – 膀胱引流的胰肾联合移植术，胰腺及肾脏置于两侧（SD–BD）

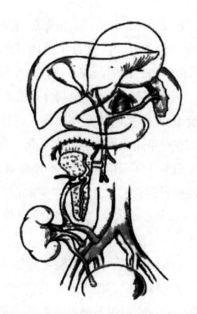

图 2-12　供体髂动脉搭桥，门静脉回流 – 肠内引流胰肾联合移植术，

胰腺及肾脏置于右侧（PD–ED）

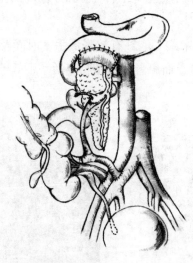

图 2-13　供体髂动脉搭桥、腔静脉回流 – 肠内引流的胰肾同侧移植术式（"一中心术式"）

（扫码查看参考文献）

第三章　胰腺移植的适应证与禁忌证

根据胰腺移植肾功能状况，胰腺移植主要分为三大类型：单独胰腺移植（pancreas transplantation alone，PTA）、胰肾联合移植（simultaneous pancreas-kidney transplantation，SPK）、肾移植术后胰腺移植（pancreas transplantation after kidney，PAK），其中胰肾联合移植是治疗糖尿病合并终末期肾病的最佳治疗方法，但是历史上 SPK 主要用于治疗 1 型糖尿病合并尿毒症患者。SPK 与单纯肾移植相比，有助于保护移植肾功能，改善患者生活质量，减缓糖尿病并发症进展，延长患者寿命，已经取得广泛共识。但对于 2 型糖尿病合并尿毒症患者行胰肾联合移植既往存在一定争议，争议的焦点主要集中在 2 型糖尿病的病理生理过程，一般认为外周组织的胰岛素抵抗是 2 型糖尿病的主要原因，而不是胰腺自身。2 型糖尿病治疗方案包括控制饮食、运动、改变生活方式、口服降糖药物、注射胰岛素、减重手术等，并且因为 2 型糖尿病患者组成复杂，他们可能处于糖尿病早期阶段至最后胰岛功能衰竭的不同发展阶段，因此判断哪些 2 型糖尿病患者最能从胰腺移植中获益，具有一定的困难，目前各个中心对 2 型糖尿病患者行胰腺移植的标准尚不统一。多项研究证明，经适当选择的 2 型糖尿病患者行胰腺移植能够达到与 1 型糖尿病患者移植后相当的结果，这一观点已经在移植领域达成广泛共识。

第一节　胰腺移植的适应证

一、单独胰腺移植的适应证

1. 1 型糖尿病行单独胰腺移植的适应证

①胰岛素治疗的 1 型糖尿病，BMI < 28kg/m^2；

②严重的糖尿病并发症但肾功能正常或者接近正常；

③频发的、严重的低血糖事件（在过去两年中发生 > 2 次的严重低血糖事件）；

④内分泌专家评估具有致残性的低血糖。

2. 2 型糖尿病单独胰腺移植的适应证

①存在需要胰岛素治疗的 2 型糖尿病，经严格的内科治疗及生活方式改变但仍存在进展性糖尿病并发症或胰岛素治疗的显著生理或心理并发症；

② BMI < 28kg/m^2；

③肌酐清除率（或估计的 GFR）> 60ml/（min·1.73m²），同时 24h 尿蛋白定量 < 1.0g；

④具备充分的社会心理和经济支持。

二、胰肾联合移植的适应证

1. 1 型糖尿病行胰肾联合移植的适应证

① 1 型糖尿病合并慢性肾功能衰竭，肾小球滤过率（glomerular filtration rate，GFR）< 20ml/（min·1.73m²）；

②已进入尿毒症期，需要进行透析治疗。

2. 2 型糖尿病行胰肾联合移植的适应证

① BMI < 28kg/m²；

②空腹 C 肽水平 < 10ng/ml；

③每日胰岛素总剂量 < 1U/（kg·d）；

④经严格的内科治疗及生活方式改变仍需要胰岛素治疗至少 3 年；

⑤充分的社会心理和经济支持；

⑥ GFR < 20ml/（min·1.73m²）。

三、肾移植后胰腺移植的适应证

①胰岛素治疗的 1 型糖尿病，及经严格内科治疗及免疫抑制剂调整仍需要胰岛素治疗的 2 型糖尿病患者；

② BMI < 28kg/m²；

③患者移植肾功能稳定，正接受维持免疫抑制治疗，近期无急性排斥反应或严重感染，估计的 GFR > 40ml/（min·1.73m²）；

④充分的社会心理和经济支持。

第二节　2 型糖尿病行胰腺移植的效果

一、2 型糖尿病行胰腺移植对患者及移植物存活的影响

多项研究发现，2 型糖尿病患者行胰腺移植能取得与 1 型糖尿病相当的患者和移植物存活率。最新的 OPTN/SRTR 数据显示，1 型和 2 型糖尿病患者行胰腺移植，受者 5 年存活率分别为 91.1% 和 93.1%。Margreiter 等发现 1 型糖尿病行 SPK，患者 5 年存活率分别为 96.9% 和 91.6%；2 型糖尿病行 SPK，患者 5 年存活率分别为 90.5% 和 80.1%。而 2 型糖尿病合并尿毒症患者行单独肾移植，患者

5 年存活率较差，分别为 87.1% 和 54.2%。1 型和 2 型糖尿病患者 5 年移植肾存活率分别为 83.6% 和 80.4%。Sampaio 等发现尽管 2 型糖尿病患者年龄更大，透析时间更长，但 1 型和 2 型糖尿病患者行 SPK 后，患者 5 年存活率没有统计学差异，移植胰腺 5 年存活率也没有统计学差异（72.4% vs 69.8%）。

二、2 型糖尿病行胰腺移植对患者代谢的影响

多项研究也关注了 1 型和 2 型糖尿病患者胰腺移植术后代谢的差异。最近的一项单中心研究比较了 1 型糖尿病（89 例）、2 型糖尿病（12 例）患者行 SPK 术后代谢结果。两组糖化血红蛋白、低密度脂蛋白、甘油三酯、高密度脂蛋白、总胆固醇水平没有差异。另一项单中心研究比较了 151 例 1 型糖尿病和 42 例 2 型糖尿病患者行胰腺移植的长期预后，两组术后糖化血红蛋白水平没有显著差异，随访 5 年糖化血红蛋白水平低于 6%；2 型糖尿病患者的 C 肽水平高于 1 型糖尿病患者（P=0.014）。两组间空腹胰岛素水平、胰岛素抵抗均无显著差异，但发现术后胰岛素抵抗降低。随访期间尽管 BMI 没有明显下降，但胰岛素抵抗得到了改善，该研究认为 2 型糖尿病患者行胰腺移植，随访 5 年以上能持续保持良好的内分泌功能。总体来说，成功的胰腺移植能改善 2 型糖尿病患者的糖代谢、脂代谢。

三、2 型糖尿病行胰腺移植的比例逐渐增加

近年来 2 型糖尿病占糖尿病总数的 90%，并且是慢性肾功能衰竭的重要原因。2019 年美国共实施 1015 例胰腺移植，较 2015 年的 947 例有所增加，其中 SPK 数量从 2016 年开始一直增加。SPK 数量增加的部分原因是 2 型糖尿病患者行 SPK 的数量增多。根据最新的 2020 年 OPTN/SRTR 数据显示，等待 SPK 的患者中 2 型糖尿病比例逐年增加，2020 年占到 20.1%，2019 年为 19.6%，而 2015 年 2 型糖尿病等待者比例仅为 9%。2 型糖尿病患者行胰肾联合移植比例逐年增加，2020 年达到 23.0%。

第三节　胰腺移植入选标准存在的争议

胰腺移植的入选标准主要关注糖尿病患者年龄、BMI、胰岛素用量、空腹 C 肽水平，但是也有人认为这些严格的条件可能不恰当地限制了一些患者，使其接受胰腺移植手术的机会降低。

一、空腹 C 肽水平对胰腺移植的影响

空腹 C 肽水平是评估胰腺移植适应证的重要指标之一，对术后移植物的功

能也有一定的预测价值。目前关于应用空腹 C 肽水平来区分 1 型和 2 型糖尿病存在一定的问题。因为肾脏是胰岛素和 C 肽排泄的主要部位，在慢性肾功能不全或者尿毒症患者中，C 肽水平假性升高，不能真实反应胰腺 B 细胞功能。而且，C 肽水平会随着患者血糖水平发生变化，C 肽水平与使用胰岛素总量也没有相关性。

二、受者年龄对胰腺移植的影响

由于 SPK 手术复杂，术后外科并发症较高，并且长期糖尿病患者心、脑血管并发症发生率高，因此高龄糖尿病患者行 SPK 存在争议。不同移植中心。不同时期掌握的年龄上限不同，并且随着外科技术的成熟，人们在不断挑战移植患者年龄的上限。1998 年，Freise 等报道 49 岁以上 SPK 患者 1 年移植物存活率低，患者 1 年死亡率高于年轻组（30% vs 5.3%）。2011 年，Schenker 等报道了 69 例 50 岁以上的胰腺移植患者，再手术率、移植胰腺栓塞、1 年内排斥反应、移植物和患者的存活率与 50 岁以下患者没有差别。2014 年，Siskind 分析了 UNOS 20000 例胰腺移植患者，发现随着年龄的增大，患者和移植物存活率下降。近期 Mittal 分析了 444 例 23~54 岁和 83 例 55~67 岁 SPK 患者资料，两组移植肾、移植胰腺存活率没有差异。患者死亡率与受者年龄有关（HR=1.63，每 10 岁）。多因素 Cox 回归分析，受者死亡的危险因素为心肌梗死（HR=7.25，P=0.006）、移植胰腺失功（HR=1.91，P=0.003）、移植肾失功（HR=3.55，$P < 0.001$）。第 1 年死亡的 40% 受者经历了早期的移植物丢失。这表明年龄不应该成为胰腺移植的限定条件，主要是根据患者的身体状况以及对手术的耐受情况来决定。

三、BMI 对胰腺移植的影响

通常受者 BMI ≤ 30kg/m² 作为胰腺移植的上限。一项重要研究分析了 IPTR/UNOS 1995—2015 年 1514 例 2 型糖尿病患者行胰肾联合腺移植的数据，这项研究中有 31% 患者 BMI > 28kg/m²，他们的效果和 BMI < 28kg/m² 的患者没有差别，有两个 BMI 为 45kg/m² 的患者成功地进行了胰腺移植，随访 6 年移植胰腺功能良好。近年来，移植界对 BMI 上限越来越宽松，最新 OPTN/SRTR 年报中 2020 年等待胰腺移植肥胖患者（BMI > 30kg/m²）的比例增加到 22.1%。

但是影响移植胰腺存活的多因素分析发现，受者 BMI > 28kg/m² 是移植胰腺失败的独立危险因素。受者超重和肥胖是外科并发症的危险因素，但没有增加移植物的丢失。一项回顾性研究分析了 5725 例胰肾联合移植数据，根据受者 BMI 分为 3 组：正常组（BMI 18.5~24.9kg/m²），超重组（BMI 25~29.9kg/m²），肥胖组（BMI 30~40kg/m²）。与正常组相比，肥胖组的移植后并发症高于 BMI 正常组（35.7% vs 28.6%），并且增加了移植物的丢失风险。但作者并不反对肥胖患者行胰腺移植，而是提醒医生对于肥胖患者更应关注围手术期风险因素。另一个值得关注的问题是移植后体重显著增加。有研究发现，胰腺移植术后 1 年体重平均增加 3.9kg，术后 3 年增加 9.9kg。体重增加是移植后糖尿病的危险因素，尤其是对于 2 型糖尿病患者，因此教育患者保持健康的生活方式、控制体重增长显得尤其重要。因此需要进一步研究评估 2 型糖尿病患者行胰腺移植术前 BMI 的上限。

四、术前胰岛素用量与预后

一项威斯康星大学单中心、回顾性分析了 SPK 患者移植前 BMI 和胰岛素用量与移植后糖尿病和胰腺移植失败的相关性。这项研究纳入威斯康星 2006—2017 年 284 例 1 型糖尿病和 39 例 2 型糖尿病行 SPK 的患者，2 型糖尿病患者术前 BMI 高于 1 型糖尿病患者（$27.0kg/m^2$ vs $25.6kg/m^2$，$P=0.02$），36% 的 2 型糖尿病患者 BMI 超过 $28kg/m^2$，而 1 型糖尿病患者中 BMI 超过 $28kg/m^2$ 的比例为 24%。胰岛素用量两组没有统计学差异（T2DM 42.4 IU/d vs T1DM 39.3IU/d，$P=0.44$）。作者没有发现 2 型糖尿病患者 SPK 移植术后糖尿病的发生率和移植胰腺的失功率高于 1 型糖尿病患者（PTDM，$P=0.56$；移植物失功，$P=0.46$）。术前胰岛素用量 > 0.5IU/（kg·d）与 < 0.5IU/（kg·d）的患者移植术后新发糖尿病发生率没有差别。但是 1 型糖尿病患者中胰岛素用量 > 75IU/d 的患者移植术后新发糖尿病风险高，但这种现象在 2 型糖尿病中没有观察到。2 型糖尿病 BMI > $28kg/m^2$ 被认为是移植术后新发糖尿病的预测因素，但对于 1 型糖尿病来说不是。该研究为单中心、小样本，并且 2 型糖尿病患者数量较少，存在一些局限性。

大多数的研究缺乏足够的移植前数据来准确定义 BMI、胰岛素用量、空腹 C 肽水平的可接受范围，并且很少有这几项因素的联合研究。考虑到不同中心、多项研究都证实 1、2 型糖尿病患者行 SPK 都有相似的结果，随着免疫抑制剂和外科技术的发展以及对供、受者因素对移植结局的深入理解，移植医生也许应从单纯根据糖尿病类型作为患者选择标准转移到对患者的个性化评估，包括心血管并发症、对外科手术的耐受性和患者对医嘱及生活方式的改变。

第四节　胰腺移植的风险因素与禁忌证

一、胰腺移植的风险因素

胰腺移植风险因素包括以下几个方面：①年龄 > 60 岁；② BMI < $18.5kg/m^2$ 或 > $30kg/m^2$；③胰岛素需求总量 > 1.5IU/（kg·d）；④高致敏患者；⑤心脏射血分数 < 50%；⑥患者既往存在心脑血管病史；⑦长期吸烟史；⑧ HIV 感染；

⑨未经处理的严重外周血管病变。

二、胰腺移植的禁忌证

胰腺移植的禁忌证包括以下几个方面：①严重的心脑血管及肺部疾病，不能耐受手术及麻醉；②存在未得到控制的全身性感染；③未经根治性治疗的恶性肿瘤；④依从性差；⑤存在严重的心理及精神疾病。

总之，笔者认为临床工作中不应将 T2DM 受体选择标准绝对化，受体评估中的决定因素是血糖调整状态、进展性糖尿病并发症、肾病程度（决定移植类型）、心血管风险、总体手术耐受情况、患者社会心理及经济支持。临床工作中移植医生应个体化评估胰岛素依赖的 2 型糖尿病患者的移植手术风险与收益来决定是否行胰腺移植。

（扫码查看参考文献）

第四章 胰腺移植受体评估

胰腺移植术前评估是判断患者预后的重要因素。成功实施的胰腺移植手术能让机体恢复生理性胰岛素分泌调节机制，维持正常血糖水平，阻止并逆转糖尿病及其并发症进展，使患者生活质量明显改善。糖尿病合并终末期肾病患者往往已伴有多系统慢性损害及并发症，其中高血糖及高 BMI、难以避免的心血管事件、血管内膜钙化等均是导致移植术后高并发症、高死亡率和不良预后的独立危险因素。为了避免围术期非手术因素引起的受者死亡或移植物丢失，严格选择移植受者具有关键意义。但是，排除明显的禁忌证和不理想的候选者仅是术前评估中的一个方面。高危的候选者并不一定有外科手术绝对禁忌证，经过正确的术前准备，移植术后也可能预后良好。因此，移植术前评估的重要目标是对移植候选者进行全面准备。

通过一系列的评估检查筛选出适合进行移植手术的受者，并使其在移植手术时处于最佳状态。这个准备包括确定任何可以逆转的高危因素，并处理在移植前后可能导致并发症的问题。术前也应确定那些不能逆转的高危因素，从而避免影响术后的管理及治疗。胰腺移植受体评估应包括常规外科手术评估、胰腺移植相关评估和等待期间随访评估三个方面。

第一节 常规外科手术评估

一、病史评估

由于胰腺移植并非挽救生命的紧急手术，且胰腺移植尤其是胰肾联合移植风险明显提升，加之昂贵的经济负担以及术后免疫抑制药物的毒副作用，胰腺移植手术是否必要以及能否进行胰腺移植手术需进行详细评估。在目前供体胰腺器官短缺的阶段，一般不宜进行预防性移植手术，应首先考虑将供体胰腺提供给生活质量已严重受影响的患者；另一方面，若患者机体已经发生难以逆转的严重并发症，及时成功地施行胰腺移植也难以实现改善生活质量的目标，此时施行胰腺移植手术不仅无法达到预期的疗效，而且使移植手术风险和费用显著增加。因此为了确保胰腺移植良好的疗效以及合理利用短缺的供体胰腺，移植前应准确、细致地对糖尿病患者的病史情况进行充分评估。

评估内容包括以下几个方面。

（1）了解患者病史、病程、糖尿病分型、临床表现及治疗情况。

（2）查询患者既往血糖记录、糖化血红蛋白水平，全面了解患者既往血糖控制情况，以及胰岛素使用情况（胰岛素类型及用量）。

（3）既往心脑血管疾病史。

（4）既往是否接受过激素或其他免疫抑制剂的治疗。

（5）既往腹部手术史。

（6）血液净化治疗史。

（7）输血史。

（8）育龄妇女孕产史。

（9）患者对饮食、药物治疗的依从性，是否吸烟、饮酒及程度，有无药物成瘾史。

（10）有无糖尿病家族史以及有无肾脏疾病、心血管疾病、消化道溃疡、遗传性疾病、家族性精神病史以及恶性肿瘤的家族史。

二、一般检查

一般检查包括：身高，体重，生命体征，血、尿常规，血液生化常规，凝血功能，尿、痰或咽分泌物的一般细菌和真菌培养及相应的药敏试验，乙型肝炎和丙型肝炎病原学检查、人类免疫缺陷病毒（HIV）、巨细胞病毒（CMV）。

三、常规辅助检查

1. 影像检查

应行正侧位 X 线胸片检查，完善腹部超声检查，必要时予胸、腹部 CT 或核磁检查。

2. 肺功能检查

有吸烟史、慢性支气管炎病史或年龄偏高者，应做肺功能检查。

3. 凝血功能检查

包括凝血七项以及凝血因子（如Ⅱ、Ⅴ、Ⅶ、Ⅸ、Ⅹ因子）筛查等，并对下肢静脉血栓病史及易栓症病史进行详细询问评估。易栓症病史包括抗凝蛋白、凝血因子、纤溶蛋白等遗传性或获得性缺陷，或者存在获得性危险因素而具有高血栓栓塞倾向的病理状态。终末期肾病患者常合并凝血功能异常，而糖尿病患者可能存在血液的高凝状态。

4. 胰腺功能评估

查询患者近期血糖记录，检查糖化血红蛋白水平，全面了解患者入院前血糖控制情况。检查空腹血糖、餐后 2 小时血糖，以便调节胰岛素用量，更好地控制血糖。进行口服糖耐量试验、胰岛素及 C 肽释放试验，必要时检查胰岛素抗体。

5. 其他

如血清淀粉酶、脂肪酶、甘油三酯等。

第二节　胰腺移植相关评估

一、组织配型及免疫学评估

移植物能否长期存活并保持良好的功能，与移植术前的组织配型和免疫学评估密切相关。移植抗原包括主要组织相容性抗原（major histocompatibility antigen，MHA）、次要组织相容性抗原（minor histocompatibility antigen，mHA）、血型抗原及其他内皮细胞抗原。其中 MHC 抗原是目前已知的人类最复杂的免疫遗传基因，编码免疫系统重要的细胞表面蛋白，是引起移植排斥反应最主要的抗原，人 MHC 通常被称为人类白细胞抗原（human leukocyte antigen，HLA）。

（一）HLA 基因

HLA 基因位于 6 号染色体 6p21 位置的短臂上，具有高度多态性。HLA 的生物学功能主要是参与抗原的识别、加工和提纯。

根据 HLA 抗原结构、功能、组织分布不同及其编码基因差异，可将其分为三类：Ⅰ类（HLA-A、B、C）、Ⅱ类（HLA-DR、DP、DQ）和Ⅲ类。HLA-Ⅰ类抗原广泛分布于各种组织有核细胞的表面，与移植排斥反应有着较强的关联，是经典的移植抗原，主要在胰岛细胞、外分泌腺细胞、腺管细胞和间质组织细胞表达。HLA-Ⅱ类抗原属 HLA-D 区域基因编码，包括 HLA-DP、HLA-DR、HLA-DQ 等，主要分布在胰岛内皮细胞表面，在胰腺内分泌细胞、腺细胞和腺管细胞表面不表达，在 B 细胞、巨噬细胞、树突状细胞、朗格汉斯细胞和毛细血管内皮等抗原呈递细胞（antigen-presenting cell，APC）上表达，与免疫反应关系密切。HLA-Ⅲ类抗原是一些补体蛋白和细胞因子，少量存在于细胞表面，而大部分存在于血浆中。

胰腺内 HLA 分子表达较弱或缺失，胰腺因此被认为是人体内抗原性最小的器官之一。然而发生排斥反应时，表达于胰腺组织上的 HLA 抗原会发生重要变化：原本不表达 HLA 抗原的腺泡细胞同时表达 HLA-I 和 HLA-Ⅱ类抗原；同时，在 INF-γ 的刺激下，HLA-Ⅰ类分子在胰腺导管细胞上的表达明显增强，移植前无 HLA-Ⅱ类分子表达的胰岛细胞和部分间质组织可观察到 HLA-DR 抗原的表达，这些细胞和组织成为排斥反应时免疫细胞的重要靶点。

（二）HLA 抗原匹配

排斥反应仍然是胰腺移植中面临的重要免疫问题，对供受者进行组织配型，选择合适的供者有利于减少超急性和急性排斥反应，从而改善预后并延长移植胰的存活时间。

随着更有效的免疫抑制的应用以及围手术期护理和手术技术的改进，HLA抗原匹配对胰腺移植受者改善预后的重要性仍存在争议。1988 年，来自于国际胰腺移植登记处（International Pancreas Transplant Registry，IPTR）的研究数据证明 HLA 配型在胰腺移植中所发挥的积极作用，HLA 4 个抗原匹配的胰腺移植物其术后一年的存活率显著高于 HLA3 个抗原匹配的胰腺移植物。然而，随后的研究结果并不支持这些早期发现，研究指出 HLA 配型对胰腺移植或受体存活率的影响很小或没有影响。器官共享联合网络（United Network for Organ Sharing，UNOS）对 1988 年至 1994 年实施的超过 3000 例移植进行数据分析，显示 HLA匹配与胰腺移植物的存活率没有相关性，移植后 1 年和 5 年的移植物总体存活率分别为 85% 和 75%。

虽然 HLA 错配对早期移植物存活影响不大，但 HLA 错配程度越高，胰腺早期排斥反应越明显。错配位点数量的增多升高了急性排斥反应发生的风险。HLA 错配程度越高的 PAK 受体早期发生急性胰腺排斥反应的风险越高，HLA-DR 和 HLA-B 基因对急性排斥的影响最大，而 HLA-A 基因的影响显著降低，其他 HLA 位点（HLA-C、HLA-DP 和 HLA-DQ）的重要性研究较少。一项研究表明，只有当供体和受体在 HLA-B 位点都匹配时，HLA-C 匹配才有意义，这可能由于 HLA 基因单倍体连锁不平衡导致的。HLA-B 位点具有独特的重要性，两个HLA-B 位点匹配显示出最大的生存益处。

胰腺移植的种类可能也是影响移植风险的一个重要的免疫变量，肾移植后胰腺移植受者的胰腺存活率低于胰肾联合移植 SPK 受者的存活率。一方面，由于 PAK 受体在接受胰腺移植之前已经接受了数月到数年的免疫抑制。另一方面，他们将接触到来自胰腺供体的新 HLA 抗原，由于胰腺供体与受体或胰腺供体与肾脏供体之间的 HLA 不匹配导致免疫风险增加。

值得注意的是，胰腺移植中 HLA 的匹配应关注其可行性及其社会效益。胰腺的供体选择标准比其他腹部器官更严格。现有器官的明显短缺使得供体和受体HLA 很难匹配。克服供体与受体 HLA 匹配困难的一种方法是尝试匹配 HLA 交叉反应群（Cross-reactive groups，CREGs）。这些 HLA 抗原群表现出有限的多态性，它们共享相同的氨基酸序列，使得它们能够与特定抗体发生交叉反应。最近对4896 例移植的 IPTR 登记分析评估了 CREG 匹配对胰腺移植物存活率的影响。结果表明，只有 PAK 和 PTA 类别的结果有所改善。然而在欧洲和美国的移植中心之间，关于 CREG 匹配在肾移植中的影响一直存在争议。

（三）预存抗 HLA 抗体

对于存在 HLA 抗原不兼容的情况，移植前存在或移植后受者体内产生的抗供体 HLA 的特异性抗体（Donor-HLA-specific antibody，DSA）是发生抗体介导的排斥反应的一个非常重要的危险因素。尸体供者与活体供者相比，发生 HLA 抗原错配的比例可能会较高，因此其抗体反应的发生比例亦较高，反应的强度亦越大。因此对于体内预存有或曾经存在过 DSA 的患者，要尽量降低其手术前的风险。其方法可通过诱导治疗，清除 T、B 淋巴细胞，减少供受者之间的 HLA 错配数量，尽量选择活体供者以达到 HLA 良好的匹配，从而达到较为满意的移植效果。总之，对于 DSA 阳性的患者进行器官移植手术应严谨对待，在充分评估其自身免疫状况的同时，严格把好组织配型关，制订切实有效的预防方案及治疗方案，使绝大多数患者能达到满意的移植效果。

在同种移植中，如果受者体内预先存在抗供者淋巴细胞抗体时，移植后极易发生超急性排斥反应或加速性排斥反应。这一情况大多数发生在肾脏和心脏移植中，因此大量的胰肾联合移植病例均要求进行预存抗体的检测。单独胰腺移植发生超急性排斥反应的机会很少，主要以急性和慢性排斥反应为主，因此对预存抗体作用的研究远不如前两者。但随着胰腺移植临床病例的日益增多，也已经有多位作者报道了可能发生的超急性排斥反应和明确的体液排斥反应，说明有必要同肾移植一样在移植前进行常规预存抗体检测。

预存抗体可以是 HLA-I 类抗体，也可以是 HLA-II 类抗体，主要以 IgG 抗体为主，IgM 抗体的作用尚不清楚。若受者血清中检测到抗供者的 HLA-I 类抗体，一般认为是器官移植禁忌证。这类抗体的检测可通过分析群体反应抗体（Panel reactive antibody，PRA）的百分率来显示。PRA 是由于 HLA 同种异基因免疫致敏而诱导产生的，如输血、妊娠器官移植等都能导致 HLA 特异性抗体产生。研究表明，PRA 在实体器官移植排斥反应中扮演了重要角色，其存在及强度不仅与肾移植超急性排斥反应（hyperacute rejection，HAR）密切相关，而且与移植物功能延迟（delayed graft function，DGF）、急性排斥反应（acute rejection，AR）、慢性排斥反应（chronic rejection，CR）和移植物存活率下降等也有关系。因此，临床上要求对受者的 PRA 水平及抗体特异性进行定期检测，针对每一个患者体内 HLA 抗体的水平和特异性制订治疗方案和选择合适供者。对 PRA 阳性致敏受者应选择 HLA 相配程度高、交叉配型阴性的供体器官。PRA 已成为实体器官移植术前组织配型的常规和首选指标，越来越受到临床医生的重视与关注。由于 PRA 是引起超急性排斥反应的主要原因，因此曾有人认为 PRA 的存在是肾脏移植或胰肾联合移植的禁忌证。近年来随着移植免疫学家对 PRA 的深入研究以及组织配型技术的发展进步，许多 PRA 阳性受者（甚至 PRA > 40% 的高致敏受者）也能获得成功的器官移植。研究表明，血浆置换和免疫吸附能有效清除受者体内预存的同种抗体，减少超急性排斥反应等的发生。虽然部分 PRA 阳性受者手术取得了成功，但超急性排斥反应和加速性排斥反应仍无法避免。原因可能是血浆置换或免疫吸附有其局限性，即多次血浆置换或免疫吸附处理后可以清除或减少受者血清中预存的致敏抗体，使受者的 PRA 水平暂时出现不同程度的下降，但受者体内合成和分泌抗体的免疫致敏细胞和免疫记忆细胞并未被清除，始终存在于受者体内，如果再次受到同一抗原刺激，必将发生严重的二次免疫应答，并迅速合成和分泌大量的抗体，从而导致超急性排斥反应或加速性排斥反应。

交叉配合试验同样是移植前检测预存抗体的必要方法。将供者淋巴细胞和受者血清相互交叉孵育一段时间后，计数淋巴细胞死亡的百分比，10% 以下为阴性，10%~20% 为弱阳性。阳性者，说明受者血清中含有抗供者 HLA 抗原的预存抗体，移植后易发生超急性排斥反应。弱阳性者，尤其是长期找不到合适供者的患者，应分别做 T 淋巴细胞和 B 淋巴细胞的交叉配合试验。其中 T 淋巴细胞交叉试验阳性者最好不进行移植，而由于 B 淋巴细胞抗体是免疫增强抗体，故 B 淋巴细胞交叉配合试验阳性者可进行移植，并有望取得良好的移植效果。除上述标准的微量淋巴细胞毒交叉试验外，一种利用受者可溶性 HLA 抗原的新型 ELISA 交叉试验已经显示出其临床应用价值，两者具有相同的准确性，但后者的重复性达到 99%，远高于前者的 78%。

（四）新生抗 HLA 抗体

多项研究表明，dnDSA 发展引起抗体介导的排斥反应是导致移植物丢失的主要原因。研究表明，高达 30% 的非致敏肾移植受者在移植后 10 年内生成 dnDSA，约 40% 的患者在 dnDSA 生成 5 年内丢失移植物。实现胰腺移植长期存活的主要障碍是人类白细胞抗原（HLA）的特异性免疫反应。由于胰腺移植通常会使受者暴露于多个 HLA 不匹配的情况下，移植前 DSA 和移植后 dnDSA 都与移植胰腺的急性抗体介导的排斥反应（ABMR）和 T 细胞介导的排斥反应（TCMR）相关，任何排斥反应都与移植胰腺的长期存活率降低相关。移植前 DSA、HLA-DR 完全不匹配和细胞排斥是 dnDSA 发展的重要风险因素，dnDSA 的出现增加了 SPK 受体的肾和胰腺移植物丢失的风险。除了主要的组织兼容性复合物外，非主要的组织相容性抗原（如血管紧张素 -1 受体抗体和抗内皮抗体）还包括供体和受体之间不匹配的其他蛋白质。这些不匹配的蛋白质具有足够的抗原性，可以对同种异体胰腺移植产生直接和间接的免疫反应。

DSA 的发展与随后的胰腺移植失败之间存在着密切的联系，DSA 的发展导致胰腺和肾移植存活率显著降低，dnDSA 是胰腺移植失败的一个强有力的独立预测因子。高致敏、HLA-DR 完全错配和既往急性细胞排斥反应是 dnDSA 发展的重要危险因素。dnDSA 的出现增加了 SPK 移植患者移植失败的风险。

然而，监测 dnDSA 并不是胰腺移植受者的常规标准流程，多项研究关注移植前 DSA 和 dnDSA 在胰腺移植受者中的重要性。然而，dnDSA 对胰腺移植存活率的影响仍存在争议，一些研究报告指出，抗 HLA 抗体对胰腺移植物存活没有不利影响，虽然在移植术后生成 dnDSA，但与对照组相比，移植胰腺的存活率没有显著差异。

（五）HLA-DR3/DR4 与胰腺移植 1 型糖尿病复发（T1DR）

1 型糖尿病（T1DM）是一种 T 细胞介导的自身免疫性疾病，特征为胰腺内产生胰岛素的 B 细胞被破坏。胰岛素基因启动子区域的遗传多态性与 T1DM 的风险相关。这种多态性改变了胸腺中胰岛素原的表达，进而可能影响中枢对胰岛素原的耐受性。最近的全基因组研究扩大了关于 1 型糖尿病遗传易感性的基因信息，HLA 区域仍然是最重要的遗传决定因素。超过 90% 的 1 型糖尿病儿童携带 HLA Ⅱ类 DRB1*03-DQB1*02：01（DR3-DQ2）和（或）DRB1*04-DQB1*03：02（DR4-DQ8）单倍体，可由 HLA 区域附近或内部的其他因素以及非 HLA 基因调节。

越来越多的文献表明，移植后胰岛自身免疫可能重新激活并影响胰腺移植的内分泌功能，即使采用目前的免疫抑制方案，T1DM 复发也是移植后糖尿病的常见原因，其发生率不亚于胰腺慢性排斥导致的糖尿病。一般认为，预防排斥反应的免疫抑制应足以预防 T1DR，与胰岛自身免疫的遗传学一致，尽管所有受试者移植前为 T1DM，但患有 T1DR 的 SPK 患者携带高危 HLA-DR3/DR4 杂合基因型的频率是血糖正常的 SPK 受试者的 2 倍；同样，与血糖正常的患者相比，他们与供体配对 HLA-DR 等位基因的频率更高。此外，携带 HLA-DR3/DR4 基因型以及与供体共享 HLA-DR 等位基因均与自身抗体转化相关。DR3 的匹配可能有双重结果：减少同种免疫排斥，但增加复发性自身免疫。但也有研究表明，没有证据证明在接受免疫抑制治疗的患者中，表达 DR3/DR4 的胰腺更有可能诱发 T1DM 复发。相应地，DR3/DR4 匹配对移植物存活率没有影响。越来越多的自身免疫性糖尿病和胰岛移植的动物模型表明，B 细胞被破坏是由具有主要组织相容性复合体（MHC）限制性的效应机制介导，也就是说，在 MHC 匹配的情况下，自身抗原呈递可能更有效。这意味着 HLA 配型可能不适合 T1DM 的胰岛或胰腺移植。

（六）ABO 血型分型

ABO 血型抗原不仅存在于细胞表面，同样也存在于消化系统、呼吸系统及肾脏等器官。在肾脏的动脉、静脉、肾小球和肾小管周围毛细管（PTC）内皮细胞表面，远曲小管或集合管基底膜的一部分存在 A 抗原和（或）B 抗原。这种血管内皮细胞的血型抗原，一旦与抗 A 抗体和（或）抗 B 抗体结合，会发生抗原抗体反应，从而引起内皮功能障碍，微血栓形成梗死和坏死。由于体液性排斥反应引起的肾组织损害程度是由抗原量（效价）、血管内皮功能障碍程度、障碍发生的血管部位所决定的，而且肾动脉的终末动脉没有交通支，一旦发生梗死，其末梢组织将出现缺血性坏死。这种体液性排斥反应的实质，可以说是一种局部的弥散性血管内凝血，因此检测供受者的 ABO 血型是胰腺移植术前的必要步骤。血型配合的原则与输血配合的原则一致，要求受者的血清内不存在抗供者血型抗原的抗体。

当 ABO 血型不合时，超急性排斥反应极易发生。在移植后几分钟至几小时内，受者体内预先存在的抗体与供者中的组织抗原结合，激活补体，阻塞破坏血管，致使移植物组织功能突然丧失。单独胰腺移植时超急性排斥反应的发生较为少见，主要表现为移植胰腺外分泌功能的受损，接着影响到内分泌功能，导致糖尿病复发及全身炎症性反应。而在胰肾联合移植中，由于肾脏对胰腺的保护作用，则以移植肾的排斥反应出现更早且更为显著，会迅速出现移植肾的功能丧失和严重的溶血反应。因此，尽量选择 ABO 血型相同或兼容的供受者，是减少胰肾联合移植和单独胰腺移植超急性排斥反应的有效措施。对于血型不兼容的胰肾联合移植，必须考虑实施强有力的免疫抑制疗法，首先第一步是除去其病因，即从除去抗 A、抗 B 抗体开始。Barnett 等提出对 ABO 血型不合的肾移植受者术前进行 1~2 次的双滤过血浆置换（plasma exchange）或 3~4 次的免疫吸附（immunoabsorption），以清除体内的抗 A 或抗 B 抗体，使抗体滴度 < 1∶16。结果证明，经过处理后 ABO 血型不合的肾移植可获得与 ABO 血型相合者相同的 5 年生存率和移植物存活率。

（七）胰腺移植术式与组织配型

实践证明，不同的胰腺移植式对组织配型的要求并不相同。组织配型在 PAK 和 PTA 中显得更为重要，而在 SPK 中即使 HLA 完全错配仍可获得移植物的存活。明尼苏达大学医院的资料发现，进行 SPK 后，HLA-A、HLA-B 错配者与 HLA-A、HLA-B 相配者的生存率并无差别，而 HLA-DR 的错配却有可能影响术后的生存率。单独胰腺移植中，HLA-Ⅰ类抗原和 HLA-Ⅱ类抗原的错配均有可能影响到移植的后果，尤其是 HLA-B 位点的影响相对较大，而且在 PTA 中的表现较 PAK 中更为显著。究其原因，可能在来自同一供者的多脏器移植中，虽然不同脏器间的主要组织相容性抗原相同，但其组织特异性抗原不同，而且主要组织相容性抗原在量上也有差别，植入受者后其上调主要组织相容性抗原表达水平的能力也不同，因此不同组织器官具有不同的免疫致敏、免疫调节能力，由此产生排斥反应的程度存在差异，受者免疫系统将首先攻击激活能力强的器官，而使激活能力弱的器官受到保护。在 SPK 中，移植胰正是这样一种弱势器官，受到移植肾的保护。另外，由于肾移植物的存在，移植后的排斥反应较单纯胰腺移植易于监测，并能及时采取相应的抗排斥措施，同样有利于延长移植胰的生存时间。

虽然由于移植技术的不断进步和新型免疫抑制剂的不断问世，使得免疫组织配型不再显得像移植发展初期那样重要，但越来越丰富的临床资料和越来越深入的免疫基础研究仍得出肯定的结论。遵循组织配型的原则，使之进一步发展和完善，必将有助于获得更好的移植效果。

二、心脏功能评估

心血管事件是胰腺移植术后首位的死亡原因，约占其死亡病例的 2/3。术前已伴有心绞痛、心肌梗死、糖尿病足或外周肢体坏疽的患者，移植术后早期病死率则进一步增高；围术期血流动力学不稳定可以导致移植肾功能延迟恢复（delayed graft function，DGF）发生率的增高，同样也影响移植胰腺的长期存活率。引起心血管疾病最多见的原因为糖尿病病史、术前透析不充分、高血压及贫血等。

胰腺移植受者心血管系统的评估由移植时可能出现的严重心血管事件来决定，根据受者的情况可分为低度危险、中度危险和重度危险。

低度危险的受者指的是年轻、无心脏症状、良好的心脏功能储备、无冠状动脉疾病的心电图证据的患者，这些受者可在不进行进一步心脏检查的情况下接受移植手术。

中度危险的受者指的是无心脏症状的患者，但有以下情形：有既往心脏病病史、糖尿病史，具有 2 个或 2 个以上的冠状动脉疾病的危险因素，如年龄（男性 > 45 岁，女性 > 55 岁）、吸烟、高血压、心脏病家族史、总胆固醇 > 5.2mmol/L 或高密度脂蛋白 ≤ 0.9mmol/L（35mg/dl），这些患者应进行无创性心脏试验。

重度危险的受者指的是非侵入性检查阳性的患者伴有心绞痛、陈旧性心肌梗死以及中至重度的充血性心力衰竭。这类受者术前应该通过冠状动脉造影进行评估。

三、胃肠道功能评估

在糖尿病患者中，最常见的胃肠道并发症包含胃轻瘫、慢性便秘、消化道出血等。活动性消化性溃疡是胰腺移植的相对禁忌证，这是由于术后大剂量糖皮质激素的使用可引起上消化道大出血，使围手术期治疗风险增加。因此对于有症状或病史的移植候选者在评估阶段需行胃肠道电子内镜检查。活动性溃疡需给予抗酸治疗，内科治疗无效者可考虑行外科手术治疗。慢性肾功能不全患者的胃肠道疾病的发生率明显增高，尤其是胃肠浅表黏膜病变的增加。胰腺移植后由于终身免疫抑制剂的使用，其癌症的风险较正常人群高得多。一方面表现在某些消化系统癌症的发病率明显增高，另一方面表现在既往所患癌症疾病的复发率明显增高。因此，移植手术前评估这些可能出现的并发症十分重要。一般来说，移植术后早期外科手术应激、腹部手术和免疫抑制剂的应用通常加重上述病情。无症状的胆石症在移植术前不需要特殊的干预。移植术前胰腺炎病史应该给予充分重视，因为在移植术后胰腺炎可能由于应用硫唑嘌呤和激素等而出现并加重。导致胰腺炎的疾病如胆石症等，在移植术前应该得到合适的处理（通常在移植手术前或者在移植手术同时行胆囊切除术）。

曾经罹患结直肠癌或确诊高危息肉、血清中存在已知可引起结直肠癌的遗传综合征相关物质、存在炎症性肠病、儿童期癌症腹部放疗的受者，应进行结直肠癌筛查，具体筛查措施与非移植手术患者一致。对于确诊有憩室炎的患者，在术前进行选择性乙状结肠切除术可能对患者有益。

四、外周血管状态评估

外周血管病以及脑血管疾病是在糖尿病合并终末期肾病患者中常见的血管病变，其中血脂异常、吸烟、肾功能衰竭、异常钙和磷酸盐体内平衡紊乱以及氧化应激和炎症反应均是血管病变重要的独立危险因素。器官移植均涉及血管的重建，因此术前除常规检查外，应评估与移植手术有关的血管状况，充分明确有无常见血管性疾病，如动脉粥样硬化、狭窄、血栓形成、血管解剖变异等。

髂血管是胰腺移植、胰肾联合移植血管重建时供吻合的血管。尿毒症患者尤其是糖尿病合并肾衰竭的患者，外周血管疾病的发生率较高，术前必须进行全面的血管评估，尤其是双侧髂动脉的通畅情况。病史和早期的体格检查是评价血管疾病最重要的手段。间歇性跛行可能提示髂血管阻塞性疾病，下肢的溃疡、坏疽也可能提示下肢血管疾病，足背动脉的搏动对预测日后是否进行截肢更有参考价值。造成尿毒症患者髂血管的动脉粥样硬化常见，其髂内动脉常因其影响而完全闭塞，髂外动脉内膜粥样硬化斑块时有发现，常常对血管吻合构成困扰。其粥样斑块甚至会在开放血流时脱落造成移植肾动脉的栓塞，取出内膜下粥样斑块、进行血管吻合时若未能做到全层缝合则有可能在术后导致髂外动脉夹层。另外在移植术前曾行髂外静脉插管血液透析的患者，其髂外静脉内常可发现血栓，甚或因血栓而完全闭塞，因此胰腺移植术前应行常规的髂血管彩超检查，必要时应行CT或磁共振血管成像予以评估。

五、肾脏功能评估

全世界已实施的胰腺移植中 90% 以上属于同期胰肾联合移植。但近年来单纯胰腺移植的数量呈逐年增加的趋势。临床上针对不同情况的患者究竟采用何种胰腺移植类型，一般参考下列指征进行选择。

（1）同期胰肾联合移植。当糖尿病患者出现肾功能衰竭尿毒症时，是同期胰肾联合移植的标准适应证。

（2）肾移植后胰腺移植。已完成单独肾移植的 1 型糖尿病患者，肾功能已恢复，需要加做胰腺移植来根治糖尿病，防止糖尿病并发症的发生或移植肾的进一步损害。

（3）单纯胰腺移植。糖尿病患者肾功能正常或肾功能损害尚未到尿毒症期，出现明确的糖尿病并发症，如肾功能损害至尿毒症前期，视网膜病变有致失明的危险，严重神经性疼痛等；或糖尿病治疗上出现难以控制的状态，如高度不稳定性糖尿病，胰岛素不敏感等。另外，全胰切除后也适宜单纯胰腺移植。

由于单纯胰腺移植的效果不如同期胰肾联合移植，其移植胰腺功能存活率较同期胰肾联合移植低。因此，应严格选择单纯胰腺移植的受体。一般说来，只有在胰腺移植手术和术后应用免疫抑制剂的危险性小于患者糖尿病造成的损害时，才认为单纯胰腺移植是合理的。糖尿病伴有终末期肾病（尿毒症期）的患者是胰肾联合移植的标准适应证，有两种移植方案可供选择：一是先施行肾移植，待肾功能恢复正常后再作胰腺移植；另一种是同期作胰肾联合移植。目前，绝大多数移植中心采用同期胰肾联合移植方案。

对于患有晚期慢性肾脏病 4 期和 5 期（eGFR 分别为 15~30 和 < 15ml/（min·1.73m^2）或正在透析）的患者，应在评估过程中进行同期胰肾联合移植和肾移植后胰腺移植等应用。当 eGFR ≤ 20ml/（min·1.73m^2）时，胰腺移植患者等待期显著增加。目前可依据肾功能状况来决定手术类型和方式：①若肌酐清除率 < 30ml/min 时，选择胰肾联合移植；②若肌酐清除率 > 30ml/min 时，选择肾移植后胰腺移植；③若肌酐清除率 > 70ml/min 时，选择单纯胰腺移植。

但对于肾功能中度损害者（肌酐清除率为 30~70ml/min，或严重蛋白尿），在选择移植方案前，必须要充分考虑免疫抑制剂（环孢素 A、他克莫司等）的肾毒性。通过口服环孢素 A（CsA）负荷试验可进一步评估肾功能的储备情况，若 CsA 负荷试验后血清肌酐 < 2.0mg/dl，则选择单纯胰腺移植。

六、肺脏功能评估

在糖尿病合并终末期肾病的患者中，呼吸系统疾病的发病率持续升高。多数患者因体内水负载过重、心功能下降导致肺动脉高压。肺动脉高压一般是指静息时肺动脉平均压＞25mmHg或运动时＞30mmHg。肺动脉高压的症状往往是劳力性呼吸困难，但是约一半的患者是没有症状的。伴有严重肺动脉高压的患者往往带有氧合功能障碍。对于轻度及中等的肺动脉高压患者，目前一般认为可以进行胰腺移植。

在临床研究中发现，胰腺移植手术本身并没有导致肺动脉高压加重，且肺动脉高压亦没有增加手术死亡率，但严重的肺动脉高压仍属胰腺移植或胰肾联合移植的禁忌证。

因此，胰腺移植评估过程中有必要进行下述辅助检查。

（1）胸部正侧位片。

（2）动脉血气检查。

（3）肺功能测定。

（4）超声检查作胸腔积液探测及定位。

（5）超声心动图。

（6）必要时可加做其他影像学检查，如肺部CT扫描，高电压及体层摄片。对怀疑有先天性肺部血管的变异、肺内血管解剖性分流的患者可行肺血管造影、放射性核素扫描及使用增强剂的超声心动图。

（7）对高度怀疑肺部恶性病变的受者，评估时可进行纤维支气管镜检查。

（8）术前痰液的涂片检查、痰液的细菌与真菌培养以及脱落细胞学检查等，对筛查呼吸系统的感染情况有很大的意义。

七、代谢状态评估

代谢综合征在糖尿病移植候选的肥胖患者中较为常见，其中约20%胰腺移植等待者具有≥30kg/m² 的BMI。肥胖与移植物血栓形成、早期移植物丢失、胰腺移植物损伤引起长期存活率降低及死亡风险增高密切相关。与非肥胖移植者相比，肥胖患者可能面临更高的早期并发症发生率。临床研究指出，将胰腺移植患者分为BMI＞30kg/m² 组和BMI≤30kg/m² 组，肥胖组中外科并发症（包括切口感染、切口裂开、出血和再次手术）的发生率明显增加。肥胖也显著增加了长期心血管疾病的发生率。另一方面，体重减轻可增加1型糖尿病和2型糖尿病患者的移植成功概率，并最大化胰腺移植的受益风险比。因此，应鼓励所有肥胖的胰腺移植候选者在移植手术前进行锻炼减肥。对于在移植前无法通过饮食控制和锻炼减肥的个体，可考虑进行减重手术。在选择减重手术时，袖状胃切除术优于Roux-en-Y胃旁路术，因为其肾移植并发症风险较低，对免疫抑制吸收无显著影响，且消化道低血糖风险较低，并且应在减重手术后进行代谢状态的再评估。

全身骨代谢评估显示，胰腺移植患者在移植术后发生骨折的危险性显著增加。据研究报道，胰腺肾脏联合移植术后所有骨折的发生率是49%。女性糖尿病患者发生骨质疏松和病理性骨折的危险性较高，主要是由于移植术后早期应用大剂量激素治疗。这样的患者在移植术前应进行骨密度检查，以判断骨质丢失的情况。如果骨质丢失严重，应该给予补钙治疗。

八、恶性肿瘤评估

免疫抑制剂能促进恶性肿瘤细胞的生长，因此未治愈的肿瘤是移植手术的禁忌证。移植术前评估可能会发现癌症，或者患者在之前就诊断为癌症。由于对未诊断或者未治疗的恶性肿瘤患者进行移植会产生致命性的危险，因此术前对移植患者进行癌症的筛查十分重要。

任何阳性的筛查结果都应该进一步地检查以排除或者确诊恶性肿瘤。如果恶性肿瘤得到确诊，必须在移植手术之前进行治疗。一旦恶性肿瘤得以治愈，对移植候选者来说应至少保持术前2年无复发，这个期限大约会消除2/3的肿瘤复发机会。然而，大多数的恶性黑色素瘤、部分乳腺肿瘤、结肠和直肠肿瘤（根据肿瘤分期）可能需要更长的等待时间；如果乳腺癌或者结肠、直肠肿瘤伴有淋巴结受累，那么等待5年可能更加合适。然而，对于一些特定的肿瘤，如原位癌、基底细胞皮肤癌、偶然发现小的肾细胞癌，可能不需要等待时间，因为这些肿瘤一旦治愈，复发的机会就相当小。

九、中草药暴露史评估

马兜铃酸（aristolochic acid，AA）是一种植物萃取物，存在于马兜铃属植物中。含有马兜铃酸的中药种类多样，常见有大叶青木香、大白解、朱砂莲、天仙藤、马兜铃、汉防己、淮通、木防己、木香马兜铃、毛细辛、金耳环等。20世纪90年代起，比利时学者Cosyns等首次报道服用含马兜铃酸的中药可致"中草药肾病"，并逐渐进展至慢性肾衰竭。国外学者指出，约40%马兜铃酸肾病患者可伴发肾盂、输尿管及膀胱乳头状移行细胞癌（transitional cell carcinoma，TCC）。

在服用马兜铃酸类药物的患者中TCC发生率高达33.3%，其中确诊马兜铃酸肾病患者的TCC发生率为31.0%，表明我国服用马兜铃酸类药物的尿毒症患者具有TCC的高发率，提示马兜铃酸类药物可能是导致TCC的重要致病因素，因此应在糖尿病合并终末期肾病患者中详细了解马兜铃酸的暴露史。另外，首乌等肝毒性药物接触史也是中草药暴露史评估的重要内容。

十、心理精神状态及依从性评估

随着社会-生物-心理医学模式的形成和发展，心理和社会因素在疾病中所起的作用越来越受到人们的重视。器官移植作为一种特殊的治疗方式，面对的受体人群具有一定的特殊性，这部分人群往往存在着身体某一个系统甚至是多个系统的功能衰竭，器官移植是一种维系生命的治疗方式，治疗手段复杂，过程漫长，需要患者积极配合，并且牵涉到许多社会因素，因此社会和心理学因素在器官移植受体评估中占有特殊的地位。

1. 心理学评估

心理学者或者精神病学者应在胰腺移植术前对受体进行有效的评估，主要是对受体和家属进行移植方面的知识教育，使其进入"移植的角色"。许多糖尿病合并终末期肾病的患者在开始往往不能理解这些心理学评估的作用，不能忍受长时间的评估工作。因此，在心理精神评估之前，必须向患者进行耐心解释，使其明确心理学评估的重要性。同时心理学者必须向他们指出，作为移植小组的成员，他们有权对受者进行选择，有权排除心理精神评估不合格的患者，心理精神的评估内容将作为选择的标准之一。同时提倡受者的家属参与评估，因为有时受者家属往往能及时有效地反馈相关评估所需信息，尤其是受者神志不清、难以自主进行对答的情况下家属的作用更加重要。

在对患者进行心理学评估过程中，了解患者目前的精神和心理状态往往采用比较直接的方法。通过面对面的交流，发现患者在认知、情感、意识等各方面的情况，包括日常生活能力、食欲、睡眠情况，以及有无烦躁、伤感、自杀倾向等。在对胰腺移植受者的评估中，必须重视药物滥用现象。对发现有药物滥用和药物依赖的患者，必须详细了解这些药物使用的时间、数量和剂量，并详细了解患者是否有意愿进行戒断药物滥用的治疗，以及对此拒绝或是接受的程度。

胰腺移植受者个性方面的改变往往比较明显，因为这些受者往往在移植术前接受了长期的常规内外科治疗而效果不明显，因此他们常常对治疗者抱有怀疑态度，在性格方面往往不稳定，对各种治疗往往不乐意接受或者过度依赖。因此在术前心理学评估和治疗中必须注意解决这方面问题。胰腺移植受者的信任机制，关系到他们在移植术前后对治疗的依从性，是否愿意接受医生的指导，是否可以长期耐受免疫抑制治疗以及其他相关治疗，而这些与移植结果密切相关。

此外在评估过程中，需进行患者精神状态方面的检查，其中包括对患者记忆力、注意力、意志力、学习能力的评估。在正式进行神经系统检查之前，进行精神状态评估时也可以对患者的某些神经系统症状进行初步检查，以发现患者是否有震颤、反射异常以及大脑特殊区域损伤所表现出的局灶症状。胰腺移植受者来自家庭和其他群体的支持机制，对于移植结果来讲是相当重要的。因此在术前，必须了解患者的配偶、父母或者其他家庭成员对胰腺移植甚至胰肾联合移植的看法和态度，以及和患者之间的关系，以及他们为患者提供帮助的能力。

患者对于胰腺移植往往有很多恐惧、幻想及担心。对于移植后的治疗、生活质量以及社会角色有不确定感。有时也会对移植后的结果抱有过多的幻想，对于胰腺供者的性别、种族、特性等各方面存有幻想，对术后腹部瘢痕、生活能力以及其他生理学改变较为担心。这些也需要在术前心理学评估中予以解决。

因此移植前在与胰腺移植受体交流的过程中，必须坦率地告诉患者移植术后可能发生的结果与并发症。告知术后可能会发生的心理学变化，尤其是教育他们如何调节自身的心情、如何缓解焦虑等症状，以及长时间使用免疫抑制剂带来的神经系统不良反应等。正确地调整患者对移植的期望值，使他们对移植的成功有一个正确的认识。

2. 胰腺移植受体的心理学特点

不同受体接受胰腺移植的原因不同，而不同原发病患者的心理特点也有所差异。我国胰腺移植人群比较常见的原发病是 1 型糖尿病和部分 2 型糖尿病。这些患者在移植术前往往已经有了数年的疾病史，丧失了劳动力，接受了较长时间的治疗，还往往面临工作和家庭丧失，在情感和性格方面有较多的障碍，多数患者存在酒精依赖的特点，其心理状态往往比较特殊。评估人员必须与患者及其家属进行有效地交流，阐明胰腺移植的危险性以及术后长期治疗的必要性，还需指出胰腺移植是当前唯一可以改善患者生活质量并延缓糖尿病相关并发症进展的治疗手段。

对于二次移植的患者，情况也比较特殊，他们比普通患者更容易产生恐惧和焦虑。因为二次移植往往是由于首次胰腺移植的失败，包括移植胰腺无功能、恢复外源性胰岛素应用、急慢性排斥等技术或者非技术原因引起。患者往往处于极度焦虑、沮丧之中，因此在移植术前必须充分调动患者接受治疗的积极性，帮助他们树立信心。对于因患者的依从性问题而引起的二次胰腺移植，心理学家在术前必须进行广泛调查，以明确患者在开展二次胰腺移植之后对免疫抑制剂治疗的耐受能力，以及能否摆脱药物依赖的潜在风险，从而综合判断患者是否适合进行二次移植。

（扫码查看参考文献）

第五章　胰腺供体评估

尽管胰腺移植在治疗糖尿病合并终末期肾病中具有较好的临床优势，但近十年中胰腺移植总体数量呈下降趋势，其中胰腺供体利用率方面较肾、肝脏明显偏低，且目前没有一个成熟完善的供体胰腺评估标准。临床数据证实，2005 年至2018 年间美国供胰获取后弃用率已从 5% 上升至 21.3%；与此同时，英国供胰弃用率由 24% 上升至 54%。另外，在脑死亡（donors after brain death，DBD）供体获取过程中，大约仅有 15% 的胰腺可符合器官获取标准，而供体器官的评估标准和管理方案不一致是导致供体胰腺利用率低的重要原因。

既往临床研究表明，供体质量与手术并发症风险密切相关，并在一定程度上决定胰腺移植成功与否。同时，胰腺移植作为一种改善受体生活质量、延长生存期的手术方式，与其他腹部器官移植相比，移植中心和移植医生不愿意接受相对风险更高的供体器官。在各种类型胰腺移植手术中，获取一个新鲜、健康而有功能的胰腺是保证良好预后的关键因素，准确、合理的胰腺供体评估具有重要的临床意义。糖尿病、糖尿病前期或糖耐量异常的供者不宜作为胰腺供者。由于普通人群糖尿病发病率较高，糖尿病发病与遗传、年龄、肥胖等因素有关。因此，胰腺移植供者的选择比其他器官移植供者更为严格。

第一节　胰腺供体的来源及筛选条件

在移植器官获取的过程中，活体（亲属供体）和尸体器官均为供胰的可选来源。尽管活体胰腺移植具有遗传学和免疫学的优点，其移植成功率比尸体胰腺成功率显著提高，移植物存活时间明显延长，但目前尸体器官仍是移植器官的主要来源。随着医学的发展，"脑死亡"的概念逐渐被大多数欧美国家及部分发展中国家所接受。尸体供胰器官要求胰腺热缺血时间不超过 5 分钟，因此有心跳的"脑死亡"尸体供者具有优势。

一、胰腺供体来源选择标准

脑死亡供体的供胰腺者，其主要生命器官（心、肺、肾等），特别是胰腺的形态和功能，都必须正常，且应通过一系列的检查与化验证实。因此，凡患有全身性血管性疾病、高血压、血液病、恶性肿瘤（脑肿瘤、皮肤局灶性肿瘤除外）、全身性感染和局部化脓性感染、胰腺疾病及酗酒者都不能采用。其具体选择标准如下。

（1）捐献者身份明确，无民事、刑事及与医疗纠纷等，符合器官捐献的基本条件。

（2）无难以控制的高血压，无糖尿病、糖尿病前期或糖耐量异常，包括妊娠期糖尿病，无糖尿病家族史。

（3）理想胰腺供者的年龄应 < 40 岁，扩大型供者年龄一般不超过 50 岁。特殊情况下可放宽至 55 岁，但以越年轻者为佳，越年轻者胰腺的恢复和再生能力越强。

（4）BMI < 25kg/m² 为最佳范围，当 BMI ≤ 30kg/m² 可以结合其他评估结果选择性接受。

（5）ABO 血型供、受者应力争相符。如不同型，至少应符合输血规则。血型不合的胰腺移植仅在某些重症病例一时无法得到合适供胰腺的紧急情况下采用，而且应随时准备进行再次胰腺移植。

（6）淋巴细胞毒交叉配合试验 < 0.05。

（7）人类白细胞抗原（HLA）配型要求相符，DR 位点符合者更佳。

（8）胰腺形态、质地、功能正常，无胰腺外伤史，无胰腺炎或其他慢性胰腺疾病史，HBsAg 阴性，AFP 阴性，胰腺功能检查正常。无其他可能累及胰腺的全身性疾病，如动脉粥样硬化、高血压。

（9）血淀粉酶、脂肪酶正常或轻度升高但无持续升高趋势。

（10）无其他全身性疾病，如红斑狼疮、血液病、糖尿病、恶性肿瘤（脑肿瘤及皮肤局灶性肿瘤除外）、结核病灶、全身性感染或局部化脓性感染病灶、AIDS 病等。

（11）临终前血流动力学相对稳定，动脉氧分压 ≥ 10.67kPa（80mmHg），保证胰腺有足够的血灌注，实质器官功能评估符合肾脏捐献者要求。

（12）糖化血红蛋白（HbA1c）正常（4.27%~6.07%）。尽管潜在器官捐献者可能出现应激性高血糖表现，但需注意，空腹血糖更容易受到进食和糖代谢状态等因素影响，这可能影响对供者真实血糖状况的判断。获取前供体胰岛素的使用量不能用于决策其胰腺的可用性，而 HbA1c 测试通常可以稳定可靠地反映出检测前 120 天内的平均血糖水平，且不受抽血时间、是否空腹、是否使用胰岛素等因素的干扰。因此，HbA1c 升高提示供者患有糖尿病或糖耐量异常，不宜捐献胰腺。

（13）供者空腹 C 肽水平亦有助于评估胰腺内分泌功能。

（14）供胰腺大小与受者胰腺体积相似或稍小。

二、胰腺供体剔除标准

由于供胰器官的捐献要求和每个潜在受捐个体的身体状况匹配程度存在差异，选择供者的条件可能存在相应变化，对于存在绝对或者相对捐献禁忌证的尸体胰腺供体，应果断予以弃用。其具体剔除标准如下。

（1）有明确糖尿病史或糖耐量检查异常。

（2）既往胰腺手术史。

（3）严重动脉粥样硬化。

（4）胰腺中、重度外伤或胰腺严重水肿。

（5）腹腔感染。

（6）胰腺实质严重脂肪浸润。

（7）恶性肿瘤（未转移的皮肤基底细胞癌、脑胶质瘤患者除外）。

（8）未治愈的严重全身性细菌、病毒或者真菌感染。

（9）HIV 阳性。

（10）慢性胰腺炎超声检查简便易行，经济实用，有助于胰腺疾病的诊断，是目前公认的检查胰腺疾病的首选方法；B 型超声检查显示胰腺形态及实质回声的异常改变、较明显的胰管扩张（> 3mm）或胰管不规则、胰腺结石和（或）胰内钙化灶，较明显的胰腺囊肿，基本可诊断为慢性胰腺炎。

（11）十二指肠段有既往手术史或严重溃疡、穿孔病史。

第二节　供体胰腺形态学评估

一、胰腺正常形态

胰腺是人体仅次于肝脏的大腺体，位于胃的后方，相当于第一、二腰椎的高度。从胰腺的体表投影来看，上缘约相当于脐上 10cm 处，下缘相当于脐上 5cm 处。胰腺全长约 17~19.5cm，宽 1.5~5cm，厚 0.5~2cm，呈淡黄色，头部扁平，体尾部略呈三角形，质地较肾脏略软，重量约 88~98g。根据外形，胰腺可分为头及钩突、颈、体和尾，这几部分之间虽无明显界限，但根据它与肠系膜上动静脉的关系来划分，胰头位于肠系膜上、动静脉左侧，胰颈位于其前方，而钩突位于其下方，胰尾位于其左侧（左 1/3 为尾）。如图 5-1 所示。

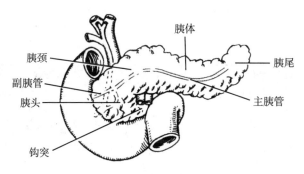

图 5-1　胰腺正常形态

胰头为胰腺的最宽大部分，在上、右、下三面均被十二指肠所环抱。胰头的左后下方作钩状突起即为钩突，其上方由肠系膜上血管通过而形成的凹陷为胰切迹。胰头位于右下，胰体尾部向左上约 15°~30° 倾斜。根据走行方向，大体形态可分为四型：头大形如蝌蚪为蝌蚪状，约占 4/10；头尾粗而体较细为哑铃状，占 3/10；头体尾粗细相似称腊肠状，占 2/10；头向下而尾向上呈 S 状，占 1/10。胰头的前方被横截肠系膜根附着，将其分为上下两部，后方与胆总管、下腔静脉及右肾静脉相邻。

胰颈长度通常约 2cm。胃十二指肠血管及胰十二指肠血管在胰颈的前方下行。在胰颈后方，脾静脉与肠系膜上静脉汇合成门静脉，门静脉从胰颈部上缘穿出，走向肝门，但胰静脉不从胰颈后方进入门静脉，因而在正常情况下从胰颈后方，沿肠系膜上动静脉的前面可将胰颈与血管分离，以备切断胰腺。

胰体前方通过网膜囊与胃后壁相邻，因此胃癌或胃后壁溃疡常与胰腺粘连或穿通。胰腺后面无腹膜，有脾动静脉经过，因此形成了脾动脉沟和脾静脉沟。胰体后方与腹主动脉、左肾及左肾静脉相邻。胰腺上缘紧邻腹腔干，腹腔神经丛即在此动脉周围。脾动脉由腹腔干发出后，沿胰腺上缘向左走行。半数以上肠系膜下静脉在胰体下方注入脾静脉，其余汇入肠系膜上静脉或门静脉。

胰尾被腹膜覆盖，有一定移动性，多数可到达脾门。脾动脉和位于稍下方的脾静脉在胰尾部共同移行。胰尾的前面有结肠左曲，后方为左肾。

二、供体胰腺的主观评估

供胰评估包括胰腺和十二指肠的评估。目前，还没有统一的死亡后器官捐献供者胰腺评估的标准。正常胰腺长 15~20cm，获取胰腺后需仔细观察胰腺大小、形态、颜色和质地，灌注是否充分，有无瘀血或外伤。供体胰腺的主观评估见表5-1、表5-2。

表5-1　供体胰腺的宏观评估

评估项目	可能的评估结果
胰腺重量（g）	记录具体重量值
胰腺直径（cm）	记录具体直径值
胰腺颜色	乳白色、黄色、浅褐色、粉红色、灰粉色
胰腺硬度	柔软、局部质硬、全胰质硬
组织挫伤	无、挫伤、撕裂伤、其他
被膜下血肿	无、部分血肿、整体血肿
胰腺钙化	无、部分钙化、全部钙化
胰腺血管动脉粥样硬化	无、有
脂肪浸润	无、部分浸润、全部浸润
胰腺水肿	无、部分水肿、整体水肿
血管状态	正常解剖、解剖变异

表5-2　胰腺器官的组织病理学评估

评估项目	可能的评估结果
炎症	0：无；+：轻度/轻微；++：中度；+++：高度/广泛
胰腺炎	0：无；+：轻度/轻微；++：中度；+++：高度/广泛
水肿	0：无；+：轻度/轻微；++：中度；+++：高度/广泛
纤维化分级	0：无；+：轻度/轻微；++：中度；+++：高度/广泛
出血	0：无；+：轻度/轻微；++：中度；+++：高度/广泛
纤维化类型	导管周围纤维化；小叶间纤维化；小叶内纤维化
脂肪变性	0：无；+：轻度/轻微；++：中度；+++：高度/广泛
腺细胞坏死	0：无；+：轻度/轻微；++：中度；+++：高度/广泛
胰管扩张	0：无；+：轻度/轻微；++：中度；+++：高度/广泛
实质/脂肪坏死	0：无；+：轻度/轻微；++：中度；+++：高度/广泛
良/恶性病变	否；是，详细说明＿＿＿＿

第三节　国际胰腺供体风险评估模型

风险指数用于器官移植的预测风险以及指导决策。由供体、受体和移植相关因素组成的风险指数用于优先考虑等待移植的患者，并指导供体器官接受移植。西班牙胰腺移植组织（GETP）和西班牙国家移植组织（ONT）于2005年发布胰腺移植供体和受体选择标准，并对其进行评估，随后GETP于2015和2016年举行了科学会议并于 2018 年和 ONT 共同发布更新的最新标准：胰腺移植的危险因素可分为供体危险因素：高龄（> 50 岁）、高体重指数（BMI）（> 30kg/m²）、死亡原因（例如卒中）、术前高血糖、高淀粉酶血症、冷缺血时间（> 8 或 12 小时，取决于捐献类型）、在重症监护病房或心脏骤停时使用血管升压药物，上述是异体胰腺移植的宏观情况；以下是受体的危险因素：高龄（> 50 岁）、主动吸烟、高 BMI（> 30kg/m²）、外周动脉疾病或感觉运动多发性神经病变。了解胰腺移植的危险因素可以建立供体和受体的可靠选择标准。随着胰腺移植需求量增加，需要更多边缘供体来满足临床需求，然而胰腺移植早期的移植失败率对比肾移植手术相对较高，促使评分系统建立，其发展可以提高器官利用率以及更好地预测结局。

2008 年，欧洲移植胰腺移植咨询委员会引入了获取前胰腺分配适用性评分（Pre-procurement pancreas allocation suitability score，P-PASS），目前被欧洲移植网络范围内的国家用于指导供体胰腺的接受使用；2010 年，胰腺供体风险指数（Pancreas donor risk index，PDRI）模型构建完成，成为预测胰腺移植适宜性的评分系统，用于预测胰腺移植物存活情况，用于美国境内胰腺移植领域。目前应用于实体胰腺移植的风险指数为 P-PASS 和 PDRI，两者主要由供体因素组成，其他用于胰腺移植的风险指数还未在外部队列中广泛验证。

一、获取前胰腺分配适应性评分

通过分析从 2002 年 1 月到 2005 年 6 月期间 3180 例连续报告的胰腺供者，确定了 P-PASS 对胰腺接受使用的影响（表 5-3）。以胰腺接受度作为结局变量进行多元回归分析，确定了该评分标准由供者 7 类 9 个因素构成（包括年龄、体重指数、重症监护病房停留时间、心脏停搏是否发生及时间、钠离子水平、淀粉酶及脂肪酶水平、血管活性药物治疗等），这些因素可导致术后严重的并发症如血管栓塞、急性胰腺炎、移植物失功、出血及感染等，造成移植术后预后不良，评分范围为 9 分到 27 分，主要目的是确定合适的胰腺供者。在评价过程中采用客观参数进行合并加权，最终得出胰腺移植预后评分，Logistic 回归分析证明 P-PASS 分数值与供体胰腺接受率显著相关（$P < 0.0001$）。其中以 17 分为临界点，P-PASS 低于 17 分的胰腺供体被接受的可能性是 P-PASS 高于等于 17 分的胰腺供体的 3 倍（图 5-2）。即术前胰腺分配适用性评分为 17 分或更低被认为是预测移植功能的理想方法。P-PASS 评分越高，移植失败率越高。

P-PASS 可预测胰腺移植物存活率，其中 P-PASS 评分超过 17 分的供体胰腺移植物存活率显著低于 17 分或以下的供体；当 P-PASS 评分低于 16 分时，可直接评定为理想移植胰腺供体；评分 > 23 分时，胰腺脏器的采用率几乎为 0。尽管

P-PASS 采用简洁、连续的评价模型，但部分单中心研究证实 P-PASS 评分与胰腺移植物长期存活之间缺乏相关性。由于严格的 P-PASS 评分系统，以及传染性疾病、感染性炎症、肿瘤、药物酒精依赖史等其他决定因素，最后能够应用于临床的胰腺移植手术供体不到 50%，不符合标准或超过指标的供体可能会用于胰岛移植。

表5-3　胰腺获取前P-PASS评估量表

胰腺供体特征	1分	2分	3分
年龄（岁）	<30	30~40	≥40
BMI（kg/m²）	<20	20~25	≥25
ICU住院时间（天）	<3	3~7	≥7
心脏停搏（分钟）	否	是，<5	是，≥5
血钠（mmol/L）	<155	155~160	≥160
淀粉酶（U/L）或	<130	130~390	≥390
脂肪酶（U/L）	<160	160~480	≥480
去甲肾上腺素/肾上腺素（γ）或	否	<0.05	≥0.05
多巴酚丁胺/多巴胺（γ）	否	<10	≥10
总分	9	18	27

P-PASS：获取前胰腺分配适应性评分；BMI：体重指数；ICU：重症监护病房；

1 γ =1μg/kg/min（给药单位）。

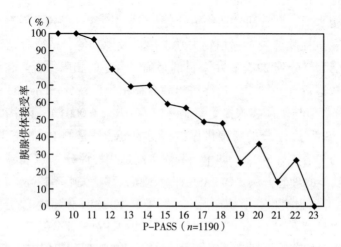

图 5-2　P-PASS 被接受的可能性

二、胰腺供体风险指数

Axelroda 等人在 LDRI 和 KDRI 基础上，对移植受者科学登记系统中 2000 年 1 月至 2006 年 1 月期间接受 SPK（$n=6248$）、PTA（$n=780$）或 PAK（$n=2373$）的所有患者数据进行分析。Cox 回归模型使用所有可用供者、受体和移植因素进行拟合，以评估 1 年后移植失败的风险，PDRI 可根据器官提供时供者信息和移植特征计算，对指导器官接受和分配决策有参考价值。该模型由 8 个供者因素和 2 个移植因素组成，在供者因素中包括年龄、性别、种族、身高、BMI、血清肌酐、死亡原因、供者状态（DCD 或 DBD），在移植因素中包括冷缺血时间和移植类型（SPK、PAK、PTA）（表 5-4 和表 5-5），公式如下：pDRI=exp（-0.13792×I［女性供体］-0.034459×I［供体年龄＜20］×［供体年龄 -20］+0.026149×［供体年龄 -28］+0.19490×I［供体肌酐＞2.5］+0.23951×I［黑人种族］+0.15711×I［亚裔种族］-0.000986347×［供体 BMI-24］+0.033274×I［供体 BMI＞25］×［供体 BMI-25］-0.006073879×（供体身高 -173）+0.21018×I［供体 COD CVA］-0.28137×I［PAK txp 的供体 COD CVA］+0.014678×［保存时间 -12］+0.33172×I［DCD］）。

例如，在保持所有其他因素不变的情况下，将供体年龄从 28 岁增加到 45 岁，其风险增加 56%（PDRI 从 1.0 增加到 1.56），同样，DCD 供体与脑死亡供体相比，移植物的相对风险为 1.39。

PDRI 的增加与 1 年胰腺移植物存活率的显著分级降低相关（图 5-3）。PDRI 升高的供体（DRI 1.57-2.11）进行 PTA 或 PAK 手术的受体，其胰腺移植物 1 年存活率（77%）低于 SPK 移植受体（88%）。胰腺移植物的接受度在不同地区差异显著，尤其是 PAK/PTA 移植物（$P < 0.0001$），这表明 PDRI 在告知器官接受度方面具有潜在价值，并且在适当的临床环境中能够潜在提高高风险器官的使用率。

表5-4 胰腺供体风险指数评估量表总结

胰腺供体特征	参考供体（DRI=1.00）	变量因子数值	DRI
性别	男性	女性	0.87
年龄（岁）	28	45	1.56
黑人种族	否	是	1.27
亚裔种族	否	是	1.17
BMI（kg/m²）	24	30	1.17

续表

胰腺供体特征	参考供体（DRI=1.00）	变量因子数值	DRI
身高（cm）	173	190	0.9
死因：CVA/中风	否	是	1.23
死因：PAK中CVA/中风	否	是	0.93
胰腺保存时间（h）	12	20	1.13
DCD	否	是	1.39
Scr＞2.5mg/dl	否	是	1.22

表5-5　P-PASS与PDRI预测因素

P-PASS	PDRI
年龄（岁）	年龄（岁）
BMI（kg/m²）	BMI（kg/m²）
ICU住院时间（天）	性别
心脏骤停（分钟）	亚裔种族
血钠（mmol/L）	黑人种族
淀粉酶（U/L）或	身高（cm）
脂肪酶（U/L）	死因（CVA/卒中）
去甲肾上腺素/肾上腺素（γ）或	死因（PAK中CVA/卒中）
多巴酚丁胺/多巴胺（γ）	胰腺保存时间（小时）
	DCD
	血肌酐
供体P-PASS评分≥17 被拒绝的可能性增加3倍	PDRI评分增加与1年胰腺移植物存活降低有关

　　BMI：体重指数；CVA：脑血管意外；DCD：心脏死亡后供体；ICU：重症监护病房；PAK：肾移植后胰腺移植；PDRI：胰腺供体危险指数；P-PASS：获取前胰腺分配适应性评分。

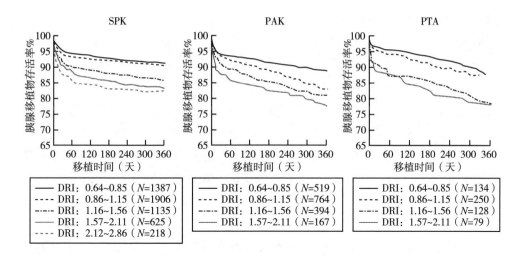

图 5-3　PDRI 的增加对 1 年胰腺移植物存活率的影响

三、供体评估模型在各中心的应用情况

欧洲大型胰腺移植中心研究指出，PDRI 与 SPK、PTA 术后 1 年胰腺移植物存活率显著相关，当 PDRI < 1.24 可作为移植胰腺存活的有效预测指标。但 Amaral 等发现，在巴西胰腺移植中，PDRI 在预测胰腺移植物存活率方面并不理想，与欧洲评价结果存在显著差异。

2013 年美国的一项研究分析了技术故障（technical failure，TF）对胰腺移植成功的影响，评估了 1998—2011 年间在单中心进行的 1115 例胰腺移植发生 TF 的危险因素。研究发现供受体因素、手术入路方式、同种异体致敏与配型情况、免疫抑制剂的使用等与 TF 发生风险相关。在多变量模型中，供体 BMI ≥ 30kg/m²，供体 Cr ≥ 2.5mg/dl，供体年龄 > 50 岁，保存时间 > 20 小时与 TF 相关。将这些因素纳入综合风险模型，并与 PDRI 相比，测试其预测 TF 的能力。在综合风险模型中，一个危险因素的存在并不会显著增加 TF 的风险，但 2 个或 2 个以上危险因素合并具有预测作用。分析还发现了许多不能预测 TF 的因素，包括以前的移植、免疫抑制剂的选择和几乎所有受体人口统计学参数。PDRI 模型中的供体年龄、供体 BMI、供体 Cr 和保存时间在综合风险模型中也十分重要，但供体种族、死亡原因、性别和心脏死亡后的捐献等因素并不能够提高模型预测能力。

2015 年，巴西外科团队对 1996 年至 2011 年间的 570 例手术进行了回顾性分析。共 154 例（27%）满足 DRI 值计算所需数据，其中 105 例为胰肾联合移植，33 例为肾移植后胰腺移植，16 例为单独胰腺移植。供体死因分为脑血管意外（CVA）和非 CVA。Logistic 回归分析未发现 DRI 值与 1 年移植物存活率之间有统计学意义（OR=0.676；95% CI 0.152~3.014；*P*=0.60）。PDRI ≤ 1 的一年移植物存活率为 88.9%，1 < PDRI < 1.5 存活率为 77.9%，PDRI ≥ 0.5 存活率为 93.3%（*P*=0.106），PDRI 结果显示模型不能有效预测巴西受者的胰腺移植存活率。

2015 年，英国牛津研究中心的一项研究检索了 1021 例胰腺移植数据，旨在验证英国人群中的 PDRI 对胰腺移植预后的预测作用，根据 PDRI 四分位数对病例进行分类，比较死亡删失的移植物存活。PDRI 结果显示可以准确区分 SPK 移植物存活，与该组的危险比 1.52（*P*=0.009）相关；在 PTA 和 PAK 组中，没有观察到 PDRI 四分位数与移植物存活之间的关联。该研究首次显示 PDRI 可以作为 SPK 移植中预测移植物存活的工具，但不能预测 PTA 或 PAK 移植物存活。

2016 年，荷兰莱顿大学医学中心的单中心研究通过单因素和多因素分析，比较该中心的 P-PASS 和 PDRI 预测胰腺移植术后移植物生存的能力。349 例胰腺移植中，P-PASS ≥ 17 分与移植物存活无关（*P*=0.448），PDRI ≥ 1.24 与移植物存活相关（单因素分析，*P*=0.007；多因素分析，*P*=0.002）。同年，荷兰莱顿欧洲移植国际基金会研究团队研究了 2004 年至 2014 年间欧洲移植供体，旨在证明 PDRI 比 P-PASS 更有用。设置 PDRI 逻辑因素作为参考，用以单纯反映供者质量，使用受试者工作特征曲线下面积（AUROC）研究 PDRI 和 P-PASS 与分配结果的关系，同时研究供体质量的地区差异。在 10444 例研究中，6090 例（58.3%）被接受，2947 例（28.2%）被移植使用；P-PASS 在预测器官接受、移植能力方面均低于 PDRI；在预测胰腺移植存活方面，PDRI 优于 P-PASS。

大多数欧洲国家以及美国应用 PDRI，然而波兰移植则继续使用 P-PASS 评分，超过 16 分就对移植物使用亮红灯。2018 年波兰的一项研究尝试使用 PDRI 和 P-PASS 作为波兰人群移植胰腺生存的预测因子，结果显示 PDRI 不适用于波兰人群。2018 年德国波鸿鲁尔大学单中心研究显示，P-PASS > 17 分移植胰腺早期丢失率显著增加，但是和胰腺长期存活率无关；PDRI > 1.5 移植胰腺存活率显著降低。德国海德堡单中心研究显示，P-PASS 评分与患者存活率无相关性。P-PASS ≥ 17 分与早期胰腺移植物（术后 30 天内）丢失显著相关。PDRI 与患者生存率亦无相关性。供体吸烟、受体冠心病对移植预后有显著影响。比如在澳大利亚以及新西兰，由于供者种族编码并不同于 PDRI 模型中的亚裔黑人种族人群，供者血清钠也没有被胰腺移植登记处常规收集，因此验证 PDRI 或 P-PASS 在当地的适用性需要根据具体情况，因地制宜地开展。

四、供体评估模型应用比较及展望

P-PASS 的应用能够促进更广泛的胰腺供体识别，因此 P-PASS 是一种有助于供体筛选的工具，使用明确的评分系统衡量胰腺的潜在质量是供体筛查的一个重要组成部分。年龄和 BMI 都会影响最终的 P-PASS 评分以及 PDRI 评分，并且在其他研究中也被确定为风险因素。DCD 供体是 PDRI 的最大风险因素之一，但不包括在 P-PASS 中。目前 DCD 胰腺移植已被证实是可行的，而且预后较好。在创伤性脑损伤的供者中，血清淀粉酶及脂肪酶可能升高，会增加 P-PASS 评分，但这种淀粉酶升高不一定与胰腺损伤有关。ICU 住院时间和血管升压药的使用属于 P-PASS 参数，与胰腺供体被拒绝移植相关。

PDRI 里的供体因子仅代表目前通过器官获取和移植网络 OPTN 收集到的信息，有些因素可能存在报告差异，且缺乏回顾验证。同时，PDRI 评分中尚不包括其他潜在的变量，例如外科医生供体获取经验、供体住院时间、保存液类型、供体淀粉酶、加压素使用情况等。

除了数量有限的质量外部验证研究外，P-PASS 和 PDRI 在其他队列中的应用还受其他因素限制。与 PDRI 不同的是，P-PASS 与移植结果总体上没有相关性，在特定的移植类型中也没有相关性，尽管 P-PASS 能够预测哪些供体胰腺应该被接受，但它并不能用于预测移植后的预后，因此限制了它在胰腺移植决策中发挥指导作用。虽然 PDRI 与胰腺移植存活有关，但在区分极端 PDRI 值风险的时候其预测能力最好，因此接近中位数的 PDRI 值不太容易解释。PDRI 是胰腺移植存活的一个重要预测指标，但应该谨慎使用，因为高 PDRI 供者的移植仍可能获得良好预后。此外，在一些队列中，PDRI 只能预测 SPK 移植的移植物存活（与 PAK 或 PTA 移植相反）。

一种可选择性的方法就是回顾性评估提供器官时的局部数据，以识别与胰腺移植结果相关的重要供体和受体协变量，推导并验证一个风险指数用于指导当地供体胰腺的接受决策。适当的供体选择和认可，以及可能对低质量的供体采取更宽容的态度，可能会提高捐献和移植率。

第四节　潜在脑死亡胰腺供者重症监护治疗与供胰腺功能维护

一、呼吸系统管理

在潜在供者中，即使最初肺功能正常或接近正常（$PaO_2/FiO_2 \geqslant 300$）也可能因肺挫伤、神经源性肺水肿、低灌注相关性肺损伤、肺炎、肺不张、呼吸机相关性肺损伤等危重症患者常见呼吸系统并发症所恶化。此外，大约 30%~45% 的潜在供者会发生急性呼吸窘迫综合征（acute respiratory distress syndrome，ARDS），在最终获取阶段只有 15%~20% 的肺脏适合进行移植手术。这不仅阻碍了潜在肺脏捐献，而且会危及其他器官的稳定。

呼吸系统管理目标包括维持生理状态的酸碱平衡（pH 值介于 7.35~7.45），动脉血二氧化碳分压（$PaCO_2$）处于 36~44mmHg，采用最低吸氧浓度使动脉血氧分压（PaO_2）达到 80mmHg 以上［即脉搏血氧饱和度（SpO_2）> 95%］。既往指南建议，使用开放潮气量（10~15ml/kg）以及 5cmH$_2$O 以上的呼气末正压（PEEP）治疗神经源性肺水肿。然而在潜在供者群体中，呼吸机相关性肺损伤发生相当普遍。目前研究证据显示，与传统通气策略相比，保护性通气策略（潮气量 6~8ml/kg、PEEP 8~10cmH$_2$O、平台压 < 30cmH$_2$O、密闭式吸痰、每次呼吸管路断开后进行肺复张、进行窒息实验时给予持续气道正压）增加了可供移植的捐献肺脏数量，同时不影响其他待捐献器官。

二、血流动力学管理

在脑死亡供者中发生血液动力学不稳定的现象相当普遍，也是导致待捐献器官丢失最常见的原因，因此维持潜在供者血流动力学稳定是整个供者维护体系的重中之重。潜在供者血流动力学改变的剧烈程度与脑死亡发生的速度相关。脑死亡发生的速度越快，血流动力学改变得越剧烈。

脑死亡供者的血流动力学紊乱主要有两个病理生理阶段：①交感神经风暴（随颅内压增高，脑干出现进行性加重的缺血）导致代偿性的动脉压增高、血管阻力增加，进而引起血流再分布。随着后负荷增加，最终导致内脏缺血；②交感神经张力突然丧失而引起外周血管扩张，激素耗竭可以加重这一现象。

随着脑死亡过程的进展，维护供者的目标逐渐从预防交感神经张力增高导致的损伤（缺血性损伤）转变为对抗过度血管扩张造成的损伤（再灌注损伤）。

目前尚无统一共识建议应采取何种指标对脑死亡供者进行血流动力学监测，根据目前临床实践，推荐进行以下指标的连续、动态监测：①有创动脉压；②尿量；③中心静脉压；④血乳酸值；⑤超声心动图（主要为评估左、右心室功能，排除既往或新近发生的心脏病变）。

三、激素管理

（一）甲状腺激素

脑死亡后甲状腺功能改变，通常表现为：三碘甲状腺原氨酸（T3）水平降低，反三碘甲状腺原氨酸（rT3）水平正常或升高，甲状腺素（T4）水平正常，促甲状腺激素（TSH）水平正常或升高。这一系列参数变化表明，脑死亡后的甲状腺功能减低类似于普通 ICU 患者的正常甲状腺病态综合征，仅仅是机体对应激状态的一种自我保护机制，而非中枢性甲状腺功能障碍。长期或严重的甲状腺功能减退可导致心肌功能障碍，目前尚不明确脑死亡后的低 T3 水平是否可引起潜在供者血流动力学不稳定，而这种无甲状腺疾病基础的低血 T3 水平是否需要纠正也犹未可知。一项包括 63593 个脑死亡供者的观察性研究显示，甲状腺激素替代治疗可以增加器官捐献数目。然而由于是观察性研究，无法推断因果关系。此外，明确的甲状腺激素替代益处并未被 RCT 研究所证实。因此，目前指南共识并不推荐对脑死亡潜在供者常规给予甲状腺激素替代治疗，仅当供者出现明显的血液动力学不稳定时，可以考虑应用甲状腺激素。

（二）皮质醇激素

目前应用皮质醇激素对脑死亡供者进行维护主要基于两个原因。第一是基于下丘脑 – 垂体 – 肾上腺（HPA）轴功能衰竭（可能导致血流动力学不稳定）的假设。然而，与甲状腺轴的变化一样，脑死亡后 HPA 轴似乎并没有完全死亡。此外，在观察性研究中发现，供者血流动力学不稳定与低皮质醇血症或肾上腺素缺乏导致的促肾上腺皮质激素反应性并不相关。但是，在血流动力学不稳定的脑死亡供者中，皮质醇激素确实有改善血流动力学的作用，可能与其具有一定的血管加压作用以及恢复血管对儿茶酚胺的敏感性有关。使用皮质醇激素的第二个原因是减轻炎症反应，进而起到移植物保护作用。观察性研究表明，应用皮质醇激素可以增加器官获取率，以及改善移植物功能并提高受体生存率。然而缺乏高质量的随机对照试验（RCT）研究的证实。早期研究中通常建议给予大剂量甲泼尼松龙（15mg/kg）进行脑死亡供者维护。但近年来考虑到大剂量皮质醇激素诱发的高血糖远超过实际获益，低剂量氢化可的松的应用逐渐被各个捐献中心所采用，且与高剂量皮质醇激素相比，并未发现其对移植物功能有所影响。综上所述，我们建议对血流动力学不稳定的脑死亡供者进行低剂量皮质醇激素治疗，建议100mg 氢化可的松静脉注射负荷，后 200mg/d 维持（持续输注）。需要引起重视的是，应用皮质醇激素可能会影响人白细胞抗原表达，因此应在组织分型取样后使用。

（三）抗利尿激素

中枢性尿崩症是脑死亡后最常见的并发症之一，据报道有 46%~86% 的脑死亡供者出现过尿崩症。其成因是由于垂体后叶功能障碍导致抗利尿激素（ADH）

耗竭所致，其特征是多尿、高渗透压血症以及高钠血症。临床通常根据供者的血流动力学状态，选择精氨酸加压素（即垂体后叶素）或去氨加压素（1- 去氨基 -8-D- 精氨酸血管加压素）进行处理。精氨酸加压素前文已经提及，这里就不再赘述。去氨加压素是一种抗利尿激素类似物，主要作用于肾脏集合管的 V2 受体，是不合并低血压的尿崩症首选治疗药物。治疗剂量很大程度上是经验性的。小剂量应用可以减少作用时间从而使高血容量的风险尽量减低，重复使用可以达到最佳临床效果。在临床实践中，初始剂量通常是静脉注射 1~4 μg，必要时重复应用，直到尿量和血钠水平得到控制。需引起关注的是，去氨加压素具有一定促凝作用，单次大剂量（> 0.3μg/kg）应用可能会导致血栓的形成，进而使肾脏、胰腺捐献失败。

四、血糖管理

与危重症患者一样，脑死亡患者通常因胰岛素抵抗和未被控制的糖异生而出现高血糖。高血糖症可以使捐献的肾脏功能下降，与胰腺移植物丢失相关。除此之外，严重高血糖可诱导渗透性利尿，导致容量不足以及电解质紊乱，并导致感染风险增加。潜在供者的理想血糖目标因缺乏此类人群的随机对照试验目前并不明确。指南共识建议，应将潜在供者血糖控制在 140~180mg/dL，并且有研究证实由此带来的胰岛素用量增加不会影响胰腺的捐献以及移植后胰腺功能的恢复。

五、电解质管理

（一）血钠

高钠血症是重度颅脑病变患者的常见并发症，其发病与尿崩症、过度脱水、钠摄入过多等相关。关于脑死亡后继发的高钠血症是否会对捐献器官造成不利影响，自 20 世纪 90 年代起争论至今仍无定论。

基于目前证据等级非常低的情况下，临床指南仍倾向于将脑死亡供者血钠水平维持在正常范围内（135~145mmol/L），至少目前尚无证据表明这种做法对捐献器官以及移植受者存在任何不利影响，且纠正血钠水平在一定程度上有助于稳定供者血流动力学（补液扩容）。高钠血症的治疗方法主要包括纠正低血容量、限制钠的摄入、促进钠的排出（胃肠交换、排钠利尿、血液净化）。

（二）血镁

低镁血症可能使危重患者病情恶化，导致严重的心律失常以及急性肾损伤后肾功能恢复障碍，进而使死亡率增加。尽管尚无文献报道低镁血症与脑死亡供者之间的关系，但鉴于操作成本很低，且对供者可能产生有利影响，推荐对潜在供者常规进行血镁水平的监测，维持血镁含量正常。

（三）血钾

尽管目前并没有研究，评估高钾或低钾血症对潜在供者的影响，但血钾是维持细胞电荷稳定的一个决定性因素。血钾水平的变化与心律失常的发生有关，也是潜在供者管理的一个重要组成部分。应监测血钾水平并积极纠正，维持血清钾水平在 3.5~5.5mmol/L 范围。

六、体温管理

脑死亡后不可避免地会出现体温调节异常，如不主动进行纠正则会使核心温度进行性降低。这种现象是由下丘脑调节功能丧失、代谢率下降、肌肉运动丧失以及严重的血管麻痹导致热损失增加等多种因素共同导致的。体温过低可以激活血管内凝血进而损伤器官功能，导致心肌收缩力降低，更容易出现心律失常。

考虑到我国关于器官捐献的相关法规（核心体温 ≥ 36.5℃是判定脑死亡的必要标准之一），以及低温可能对血流动力学的影响，建议维持潜在供者体温＞35℃，以确保脑死亡判定的准确性和器官功能的稳定性。达到温度目标的初步措施包括：使用保温毯以减少额外热量丢失，热空气交换装置，加温输液。在极端条件下，使用血管内加热装置。

七、输血和凝血管理

（一）输血管理

既往 RCT 研究已证实，危重患者限制性红细胞（RBC）输注策略与开放性策略在器官功能维护与患者预后方面相比无差别。尽管在某些亚组（急性脓毒症、创伤性脑损伤、合并心血管疾病）人群可能会受益于一个较高的血红蛋白水平，但在血流动力学稳定的情况下仍推荐维持患者血红蛋白在 7g/L。目前，关于脑死亡供者血红蛋白维持目标并无统一意见。尽管一些国外文献显示，接受 RBC 输注的器官供者大部分初始血红蛋白高于 7g/L 甚至部分患者血红蛋白高于 10g/L，但考虑到脑死亡供者通常会出现特征性的氧耗减低、血液制品供应紧张以及频繁输血会增加感染性疾病传播的风险，目前仍推荐血流动力学稳定且不合并明显心血管疾病的脑死亡供者将血红蛋白维持在 7g/L。

（二）凝血管理

脑死亡可导致明显的全身炎症反应，进而激活凝血系统，出现纤维蛋白形成增加、溶解减少、血小板活化、微血栓形成导致器官功能不良。据报道，脑外伤（traumatic brain injuries，TBI）导致脑死亡的供者，弥散性血管内凝血（disseminated intravascular coagulation，DIC）的发生率可高达 15%~25%，特别是当供者存在全身出血以及输入大量血液制品时。目前对潜在供者发生 DIC 是否属于捐献的禁忌证尚无共识，部分文献报道 DIC 不影响心、肺、肾移植的长期甚至早期移植物功能。脑死亡器官供者的血栓预防尚无确凿的循证数据。可以考虑对凝血功能及血小板正常且具有潜在血栓风险的供者应用低分子肝素（low molecular weight heparin，LMWH）进行抗凝治疗。

当供者出现严重的血小板减少或凝血功能障碍时，可能使器官获取的手术过程复杂化，但目前并不确定外科手术最低的血小板安全标准。虽然缺乏良好的临床证据，但国际标准化比值（INR）< 1.5，血小板计数 > 50000/μL 被提出作为治疗目标，建议在获取手术前通过输入凝血因子和（或）血小板达到上述目标。

八、感染管理

供者的感染可能会使器官捐献复杂化。尽管从供者到受者感染的传播率非常低，但因受者术后接受免疫抑制治疗，且感染传播大多数是非预期的，因此感染的后果可能很严重甚至会致命。因此对供者感染的早期筛查、足疗程针对性的抗感染治疗、捐献中心与移植中心信息的及时沟通、重点受者的筛查以及监测与预防就显得尤为重要。目前我国已出版关于供者感染的筛查、处理与选用方面的指南，并不断根据临床实践进行更新与调整。

九、营养管理

对于脑死亡的潜在供者来说，ICU 管理过程可能会被延长，应考虑到合理的基础能量消耗，对能量消耗进行估计以及补充。基于危重患者早期肠外营养的潜在有害影响（如增加感染风险，长期应用导致器官衰竭风险），不建议对潜在供者进行早期胃肠外营养。由于临床研究的缺乏，目前对脑死亡供者最优的营养策略并不明确。指南共识建议继续延续脑死亡发生前的营养支持方案。同时文献报道，脑死亡患者基础能量消耗比普通危重患者低 15%~30%，因此在患者达到脑死亡后应当适当调整能量供给。

脑死亡可引起包括心肺系统和内分泌系统在内的多系统病理生理变化。这为管理患者提出了一个严峻的挑战，如果不及时处理可能会导致捐献器官的损失或移植后受者预后不良。遗憾的是，目前针对脑死亡供者的许多管理策略，缺乏来自 RCT 的证据。当前关于脑死亡供者管理的多数建议是基于病理生理学推断、流行病学观察或从一般 ICU 管理策略推导而出，指南共识仅为弱推荐或谨慎推荐。未来仍需依托更多高等级证据，对治疗原则进行不断调整。

（扫码查看参考文献）

第六章　胰腺移植患者术前管理

第一节　胰腺移植受者的随访

胰肾联合移植受者在完善移植术前评估后需在门诊规律复诊，包括移植中心医生的随访以及血透中心医生的随访及定期复查，其目的在于调整患者的术前透析状态，预防心血管事件及早期干预，避免因心血管疾病（cardiovascular disease，CVD）的延误治疗错过移植手术或增加围手术期心血管事件发生的风险。

第二节　透析

尿毒症伴有糖尿病的患者维持良好的透析状态是一项非常具有挑战性的工作。心脑血管疾病和感染是糖尿病透析患者的重要死亡原因，且发病率和死亡率较非糖尿病透析患者明显升高。

一、开始透析的时机

一般认为，尿毒症患者（伴或不伴有糖尿病）早期接受肾脏替代治疗（renal replacement therapy，RRT）可改善预后。推迟需要肾脏替代治疗患者的透析可能是有害的。过早的透析治疗也会给患者带来一些额外的风险：①在血液透析过程中，有可能出现血流动力学不稳定和心脏灌注不足以及抗凝的风险。从长期来看，还存在血管通路过早损耗的问题，以及残余肾功能加速下降的可能性。②对于腹膜透析的患者，有腹膜炎和腹膜损伤的风险。除了这些医学上的争论外，透析还扰乱了大多数患者的生活质量。因此，尽早开始透析的潜在优点应该与潜在的缺点相平衡。

二、血液透析与腹膜透析的比较

加拿大器官移植注册登记和美国肾脏病注册登记数据提示，血液透析和腹膜透析的长期生存率无显著性差异，但亚组分析发现，糖尿病接受腹膜透析治疗的死亡风险高于血液透析。然而，关于糖尿病患者接受腹膜透析和血液透析治疗的长期生存率比较研究，目前均为观察性资料，不同研究设计、研究人群、随访时间及亚组分析方法得出的结论也不一致，所以不能得出定论。传统观念认为，腹膜透析对血流动力学影响小，无需准备血管通路，出血风险小，视网膜病变进展风险更小，更适合于糖尿病患者；但同时，接受腹膜透析治疗的糖尿病患者也面临容量控制更难、腹透液葡萄糖吸收加重代谢综合征、蛋白质能量消耗更明显等问题。因此，透析模式的选择仍需建立在医生对患者个体化评估的基础上，并结合患者自我管理能力、本人意愿和生活习惯等综合考虑。特别是视力障碍、手眼协调性欠佳、认知功能障碍的糖尿病患者，需家属或陪伴进行透析辅助，方能保障腹膜透析的顺利实施。针对每个个体选择适当的透析模式并实施针对性的诊疗方案，远比探讨一个群体选用哪种透析方式生存率更为重要。

三、透析通路

糖尿病患者在行自体动静脉内瘘（arteriovenous fistula，AVF）和移植物动静脉内瘘（arteriovenous graft，AVG）手术后，其存活率呈现下降趋势。一小部分糖尿病患者在行自体动静脉内瘘术后，同侧手部可能会发生严重缺血，严重时还会因坏疽而截肢。

第三节　饮食及营养管理

不管采用何种透析方法，糖尿病患者都常出现体质消耗和营养不良。导致这一问题的因素很多，包括慢性炎症、食物摄入不足、糖尿病性胃轻瘫、肠病以及并发症相关的分解代谢加快等。发生严重疾病时，糖尿病透析患者常需得到早期密切的营养支持。

建议患者采用高维生素饮食，每日热量 25~30kcal/kg，其中碳水化合物 50%，蛋白质 20%（摄入量每日 1.3~1.5g/kg），脂肪 30%。及时纠正低蛋白血症，治疗贫血，对严重营养不良的患者，可在透析过程中补充营养物质，如在血液透析时于静脉内补充氨基酸，使用含氨基酸的腹膜透析液等。重组人生长激素可以促进蛋白质合成代谢，有助于纠正负氮平衡。

然而，一些其他可治愈的疾病也有类似的症状，因此在胃轻瘫症状出现时，首先应进行食道、胃、十二指肠镜检查。糖尿病胃轻瘫导致食欲下降和营养吸收障碍，结果可能导致高血糖和低血糖交替出现。在这些患者中，多次、少量进食（每天达 6 次）也许可以改善症状。糖尿病透析患者胃轻瘫的药物治疗效果往往并不满意。糖尿病肠病是因肠道自主神经功能受损，导致小肠和结肠的活动紊乱，从而使肠道蠕动减慢或加速。糖尿病肠病引起的腹泻不仅使饮食疗法复杂化，还可能导致虚弱、食物摄入减少和低血糖的发生。目前胰腺移植的术式尚未固定，胰液的肠道内引流更加常见，所以良好的胃肠道功能也有利于胰腺移植术后的恢复。

第四节　血糖的控制

严格控制血糖可防止过度分解代谢，减少感染，改善胃麻痹和体位性低血压，降低心衰和心肌梗死的发生率。因此，移植前应严格遵循糖尿病饮食管理，严格控制血糖水平，胰岛素的需要量应进行个体化调整，并依据血糖监测结果进一步调整胰岛素用量。血糖控制的目标值是：空腹血糖不超过 7.1mmol/L（140mg/dL），餐后血糖不超过 11.1mmol/L（200mg/dL）。

一、胰岛素代谢的改变

尿毒症患者（无论是否患有糖尿病）胰岛 B 细胞分泌的胰岛素减少，并且外周组织（肌肉）对胰岛素的反应受到抑制，导致胰岛素抵抗增加。另一方面，胰岛素的分解代谢（肾脏或肾外途径）减少，因此循环中胰岛素的半衰期变长。即使进行规律的血液透析，这些异常也只能得到部分改善。在尿毒症患者中应用胰岛素时，其原则与肾功能正常的患者一样。

葡萄糖耐量试验不能用于透析患者以诊断糖尿病。由于尿毒症导致的胰岛素抵抗，所有透析患者的餐后血糖水平显著升高并长时间维持。非糖尿病血液透析患者的空腹血糖水平是正常的。空腹血糖增高提示存在糖尿病，然而，对进行腹膜透析的患者而言，由于从透析液中不断吸收葡萄糖，故不存在真正意义上的空腹血糖。长期腹膜透析状态下，由于透析液使用了大量葡萄糖，糖尿病患者本已受到干扰的糖代谢紊乱进一步加重，导致血糖的控制更加复杂。此外，腹透液中葡萄糖的吸收可降低患者食欲。另外许多腹膜透析患者的蛋白质摄入量达不到推荐的标准。

二、胰岛素敏感性增加

对于应用外源性胰岛素治疗的糖尿病透析患者来说，胰岛素代谢减慢，当给予外源性胰岛素时，胰岛素的作用可能被加强并且其维持时间也会延长。因此，一般需给予较常规剂量更小的胰岛素。

三、高血糖症

当肾衰竭时，高血糖症的临床表现可以减轻。渗透性利尿导致的水丢失并不存在，因此严重高渗状态常常并不伴随精神改变。透析患者即使高血糖症非常严重，也常常无明显症状。高血糖症的临床表现包括口渴、体重增加，偶尔情况下出现肺水肿或者昏迷。胰岛素依赖的透析患者同样可以发生糖尿病酮症酸中毒，常伴随严重的高钾血症和昏迷。对透析患者来说，合并或不合并酮症酸中毒的高血糖症的处理与一般患者不同，透析患者不适宜进行大量补液治疗。高血糖症的许多临床症状和化验异常都可以通过胰岛素纠正。在高血糖症合并严重肺水肿或者出现危及生命的高钾血症时，需要进行紧急血液透析。

四、低血糖症

规律接受血液透析或者腹膜透析的糖尿病患者，都可能发生低血糖症，常见原因包括胰岛素代谢减慢以及食物摄入和吸收减少。以下人群发生低血糖的风险增加：糖原储备减少的糖尿病营养不良患者、接受 β- 受体阻滞剂（该药可以降低糖原分解）治疗的糖尿病患者。

五、胰岛素治疗

由于透析治疗的影响，很难对透析患者的血糖进行严密控制。长期高血糖症将导致糖尿病并发症的发生和进展，在后期这些并发症是无法逆转的。与那些血糖控制不良的患者相比，血糖控制良好的糖尿病患者的发病率和死亡率更低。对腹膜透析患者来说，在腹膜平衡试验中，通过腹腔中不同水平葡萄糖的吸收来测定毛细血管血糖浓度，有助于确定合适的胰岛素剂量。测定糖化血红蛋白值可以用来随访血糖水平。

六、血液透析患者的治疗方案

对于透析患者，由于胰岛素代谢的半衰期延长，开始的胰岛素剂量要减少至正常初始用量的 25%~50%，胰岛素并不能被血液透析显著清除。接受规律血液透析的患者，每天胰岛素的用量通常很小。

七、腹膜透析患者的治疗方案

腹膜透析患者可以通过常规皮下方式给予胰岛素，胰岛素通常不被腹膜透析显著清除。其他给予胰岛素的方法是将胰岛素加入腹膜透析液中，这一方法的优点是可以边观察边增加胰岛素剂量，随透析液中加入的葡萄糖量同步给予胰岛素。

第五节　循环系统疾病的管理

糖尿病透析患者的高血压发生率很高。控制高血压对于预防心血管并发症和视力恶化很重要。胰肾联合移植患者等待手术期间应该加强血液透析、消除水钠潴留，改善患者一般情况及心肺功能，使高血压易于控制。

为控制血压、改善心功能，术前通常需将血压控制在 140/85mmHg 以下。绝大多数糖尿病肾病（diabetic nephropathy，DN）患者的高血压为容量依赖性，有效、稳妥的降压治疗方法是透析间期控制水、盐摄入，清除过多的细胞外液，保持理想的肝体重。通过血液透析减少容量负荷，达到理想体重后血压可趋于正常，降压药可以减量或停用。降压药物治疗可酌情选用血管紧张素转换酶抑制剂或血管紧张素受体拮抗剂、钙离子通道阻滞剂、α 受体阻滞剂、第三代 β 受体阻滞剂（如卡维地洛降血压效果好，且不影响血糖）等，必要时，可联合应用。

ACEI 和 ARB 类药物有心脏保护作用，但可能导致危险的高钾血症。血管扩张剂和钙离子通道阻滞剂可作为首选药物。在糖尿病患者中，应避免使用 β 受体阻滞剂（β 受体阻滞剂会阻断肾上腺素的效应），以防对血糖控制产生不良影响。β 受体阻滞剂可加重高钾血症。β 受体阻滞剂目前使用很广泛，特别在具有缺血性心脏病的患者中。大剂量髓袢利尿剂对于具有残存肾功能的患者来说可能有益。使用降压药物时，需要摸索可以控制血压的最低药物剂量。但是使用降压药物可能使透析时低血压加重，从而使多余水分的清除难度加大。对于那些无移植禁忌证的糖尿病患者，肾脏移植是解决终末期肾衰竭的最好方法。透析只能作为这些患者暂时的肾脏替代治疗的方法。存在严重心脏疾病的糖尿病患者，由于移植的高死亡率，也许并不能从肾脏移植中获益。

一、外周血管疾病

如对糖尿病足进行预防溃疡发展的常规护理，可使截肢风险降到最低。积极预防外周血管病可以提高患者生活质量，减少因坏疽导致的感染。

二、脑血管疾病

与非糖尿病透析患者相比，糖尿病透析患者的脑卒中发生率增加。尽管在非尿毒症患者中使用阿司匹林已显示出可以降低脑卒中的风险，但在糖尿病透析患者中使用阿司匹林的益处还不确定。从理论上讲，使用阿司匹林可能会增加眼内出血的风险。

三、容量负荷

收缩压升高和容量超负荷与透析患者的病死率增加相关，尤其在腹膜透析（peritoneal dialysis，PD）患者中，容量超负荷十分常见，并且可能在透析治疗开始之前已经存在。年龄、糖尿病和男性是 PD 患者容量超负荷的危险因素。糖尿病肾病（diabetic kidney disease，DKD）患者易处于更高水平的容量超负荷，并且容量控制对于进入透析的 DKD 患者而言更加困难。一方面 DKD 患者因为口渴多饮，液体摄入量增多；另一方面为减轻容量负荷，临床医生往往通过增加透析液治疗剂量和（或）增加透析液浓度以增加超滤量，方案调整后患者血糖可能会进一步升高，加重了口渴多饮症状，进一步加重容量超负荷。糖尿病患者因血糖升高引起的高渗状态促使血管加压素上调而导致容量超负荷，在非糖尿病肾病患者中，使用高渗腹膜透析液交换也可诱发高血糖。因此，加强血糖管理对控制容量负荷十分重要。

第六节　糖尿病透析患者的眼科疾病

糖尿病患者的眼部并发症（不包括近视）是透析人群中最显著的眼部疾病。在美国，大约 75% 的糖尿病终末期肾病患者在开始透析时，已经接受了视网膜并发症的激光治疗。对糖尿病透析患者进行青光眼的激光治疗和常规体检至关重要。

一、钙磷代谢

由于钙磷产物增高（当钙磷浓度 > 70mg/dL 时），糖尿病或者非糖尿病透析患者可发生带状角膜病（角膜 – 结膜钙化）。由于钙磷沉积刺激结膜导致的"红眼综合征"可能伴随带状角膜病的发生。难治性病例可以应用表浅的结膜切除术或者局部应用沉积钙整合剂。

二、抗凝治疗

尽管很少有研究直接指出这一观点，但目前仍认为血液透析过程中的肝素化并不增加糖尿病视网膜病变（diabetic retinopathy，DR）的出血并发症。在一项前瞻性非对照研究中，作者评估了 112 名糖尿病患者的视力改变。研究了比较腹膜透析和血液透析患者糖尿病眼部疾病的病程，发现视力丧失与透析方式无关。如果高血压控制良好，在血液透析期间肝素抗凝治疗并不会对合并视网膜病的糖尿病患者产生不利影响。在由糖尿病肾病导致 ESRD 的患者中，几乎都存在糖尿病视网膜病变。

由于糖尿病视网膜病变和糖尿病肾病的相关性很强，肾功能不全的患者如果视网膜检查（包括荧光素血管造影）正常，糖尿病作为肾功能不全的原因就值得怀疑。高血压加速了糖尿病视网膜病变的进程，并且可能导致视网膜和玻璃体出血。继发于高血压性视网膜病变的血管事件（由于动静脉交叉部位的梗阻致视网膜静脉分支闭塞等）可能导致视力突然减退。控制高血压有助于预防该并发症，也可以预防更少见的中央静脉和动脉闭塞。视网膜病变是透析患者致盲的主要原因，其他致盲原因包括黄斑水肿、青光眼、白内障以及角膜疾病等。视网膜病变的早期阶段，由于视网膜血管渗出和阻塞，如果黄斑区域受累，则可导致失明。控制血压和血糖可以减缓这一病程的发展。

视网膜病变发展到增生阶段，从病理生理学的角度认为是对局部缺氧的反应，并且以视网膜中新生血管的高密度增殖为特征。这些血管位于视网膜表层，导致玻璃体出血、黄斑变形或者剥离，从而使视力受损。发现增生性视网膜病变是激光治疗的指征之一，通过激光治疗可以降低剥离风险和对氧气的需求（通过剥离非必需的部分视网膜）。剥离增生性视网膜病变会导致玻璃体出血并阻挡光线进入，可能导致视网膜脱落和致盲。玻璃体切除和其他微创手术技术（去除视网膜、视网膜复位）可以提高 1/3 至 1/2 患者的视力。视网膜病变进展与长期糖尿病、血压控制不佳、女性等因素相关。

第七节　肾性骨病与肾性贫血

一、肾性骨病

对于病情处于终末期肾衰竭阶段的糖尿病患者而言，骨病的发生较为普通。这一骨病以低转化率为特征。低骨转化率使糖尿病患者易发生铝中毒，与非糖尿病透析患者相比，糖尿病透析患者的骨骼中铝聚集会加快。因此糖尿病患者特别注意应避免使用含铝的磷酸盐结合剂。

二、肾性贫血

肾性贫血的主要治疗措施包括定期注射促红素（Erythropoietin，EPO），补充铁剂、叶酸和维生素 B_{12} 等。接受血液透析或腹膜透析的糖尿病合并贫血患者，对促红细胞生成素（EPO）的反应通常较为理想。另外新型药物低氧诱导因子脯氨酰羟化酶抑制剂（proline hydroxylase inhibitors，HIF-PHI）罗沙司他在治疗肾性贫血中，同样展现出确切疗效。

（扫码查看参考文献）

第七章 胰腺移植的免疫诱导治疗

第一节 胰腺移植免疫诱导治疗的国内外现状

绝大多数胰腺移植都使用免疫诱导治疗，但目前使用的诱导药物都没有被专门批准作为胰腺移植的诱导剂。大多数胰腺移植使用诱导治疗的证据来自肾移植相关研究。

在美国，截至 2020 年，胰腺移植中约 90% 受者接受免疫诱导治疗，应用率高于其他任何一种实体器官移植。因为与单纯肾移植受者相比，胰腺移植受者发生排斥反应的风险更高。近年来接受诱导治疗的受者比例也在逐渐增加。目前，根据药理机制不同将免疫诱导药物主要分为 T 细胞耗竭剂（多克隆抗体，如 rATG）与非 T 细胞耗竭剂（单克隆抗体，如巴利昔单抗）。2021 年，第一届世界胰腺移植共识会议提到，在胰腺移植中诱导治疗普遍存在，且通常是以 T 细胞耗竭剂为主，约占 90%。针对低免疫风险（即 PRA < 10%）受者，专家认为 T 细胞耗竭剂不能改善免疫学结局。在安全性方面，使用 T 细胞耗竭剂抗体虽然增加了细胞因子释放综合征、移植后早期感染的发生风险和严重程度，但不会影响患者和移植物存活率。在胰腺移植受者中，目前还没有明确证据表明诱导治疗会增加肿瘤并发症的风险。

我国自开展胰腺移植以来，大多数移植中心采用多克隆抗体诱导治疗以预防急性排斥反应，少数中心在免疫低风险人群中应用单克隆抗体。在已报道文献中，中山大学附属第一医院在胰腺移植中曾应用巴利昔单抗进行免疫诱导治疗。2019 年之前，天津市第一中心医院器官移植中心在 SPK 受者中采用的诱导方案均为 rATG，然而通过对患者围手术期管理及随访发现，部分患者在使用 rATG 诱导后出现较严重的感染、骨髓抑制等并发症，或对移植物功能及患者预后产生不良影响。因此经过临床评估后针对免疫风险较低受者，该中心开始尝试使用巴利昔单抗进行诱导治疗，并且取得良好的临床效果，术后移植肾、移植胰腺功能稳定。

第二节 胰腺移植的免疫诱导治疗药物

可供临床使用的诱导药物有多克隆抗体和单克隆抗体两类。多克隆抗体有两种：抗胸腺细胞免疫球蛋白（ATG）和抗人 T 细胞免疫球蛋白（ALG）。常用的免疫诱导治疗药物有兔抗人胸腺细胞免疫球蛋白（rATG）、抗人 T 细胞兔免疫球蛋白（ATLG）以及国内产品抗人 T 细胞免疫球蛋白。单克隆抗体包括抗 CD3 抗体（OKT3 已停产）、抗 CD25 抗体（巴利昔单抗、达利珠单抗）和抗 CD52 抗体（阿伦单抗）。

一、多克隆抗体

多克隆抗体是将不同来源的人类淋巴细胞作为免疫原，致敏鼠，兔、猪或马等动物，激活其 B 淋巴细胞分泌特异性抗体（免疫球蛋白）后，采集并纯化这些抗体而制成。在胰腺移植中，多克隆抗体作用于 T 淋巴细胞，当抗体与淋巴细胞结合后在补体协助下对淋巴细胞产生细胞溶解作用，再由单核细胞和吞噬细胞作用形成调理素机制从循环中清除，致使 T 淋巴细胞耗竭。多克隆抗体的给药与细胞因子释放综合征有关，因此通常需缓慢输注且输注抗体前使用糖皮质激素、抗组胺药和对乙酰氨基酚。多克隆抗体主要应用于以下 5 个方面：①预防急性排斥反应的诱导治疗；②激素抵抗性急性排斥反应治疗；③活检证实为急性血管性排斥反应（Banff2 级或 3 级）；④怀疑急性排斥反应引起的血清肌酐迅速升高或无尿；⑤移植物功能延迟恢复时减少钙调磷酸酶抑制剂类药物的剂量。

兔抗胸腺细胞免疫球蛋白是一种从被人的胸腺细胞免疫的兔中得到的纯化消毒的 γ 免疫球蛋白。rATG 为无菌冻干粉剂，用无菌生理盐水溶解后，可以静脉注射。rATG 由美国 FDA 于 1998 年 12 月 30 日批准用以治疗肾移植的急性排斥反应，是目前国内外应用最广泛的多克隆抗体。

1. 作用机制

rATG 的免疫效应是通过多种作用机制诱导的，它可能具有如下几种导致 T 细胞清除的机制：①补体依赖性溶解；②巨噬细胞的调理素作用和吞噬作用；③抗体依赖的细胞介导的细胞毒性；④修饰 T 细胞表面抗原，导致相应的 T 细胞凋亡。淋巴细胞清除是免疫抑制的主要作用机制。这种清除可能靠补体依赖性溶解，也可能靠巨噬细胞的调理素作用和吞噬作用获得。有证据表明，rATG 能够识别移植物排斥反应时 T 细胞活化级联反应所涉及的绝大部分分子，如 CD2、CD3、CD4、CD8、CD11a、CD18、CD25、HLA-DR 和 HLA I 类抗原。抗 β2 微球蛋白和抗 CD45 抗体也能够被检测到。

2. 药物动力学特点

第一剂 rATG 以 1.0~1.5mg/（kg·d）的剂量静脉注射 4~8 小时后，平均浓度达到

21.5μg/ml（10~40μg/ml；应用最后一剂后的平均浓度达到 87μg/ml（23~170μg/ml），半衰期为 2~3 天。rATG 的分布容积是 0.12L/kg 或者是血浆容积的 2 倍，剂量应该根据受者的平均体重计算。在治疗肾移植急性排斥反应的过程中，rATG 血浆浓度峰值可以达到 20~101μg/ml，在 12 周内逐渐降到 0。在第一个疗程中，rATG 半衰期是 29.8 天。如果受者再次接受 rATG 治疗，半衰期是 37.7 天。

3. 用法用量

rATG 的推荐剂量是 1.5mg/（kg·d），持续给药 7~14 天。在第一次给药时，rATG 的输注时间建议 > 6 小时，之后每天输注时间至少 4 小时。在第一剂之后，淋巴细胞计数下降程度 > 85%，且持续整个疗程。在治疗结束以后，外周血的 T 淋巴细胞持续清除可达数月。rATG 治疗所导致的 T 淋巴细胞清除是可以逐渐恢复的。通常在 2 个月内，总淋巴细胞计数回归正常，部分患者可能需要 3 到 6 个月或更长的时间。在完成相应治疗后，推荐进行预防性抗病毒治疗。实体器官移植受者不推荐皮试，受者应当在用药期间和用药后密切监测不良反应。

4. 不良反应

最常见、最严重的不良反应通常都发生在第一次用药。截至目前，使用 rATG 的最常见事件（约 55%）就是发热（体温 > 38.5℃），偶尔伴寒战和（或）皮疹。如果第一次用药出现发热和寒战，可能是细胞因子释放所致，这种反应称细胞因子释放综合征或首剂反应。

过敏反应是继续注射 rATG 的绝对禁忌证。提前使用退热药物、糖皮质激素和抗组胺药可能会降低细胞因子释放综合征的发生率，并减少其严重程度。减慢输液速度或采用大量液体稀释（等渗 0.9% 氯化钠或 5% 葡萄糖）也可能会减少其中的一些不良反应。偶尔会发生发热、瘙痒和伴有关节痛、肌痛、淋巴结肿大或血清补体减少，这是机体对 rATG 的免疫反应，多在治疗后 7~15 天发生。通常自行缓解，或在开始或增加糖皮质激素治疗后好转。

血小板减少和中性粒细胞减少是在治疗期间或治疗结束后出现的典型表现，这些现象都是可逆的，机制可能是治疗后体内存在与血小板和中性粒细胞交叉反应的抗体。中性粒细胞减少和血小板减少的发生率分别为 44% 和 14%。治疗后需监测受者的淋巴细胞计数（总淋巴细胞和 T 细胞亚群），以评估 T 细胞清除的程度。rATG 使用过量可能会导致白细胞减少和（或）血小板减少。如果白细胞计数是 2000~3000/μL，或血小板计数是 50000~75000/μL，应该将 rATG 用量减至原来的一半。如果白细胞计数低于 2000/μL，或血小板计数低于 50000/μL，应停用 rATG。或者在白细胞或者血小板计数恢复正常后，再开始 rATG 治疗。

关于妊娠方面，目前没有关于 rATG 致畸和影响生殖的可能性的研究。只有在确实需要的情况下，才可以将 rATG 用于孕妇。

二、单克隆抗体

（一）巴利昔单抗

巴利昔单抗（Basiliximab）是一种抗 IL-2R 鼠/人嵌合的单克隆抗体。异体暴露于抗原后，IL-2R 与 IL-2 结合，导致了 T 淋巴细胞活化。移植时，阻断 IL-2R 会影响 T 淋巴细胞增殖，减轻 T 淋巴细胞对同种异体抗原的反应。巴利昔单抗于 1998 年 5 月获准进入市场，用于预防肾脏移植排斥反应。

1. 作用机制

巴利昔单抗与 IL-2Rα 亚单位结合并将其阻断。巴利昔单抗与 IL-2R 的特殊、高亲和性的结合竞争性抑制了 IL-2 介导的 T 淋巴细胞的活化，而这正是移植物排斥反应所涉及的细胞免疫反应中的关键一步。巴利昔单抗有很长的半衰期：在两剂之后，IL-2R 的阻断效应持续 4~6 周，期间有助于防止移植物发生排斥反应。

2. 药物动力学特点

巴利昔单抗通过静脉给药。在 30 分钟的时间内静脉滴注巴利昔单抗 20mg 后，平均血清药物峰浓度是 7.1μg/ml。目前还没有完全评估过巴利昔单抗在不同体腔分布的广度和程度。关于成人，目前没有研究显示体重和性别会明显影响该药物的分布容积和清除率。清除半衰期大约是 7.2 天，不受年龄、体重、性别和种族的影响。通过酶联免疫吸附法（ELISA）测定，巴利昔单抗在成人血中浓度 > 0.2μg/ml，就可以达到完全与 IL-2Rα 链结合的效应。如果浓度在 0.2μg/ml 以下，IL-2R 受体 α 链没有被完全结合，未结合的 IL-2Rα 链的 T 细胞数在 1~2 周内则回到治疗前的数值。按照推荐方案的剂量，巴利昔单抗完全结合 IL-2Rα 链的平均时间是 36 天。

3. 用法用量

巴利昔单抗是粉针剂型，只能静脉注射。在用 5ml 灭菌注射用水稀释溶解后，巴利昔单抗用葡萄糖或生理盐水进一步稀释到 50ml，在 20~30 分钟内从周围静脉给药。成人标准的总剂量是 40mg（共 2 剂，每剂 20mg）。第一剂应在移植前 2 小时内给药，第二剂在移植后第 4 天给药。

4. 不良反应

巴利昔单抗是有抗原性的生物制剂，因此有可能发生过敏反应。对所有的实体器官移植患者而言，另一个风险就是术后发生恶性肿瘤（尤其是淋巴瘤，与过度免疫抑制有关）。在已知对巴利昔单抗或其任何成分过敏的受者，禁用该药。该药物免疫原性很小，患者耐受性较好；巴利昔单抗常见的不良反应（> 20%）

有：便秘、尿路感染、疼痛、恶心、周身浮肿、高血压、贫血、头痛和高钾血症。目前没有关于巴利昔单抗在妊娠期妇女中应用的相关研究。在非人类的灵长类研究中，没有提示胚胎毒性或致畸性。但 IgG 分子是能够穿过胎盘的，而且动物研究并不能可靠地排除人类应用的风险，所以巴利昔单抗只能在获益＞风险时，才可以在妊娠期妇女中使用。

5. 临床应用

有研究显示，在接受 CSA 和糖皮质激素治疗的成人肾移植受者中，巴利昔单抗的应用可减少急性排斥反应的发生率。在两项多中心、安慰剂作对照的研究中，同安慰剂组相比，急性排斥反应的发生率下降 31%~41%。巴利昔单抗也能明显减少需要抗体治疗的、耐激素的、首次急性排斥反应的发生率。

（二）阿仑单抗

阿仑单抗（Alemtuzumab）是一种人源化的抗 CD52 抗原的单克隆抗体。阿仑单抗的研制经历了反复的实验，包括阿仑单抗 –lM（鼠 IgM）和阿仑单抗 –lG（IgG2b 亚型）。目前使用的阿仑单抗 –lH 是基因工程化的人 IgG1k 单克隆抗体，其中加入了来自于鼠单克隆抗体的 6 个补体区域，特异性地作用于淋巴细胞的表面糖蛋白 CD52。

1. 作用机制

阿仑单抗是重组 DNA 人源化单克隆抗体，根据药理机制为 T 细胞耗竭剂，其作用靶点是 CD52。CD52 是非调节性细胞表面抗原，主要在包括 T 细胞和 B 细胞、单核细胞、巨噬细胞、NK 细胞和粒细胞的一个亚群在内的细胞表面表达。

阿仑单抗的确切作用机制还不十分清楚。推测其与白细胞表面结合后，发生抗体依赖的细胞溶解。作为一种非结合性的单克隆抗体，阿仑单抗依赖于其自身直接杀伤细胞的能力（如诱导凋亡信号），或是激活效应器机制（如激活补体或 T 细胞）发挥作用。

另外，阿仑单抗也发送替代信号给细胞，这是许多抗体对糖基磷脂酰肌醇（GPI）抗原的一个共同特点。阿仑单抗的这个特点已在体外得到证实。细胞类型不同，对信号的反应也不同。T 淋巴细胞对该信号的反应是释放细胞因子，包括干扰素 γ 和肿瘤坏死因子 α。在阿仑单抗首剂应用之后，流感样综合征就是细胞因子释放最具特点的表现。另外一些细胞对抗体介导的信号途径作出反应，发生凋亡；在体外，当阿仑单抗被投入一个 B 细胞系时，该细胞系就有如上反应。所以，阿仑单抗在体内引起 T 细胞和 B 细胞破坏可能有几种生理机制来解释。但是，阿仑单抗 –1 抗体的多种异构体的临床试验结果提示，Fc 受体结合非常关键，这也强调了 ADCC 机制的重要性。

阿仑单抗主要与 T 细胞和 B 细胞结合，当然也与单核细胞、胸腺细胞、巨噬细胞通过抗体结合片段结合。血涂片中部分（5%）中性粒细胞也与阿仑单抗反应。还没有发现其与红细胞或血小板结合。阿仑单抗与外周血淋巴细胞的结合及对淋巴细胞的有效清除使得它可以合理地用于清除淋巴细胞的药物。重要的是，阿仑单抗不破坏造血干细胞。在阿仑单抗治疗后，没有发现其对祖细胞的直接毒性。

2. 药物动力学特点

阿仑单抗是静脉注射药物。静脉注射几剂后，血清中最高浓度和最大曲线下面积（area under the curve，AUC）显示出剂量依赖性。给药期间总的平均半衰期是 12 天。阿仑单抗的峰值和谷值在治疗的前几周增加，到了大约第六周就开始达到稳定状态。阿仑单抗血清药物浓度越高，淋巴细胞的数目越少。

3. 用法用量

阿仑单抗是一种无菌、透明、无色的等渗液性抗体，注射使用的浓度是 10mg/ml。每 3 瓶有 3ml 液体，含有 30mg 阿仑单抗，必须避光输注。使用时，将 30mg 药物溶解在 100ml 的生理盐水或 5% 的葡萄糖液中，注射时间不少于 2 小时。当阿仑单抗作为实体器官移植的诱导用药时，临床研究方案通常是 1 剂或 2 剂阿仑单抗，每次 20~30mg。

4. 不良反应

目前认为阿仑单抗可能引起注射相关的并发症，包括低血压、肌痛、发热、气短、呼吸痉挛、寒战和皮疹。为了减少这种并发症，在首次用药之前，应使用抗组胺药物，密切观察血压的变化，尤其是对缺血性心脏病患者或使用高血压药物的受者。阿仑单抗可导致淋巴细胞严重减少，进而引起机会性感染，如卡氏肺孢子菌肺炎、CMV 感染、带状疱疹病毒感染、播散性水痘等。阿仑单抗常常引起血细胞减少，绝大多数不良反应发生于阿仑单抗治疗的初始阶段，程度为轻度或中度，但很快能恢复。不推荐阿仑单抗单剂量 > 30mg，主要考虑到全血细胞减少并发症。阿仑单抗治疗结束后，$CD4^+$ 细胞计数恢复到 > $200/\mu L$ 的平均时间是 2 个月。$CD4^+$ 细胞和 $CD8^+$ 细胞完全恢复正常可能需要超过 1 年。

目前没有用阿仑单抗进行动物试验的生殖研究。阿仑单抗在妊娠期妇女中使用是否会对胎儿造成损害尚不明确。只有在明确需要时，才可以给妊娠期妇女使用该药。

5. 临床应用

一项单中心、回顾性研究发现，在胰腺移植中使用阿仑单抗的患者总生存率优于 rATG 组，胰腺移植存活率和排斥反应发生率基本相当。因此，阿仑单抗在胰腺移植临床应用中是一种安全有效的诱导药物。

第三节 胰腺移植免疫诱导的多中心研究

关于胰腺移植诱导治疗的单中心研究使人们清楚地了解到：广义来讲，对诱导治疗的利益和风险进行评估是非常重要的；狭义来讲，具体某种特殊药物的利益和风险也很重要。但这类研究得出的结论的说服力是有限的，主要因为研究课题的设计和应用以及所用药物的剂量具有多变性。两个多中心、前瞻性的随机研究探讨了诱导治疗在 SPK 移植中的作用，研究设计合理且应用了目前维持治疗的常用方案，具有说服力。

（一）第一个多中心研究

一项随机、开放、多中心、前瞻性的平行研究在美国的 18 个中心进行。研究样本是 1998 年 2 月至 1999 年 6 月进行的 SPK 移植。在移植之前将受者随机分组，一组接受抗体诱导治疗，一组没有接受诱导治疗。每个中心对诱导抗体的选择是基于该机构的标准，并且在整个研究中保持不变。可以使用任何能够购入的药物。应用的诱导抗体包括 IL-2R 抗体（达利珠单抗和巴利昔单抗）和 T 细胞清除抗体（OKT3、eATG 和 rATG）。当这个研究开始的时候，rATG 刚刚被 FDA 批准上市（1998 年 12 月 30 日上市），所以相对来说，被随机分到 rATG 组的患者很少。

OKT3、eATG 和 rATG 的疗程最短是 7 天，最长是 10 天。达利珠单抗和巴利昔抗单抗是按照已用于肾移植受者的剂量用药。所有的受者都接受了 TAC、MMF 和 Pred 治疗。对 TAC12 小时全血谷浓度进行监测，术后第 1 天到第 14 天为 12~25ng/ml，术后第 15 天到第 90 天为 12~20ng/ml，90 天以后为 10~15ng/ml。MMF 的用法是每天 2g，术后第 1 天开始，早晚分别口服。

本研究共包括了 174 例患者，分为 2 组，诱导组 87 例，非诱导组 87 例。两组受者和供者情况相似。在诱导组，59%（51 例）的受者接受 IL-2R 抗体，其余 41%（36 例）的受者接受 T 淋巴细胞抗体治疗。这两个亚组的 TAC 使用方法相同。

诱导组和非诱导组的半年、1 年、2 年统计学分析显示，两组患者的移植肾、移植胰腺生存率没有显著性差异。诱导组患者 1 年生存率是 96.6%，非诱导组是 94.3%。移植胰腺 1 年生存率是 96.6%，非诱导组是 92.0%。诱导组没有移植肾丢失（死亡以外的原因），非诱导组有 4 例移植肾丢失。移植脏 1 年生存率是 84%，非诱导组是 84%。诱导组有 1 例因为排斥反应发生了移植肾丢失，非诱导组有 3 例。

诱导组 1 年需治疗的排斥反应占 24.1%（21/87），非诱导组是 29.9%（26/87）。

两组间没有显著性差异，两组间经活检证实的、需治疗的移植肾急性排斥反应尽管没有差异，但诱导组有降低的趋势（诱导组为12.6%，非诱导组为21.8%；$P=0.108$）。而且，诱导组发生经活检证实的、需治疗的移植肾急性排斥反应的时间也比较晚［诱导组的平均胰腺移植时间为104.5天，非诱导组为51.1天，$P=0.076$（log-rank检验）］。最后，诱导组移植肾排斥反应的严重程度比较低。至于移植肾功能，两组间的平均血清肌酐值没有显著性差异；不过，随着时间的推移，诱导组血清肌酐有下降的趋势（$P=0.063$）。

关于感染并发症，诱导组和非诱导组患者CMV病毒血症/综合征的发生率有增加的趋势（14%和6%，$P=0.074$）。

总之，在诱导组，两个亚组的患者和移植物的生存率是相似的，而且没有移植肾丢失（死亡原因除外）。诱导治疗可减少经活检证实的、需治疗的移植肾急性排斥反应的次数，并降低其严重程度。诱导治疗的益处还表现为受者血清肌酐相对较低。术后6个月时，诱导组CMV病毒血症/综合征的发生率有增加趋势。

（二）第二个多中心研究

Tennessee-Memphis大学Roche实验室资助进行了一项前瞻性、开放、随机的研究，在SPK受者中比较了达利珠单抗两种给药方案（1mg/kg，共5剂；2mg/kg，共2剂）和无诱导治疗的方案，患者都接受了TAC、MMF和Pred治疗。该研究包括了美国24个中心和加拿大1个中心的240例患者。其中10个中心被随机安排接受5剂或2剂的达利珠单抗治疗。其余15个中心应用了这项研究设计，将受者随机分入3组中的任意一组：①标准剂量组，达利珠单抗1mg/kg，每14天1剂，共5剂；②短疗程组，达利珠单抗2mg/kg，每14天1剂，共2剂；③无诱导治疗组。TAC的起始剂量是由研究者决定的，目标是术后1个月内全血浓度谷值＞10ng/ml，随后＞8ng/ml。MMF的起始剂量是2~3g/d。首先以甲强龙的形式给糖皮质激素（术中500mg，术后第1天250mg），然后逐渐减量，口服泼尼松（在术后30天时，每天15mg）。所有的受者都接受了3~6个月的更昔洛韦口服或静脉注射治疗。

治疗的主要终止点是术后6个月时发生排斥反应（移植肾脏或移植胰腺）、移植物丢失或患者死亡。第二终止点是：术后第6个月或第12个月时移植肾急性排斥反应或移植胰腺急性排斥反应的发生率、发生时间和严重程度。包括术后第6个月和第12个月时患者和移植物的生存率，细菌、病毒、真菌感染的发生率、发生时间和严重程度，恶性肿瘤的发生率，发生时间和严重程度，再入院次数。

结论分析了 240 例患者中的 166 例患者［第Ⅰ组（*n*=70），第Ⅱ组（*n*=74），第Ⅲ组（*n*=22）］。166 例患者都至少被随访 3 个月。三组之间，受者和移植物的基本特征大致相同。三组之间患者和移植物的生存率没有区别。关于急性移植肾排斥反应的发生率（临床或活检证实），5 剂达利珠单抗组是 18%，短程 2 剂达利珠单抗治疗组是 8%，非诱导组是 36%。关于出现排斥反应、移植物丢失或患者死亡的治疗终末点的比例，5 剂达利珠单抗组为 34%，2 剂达利珠单抗组为 20%，无诱导组为 50%。三组患者需要住院治疗的细菌、真菌和病毒感染率是 6%~9%。没有关于达利珠单抗严重药物不良反应的报告。

这项研究得出的前 3 个月报告提示，达利珠单抗是一种安全有效的诱导药物，可以在 SPK 受者中与 TAC、MMF 和泼尼松联合应用。两个达利珠单抗组和非诱导组之间比较，患者和移植物的生存率没有区别。

关于达利珠单抗的药物动力学研究已经提示，5~10ng/ml 的水平对于保证 IL-2R 的结合及阻断 IL-2 相关的 T 淋巴细胞功能是必要的。临床试验表明，首剂暴露量（低于 5ng/ml）会增加排斥反应风险。三组之间，肾脏或胰腺的生存率、移植物功能和感染并发症的发生率没有明显区别。与其他诱导药物相比，目前达利珠单抗的优势和最佳剂量还有待于大量研究的积累。

（扫码查看参考文献）

第八章　胰腺移植麻醉管理

第一节　麻醉前访视和术前评估

麻醉前访视和术前评估是麻醉程序必不可少的重要组成部分，主要包括熟悉和了解病情，评估麻醉和手术的危险因素；制订围手术期麻醉处理方案，确定麻醉前用药；同患者及其亲属沟通，解释相关问题，解除其焦虑心理；同外科医生沟通、协商围手术期相关问题；签署麻醉知情协议等有关医疗文书。

一、心血管系统评估

术前行心电图、超声心动图、24小时动态心电图、运动试验、心肌核素扫描，甚至冠状动脉造影，了解患者冠脉及心脏储备情况。糖尿病患者因其高血糖时间较长，血糖水平控制不佳，如合并心血管疾病，其围术期死亡率约为正常人的5倍。很多无心肌缺血症状的糖尿病患者在运动和核素扫描时出现心电图缺血改变，显示冠状动脉疾病引起灌注不足。常规血管造影和超声心动图成为术前评估的一部分，因为30%的无症状1型糖尿病患者在血管造影上有严重的冠状动脉狭窄。如果患者有心肌梗死病史，除非当时应用了有效的溶栓治疗，否则应在6个月后接受移植手术。如果6个月内确有必要行移植手术，要慎重地权衡利弊。对心功能较差，围术期应严密监测。还应注意所有患者在术前不能突然停用心血管系统用药，研究显示β受体阻滞剂可降低围手术期冠脉疾病的发病率和死亡率。

二、呼吸系统评估

对于单纯胰腺移植或胰肾联合移植，充分了解患者术前的呼吸系统病史及体格检查资料十分重要，主要包括：职业与个人史中有无肺部毒性物质的接触；肺部的听诊有无呼吸音的改变、有无干湿啰音等；是否长期应用可能导致肺部病变的药物；是否有哮喘史、慢性阻塞性肺病史、吸烟史；家族中是否有遗传倾向的呼吸系统疾病，如高胰蛋白酶缺乏症、哮喘及其他过敏性疾病；移植术前患者有无咳嗽、咳痰、咯血、胸痛、呼吸困难等症状。体格检查包括有无呼吸频率与节律的异常，胸廓的扩张度如何，肺部叩诊有无实变区，心界的大小如何。

三、自主神经系统评估

自主神经病变是糖尿病的一个主要并发症，可累及多个器官，造成功能障碍。例如安静状态下的心动过速、体位性低血压、神经血管功能障碍、胃轻瘫等。自主神经功能病变可削弱心血管反射和心血管功能的易变性，进而增加术中心血管病发生率。所以术前应详细检查患者有无自主神经功能病变。临床上可通过测定心率变异性评估心脏的自主神经功能，也可用较为简便的测定方法：让患者在安静的情况下深吸气或进行 Valsalva 运动，如果心率变化 < 5 次 / 分（正常心率变化 > 5 次 / 分）提示存在心脏自主神经功能病变。约 25% 的患者可出现胃轻瘫，表现为厌食、胃胀气、上腹不适、恶心、呕吐等，术前应控制饮食，防止麻醉后反流误吸。

四、水钠潴留、血钾、血糖、血氨的控制

大约 30%~40% 的 1 型糖尿病患者和 5%~10% 的 2 型糖尿病患者伴有终末期肾病。所以要特别关注患者的循环血容量，钾离子浓度一般不应超过 5mmol/L，否则术中有高钾血症的危险。术前血红蛋白浓度不应低于 70g/L，应输注红细胞予以纠正。同时糖、脂、蛋白质的代谢紊乱及肾功能的改变可使患者出现蛋白尿、血尿素氮及肌酐的增加，同时也可能出现血氨的升高，术前应尽量降低血氨的含量。术前应关注患者糖化血红蛋白水平，糖化血红蛋白的水平与术后不良事件的发生率呈正相关性。围术期糖代谢紊乱使接受胰肾联合移植患者术后感染和伤口愈合不良的发生率增加，而严格控制血糖于一定水平（空腹血糖不高于 7.1mmol/L，餐后 2 小时血糖不高于 11.1mmol/L）可使移植胰腺功能恢复更好。

五、气道的评估

糖尿病患者易于发生喉镜暴露与气管插管困难，由于胶原代谢障碍等原因，糖尿病尤其是胰岛素依赖型患者可出现关节僵硬综合征（stiff joint syndrome，SJS），临床上可见颈部组织肥厚堆积，甚至可见胰岛素抵抗样皮纹，患者头部后仰困难。如果颈胸椎发生僵硬，就可发生喉镜暴露与气管插管困难。由于气管插管困难可导致咽喉、气管的损伤，也增加了误吸的风险，尤其是合并胃排空障碍的患者。因此，术前气道的评估非常重要，应做好困难气管插管的准备。

第二节　麻醉前用药

胰腺移植患者术前用药主要以调整患者术前状态、维持内环境稳态为目

标。胰岛素依赖型糖尿病患者由于胃肠道自主神经病变可引起胃轻瘫综合征（gastroparesis syndrome，GS），表现为胃蠕动功能减慢和贲门松弛症，增加了反流危险性，麻醉诱导容易发生误吸。术前使用组胺 H2 受体拮抗剂（如法莫替丁）、质子泵抑制剂（如奥美拉唑）、抑酸药（如复方氢氧化铝）等可防止误吸。

术前应谨慎使用镇静镇痛类药物，如糖尿病合并尿毒症的患者其血浆中游离的、阿片类制剂浓度增加，可能导致严重的中枢抑制，同时阿片类药物的不良反应可引起胃排空延迟，使误吸的发生率增加。阿托品、东莨菪碱等 M- 受体阻滞剂可常规应用，它可降低迷走神经张力，减少呼吸道分泌物，有利于保持气道通畅。术前可酌情使用右美托咪定进行镇静，其与苯二氮䓬类药物的作用原理不同，右美托咪定是通过剂量依赖性来减少中枢交感的传出，从而起到镇静、镇痛、抗焦虑的作用，同时还能稳定血流动力学，是较为理想的术前镇静药物。

在术前使用这些药物的时候应该避免肌内注射，因为糖尿病终末期肾衰竭患者凝血机制存在障碍，注射部位发生血肿以及感染的风险会相应增加。

第三节　麻醉方法选择

长期糖尿病患者一般都存在不同程度的自主神经功能损害和心血管疾病，并伴有贫血、继发性高血压、凝血机制障碍。如进行胰腺移植手术，手术时间长、失血失液较多，维持血流动力学稳定有一定难度。麻醉的总原则为：减少术中各种刺激引发的应激反应，减少应激反应带来的内环境紊乱和血流动力学的不稳定，同时要保证重要脏器的灌注。同时作为胰腺移植，应严格把控血糖水平，维持酸碱平衡，防止术中酮症酸中毒的发生。

对于胰腺移植手术来讲，硬膜外麻醉是一把双刃剑。良好的硬膜外麻醉可以减少术中麻醉药物的用量，还可进行术后镇痛，为早期拔管提供帮助。硬膜外麻醉可以阻断伤害性刺激的上传，对降低患者的应激反应以及控制体内应激相关激素水平有益，尤其是对控制高血糖有益。但如果连续硬膜外麻醉对平面调整不佳，则对患者的呼吸和心率产生影响，明显降低患者的氧储备，使患者术中缺氧的危险性增加，如出现血流动力学的不稳定，调整起来也较全身麻醉更困难。另外，胰腺移植手术硬膜外穿刺间隙一般选择 T7~T9 节段，胸椎棘突呈叠瓦状排列，解剖本身的特点以及患者体位配合欠佳时可能会有穿刺困难。由于糖尿病患者可能出现凝血功能障碍、抵抗力下降等症状，导致硬膜外血肿、感染甚至脓肿的发生率增加，所以一定要严格进行无菌操作，避免反复穿刺。

全身麻醉是现阶段胰腺移植的首选麻醉方法，可有效抑制不良神经反射，同时可灵活调控患者血流动力学变化，积极调整患者内环境状态。术中持续泵注的肌松药物可以为手术提供完善的肌松效果，有益于手术的顺利进行。同时全身麻醉术后使用静脉止痛设备，能提供良好的镇痛，为患者提供舒适化的医疗，同时也能加速患者康复。现阶段常用的全麻药物对患者激素水平以及血糖影响较小，可安全使用，但应控制合适的麻醉深度。麻醉过浅时由于应激反应的影响，可使血糖升高；同时要避免缺氧、二氧化碳蓄积以及剧烈的血压波动。

第四节　麻醉药物选择

目前使用的吸入麻醉药有氟烷、恩氟烷、异氟烷、七氟烷和地氟烷等，有研究显示氟烷、恩氟烷、异氟烷对胰岛素敏感性的抑制呈现剂量相关性。临床广泛使用的七氟烷本身就有着良好的肌松效果，也可与其他肌松药产生协同作用，从而加强肌松效果；同时通过减少炎症因子，降低缺血再灌注后内皮和心肌的损伤程度，保护心肌的胞内线粒体呼吸作用从而保护心脏。其脂溶性低，通过抗细胞凋亡、抗氧化等作用来减轻肺部损伤。其对肝肾功能无损害，诱导苏醒迅速，麻醉深度易于调节，可安全用于移植类麻醉。

应合理使用静脉麻醉苯二氮䓬类诱导药。对于 ICU 长期使用此类药物的患者，可能导致皮质醇及胰岛素的分泌减少，但正常诱导用量下此效应可忽略不计。依托咪酯、丙泊酚均可用于胰腺移植术麻醉。但应注意，依托咪酯具有抑制肾上腺皮质激素分泌、减弱血糖调节的效果。丙泊酚对心血管存在抑制作用，会导致血压降低。对于存在交感神经病变的患者来说，当血压降低，心率代偿性增快的机制失效，可引起心排出量减少并由此产生脑和心肌缺血，严重者可引起心脏骤停。

芬太尼、舒芬太尼等阿片类药物能提供强大的镇痛效果，能够抑制诱导时气管插管带来的强烈刺激，其无组胺释放效果也为维持循环的稳定以及抑制应激反应提供帮助。但有些不良反应，如恶心、呕吐以及胸壁僵直等也会增加反流误吸的风险。瑞芬太尼作为全麻中最常用的镇痛维持用药，能够抑制交感神经系统，降低应激反应状态，有利于血糖调控，同时瑞芬太尼的代谢途径不经过肝肾代谢，在组织以及血液中的非特异性酯酶的作用下水解成无活性的羟基酸代谢产物，因而有肝肾疾病的患者也能安全用药而不必担心瑞芬太尼的蓄积。但过大剂量地使用瑞芬太尼可能引起术中低血压、低每搏指数、低心率、低平均动脉压等心血管抑制效应，降低移植物的血流灌注，而时间过长的低血压可能不利于移植物的功能恢复。

现阶段大部分非去极化肌松药都能安全应用于胰腺移植手术中，例如诱导期间广泛使用的罗库溴铵、维库溴铵等肌松药，其无组胺释放的特性使得诱导期间患者内环境更为稳定，但其通过肝肾代谢，如术中长时间使用可能会造成胰腺患者肝肾功能负担加重，故术中维持药物多为顺式阿曲库铵。顺式阿曲库铵通过血浆中的非特异性酯酶水解和霍夫曼消除进行降解，故其降解不受年龄以及肝肾功能影响，更适宜作为移植类手术的肌松用药。

如果术前合并运动神经和肾脏病变，应慎用琥珀胆碱，因为琥珀胆碱可引起血钾浓度升高、尿肌球蛋白增高，从而损害肾功能，此现象在儿童患者中高发。如果使用前给予小剂量非去极化肌松药，可以降低肌红蛋白尿的发生率。琥珀胆碱还能引起胃内压增加，可能会导致胃轻瘫患者反流误吸概率增加。

现阶段暂不建议使用氯胺酮诱导及术中泵注氯胺酮维持麻醉。氯胺酮可引发高血压、心动过速以及心肌氧耗增加等风险。氯胺酮还可引起眼压升高，可能对于糖尿病伴有眼部疾患的患者不利。使用氯胺酮会出现自主神经兴奋表现，引起唾液、胃液分泌增多，增大反流误吸风险。在内分泌方面，氯胺酮的使用可使血糖升高，有研究显示首次用药 1 小时内可使血糖平均升高约 400mg/L，其机制目前认为与糖皮质激素、醛固酮的分泌有关。

第五节　术中监测及管理

一、术中监测

术中实时连续监测血流动力学参数变化，并进行及时、有效处理，是保障麻醉与手术安全的关键之一。应常规监测五导联心电图（ECG）、无创和有创血压（NIBP/ABP）、脉搏氧饱和度（SpO_2）、呼气末二氧化碳分压（$PETCO_2$）、体温、尿量及动脉血气分析等。考虑到患者可能合并脑血管病变，也需要监测脑氧供需平衡，包括脑血流量、脑氧饱和度、颈内静脉血氧饱和度等。其中，脑氧饱和度监测数值低于 50% 或下降超过基础值的 15% 时，应警惕脑缺氧或全身组织缺氧的发生。合适的麻醉深度对抑制过度的应激反应及维护心血管功能的稳定非常重要。因此应常规监测麻醉深度，包括脑电双频谱指数（bispectral index）和听觉诱发电位（auditory evoked potential，AEP）等。

对侵入性监护的需求必须与免疫受损宿主的感染风险进行权衡，并且在放置时使用严格的无菌技术。如果需要中心静脉导管，外科团队可以在移植手术前放置希克曼导管。此类患者通常存在动静脉瘘，在放置导管和监护仪（脉搏血氧探头除外）时应避免受压，在手术过程中应保持受累肢体在合适温度并予以保护。

（一）氧合状态监测

机械通气时，推荐监测呼吸末二氧化碳分压（PETCO$_2$）和吸入气体浓度。调节最佳通气模式和呼吸参数，实现有效通气和换气功能。PETCO$_2$正常值为35~45mmHg，必要时测定动脉血二氧化碳分压，比较PETCO$_2$的准确性，帮助判定死腔量。吸空气时成人SpO$_2$正常值$\geqslant$95%。

（二）循环功能监测

心电图要观察心率、心律和是否存在心肌缺血表现。进行有创血压监测，对心血管功能较差的患者应予以有创动脉连接Vigileo或放置Swan-Ganz导管以了解血流动力学全貌。通过Vigileo系统监测动态变量SVV可以更加准确地进行容量管理。CVP正常范围为4~12cmH$_2$O（3~9mmHg），＜4cmH$_2$O（3mmHg）表示循环血容量不足，＞15cmH$_2$O（11.25mmHg）提示右心功能不全、容量超负荷、胸腹腔内压力增加或是特殊体位所致的压迫，测定CVP应注意及时完成零点校正，CVP的动态变化比单次测定值重要，必要时进行容量负荷试验。通过脉搏、血压、脉压、CVP、尿量、末梢循环、休克指数等来综合评估失血及补液对循环的影响，选择其中一种方法如引流量＋敷料重量测定、血红蛋白水平或红细胞压积水平变化评估失血量。对于合并心脏功能障碍及＞80岁的高龄患者手术应进行心输出量（cardiac output，CO）监测。静息状态下心输出量（CO）的正常范围是4~6L/min，心指数为2.5~3.5L/（min·m^2），每搏量为60~90ml。

（三）体温监测

通常选择监测鼻咽或食管温度，人体正常中心体温为36.8~37.2℃，除非需要，手术期间的中心温度不应低于36℃。

（四）尿量监测

尿量可以在一定程度上反映肾脏及内脏器官灌注（与有效血容量和微循环有关）情况；术中尿量应维持在1.0ml/（kg·h）以上，必要时测定尿比重。

（五）脑功能监测

围术期监测脑功能状态可以反映患者镇静深度和意识状态，以防止患者术中知晓及避免麻醉过深。目前临床上监测脑功能状态变化一般采用神经电生理仪来监测，其中应用最广泛的监测方法有BIS监测和Narcotrend指数监测等。BIS监测需用专用电极（传感器），其指数以0~100表示，BIS＞60表明麻醉过浅，BIS＜40表示麻醉过深；Narcotrend指数分为6级和14个亚级，同时由0~100显示，临床上麻醉深度宜调节在 D2~E1 级，指数在 46~20 之间，其额部电极片安放位置无严格限制，可选用普通心电图电极。

二、循环功能管理

接受胰腺移植术的患者多处于糖尿病终末期，麻醉期间易发生心血管不良反应（如心动过缓、低血压、急性心力衰竭、心脏骤停等）。糖尿病伴有迷走神经病变在麻醉诱导气管插管时，与非糖尿病患者相比收缩压升高幅度差异显著。术前果糖胺浓度与交感兴奋反应呈正相关，因而术前果糖胺检查和交感神经反应性检查对预测术中心脏意外事件的发生具有重要价值。术前发现缺血性心脏病的患者应行冠脉造影，如果发现冠状动脉病变不能手术纠正，那么围手术期发生心肌梗死的危险将大大增加。手术期间可给予小剂量硝酸甘油 0.01~1μg/（kg·min），对于同时合并有高血压的患者，钙通道阻滞剂既能降低血压又能减慢心率，α 受体阻滞剂对术中血糖及糖代谢无不良影响，适用于术中血压控制。

移植器官血管开放前后血流动力学波动较大。研究表明，移植胰腺血管开放后，血压均有不同程度下降。尽管使用了血管活性药物多巴胺并加快了补液速度，但仍有 18% 的患者血压降低约 25%，因此移植胰腺血管开放前应保持血容量充足，保证一定的心排出量及平均动脉压，部分循环功能严重抑制的患者可静脉输注小剂量多巴胺 3~5μg/（kg·min）以维持循环稳定。如术中出现血压严重下降，对伴有自主神经病变的患者，因自主神经功能紊乱，服用间接作用药物如麻黄碱升压效果差，应立即使用直接收缩血管的药物如肾上腺素、脱氧肾上腺素等，此外阿托品提高心率的效果也较差，而用肾上腺素、异丙肾上腺素常常有效。

三、呼吸管理

糖尿病可引起全身血管粥样硬化，长期透析加速了病情的发展，因而围术期脑血管意外发生率增高。一项研究通过评估糖尿病患者麻醉期间大脑中动脉中期血流速度对 CO_2 的反应试验发现，糖尿病患者大脑血流基线增加，对 CO_2 的反应性增高，脑卒中危险性增加。鉴于 CO_2 对脑血流的影响，术中既不能通气不足引起 CO_2 蓄积，也不能过度通气，否则可发生脑血管意外或引起冠脉痉挛，严重的还可导致心梗，因此需要将患者体内的 CO_2 水平保持在正常范围。推荐通气策略：①潮气量 6~8ml/kg（理想体重）；②根据个体情况，调整 PEEP 为 3~10cmH_2O；③视情况逐渐调节 FiO_2，维持 SpO_2 在 95% 以上；④维持最小的气道压峰值和平台压力；⑤根据 SpO_2、$PETCO_2$、动脉血气分析及血流动力学参数变化，个性化调整通气参数。对于 COPD 患者应注意防止张力性气胸的发生。

四、重要脏器保护

胰腺移植多伴随肾移植手术同时进行。研究发现，再灌注后血流动力学变化与移植物功能恢复密切相关，合并再灌注损伤的患者更易发生移植物排斥反应，且 1 年存活率下降。

为了减少移植物水肿和再灌注损伤，在胰腺血管吻合时给予 20% 人血白蛋白与 0.9% 生理盐水静脉滴注。此外，在肾脏再灌注时给予 12.5g 甘露醇（也可清除自由基）静脉滴注和 100mg 呋塞米静脉推注。

移植物再灌注后，胰腺 B 细胞在 5 分钟内开始分泌胰岛素。因此，密切监测血糖至关重要。严格控制血糖的目的是防止高血糖引起的胰岛细胞功能障碍。有证据表明，术中严格控制血糖水平与更好的同种异体移植功能有关。应经常监测血糖水平，并通过静脉注射胰岛素或胰岛素输注进行控制。输注速率因个人而异，但通常在每小时 1 至 3U 胰岛素之间。除非血糖水平降至 60mg/dL 以下，否则术中一般不使用葡萄糖。随着新胰腺的再灌注，血糖水平显著升高，持续约 2 小时。这种高血糖的机制尚不清楚，可能是由于移植物保存液中的葡萄糖或移植胰腺不适当地释放胰高血糖素所致。

术中至少每 30 分钟监测 1 次血糖，建立胰腺血供后应每隔 10 分钟监测 1 次血糖，至少 6 次后改为每 30 分钟监测 1 次。血糖水平最好维持在 4.0~5.5mmol/L 之间。输液器管道对胰岛素有吸附作用，因此输注胰岛素的管道不宜太长，也不要过度稀释。如果血糖有较快的改变，也可单次静脉注射胰岛素或 50% 葡萄糖。此外，应用胰岛素、葡萄糖时还必须密切监测电解质，尤其是血钾的变化。

五、液体和容量管理

糖尿病伴自主神经病变时，患者对术中出血反应较差甚至无反应，因此应合理补液。研究表明，胰腺移植术中通过液体管理将 CVP 维持在 12~14mmHg 和收缩压 ≥ 140mmHg，可使移植器官获得最佳灌注。移植血管开放后，外周血管阻力可能会突然下降而导致低血压发生，因此开放前一定要使循环血容量充足。充足的循环血容量可减少移植物功能延迟恢复的发生率，进而减少移植物衰竭的发生，同时也可减少移植后急性肾小管坏死发生。此外，当红细胞压积 < 20% 时，予以输血纠正。

液体管理由电解质平衡、液体状态和肾功能指导。更加精准的目标导向液体治疗（goal-directed fluid therapy，GDFT）理念得到广泛认可。GDFT 是指通过监测血流动力学指标，判断机体对液体需求，进而采取个体化的补液疗法。GDFT

观察指标包括传统静态监测指标如 SvO_2、中心静脉压、肺毛细血管楔压、血乳酸等，以及功能血流动力学指标如 SV、ΔSV、SVV、PPV 等。

通过动脉血压连续心输出量（CO）监测技术可以实现每搏量变异率（stroke volume variability，SVV）的监测，但监测该指标的前提条件是在机械通气下，潮气量 ≥ 8ml/kg，无严重瓣膜疾病及严重心律失常。SVV 超过 13% 则预示患者血管内有效循环血容量不足，需要补液或者输血；SVV 低于 13% 时，以 1~2ml/（kg·h）的速度维持液体输注量。

脉压变异率（pulse pressure variation，PPV）也是准确反映血管内有效循环血量的指标之一。PPV 超过 15% 预示血管内的容量不足，低于 15% 则预示血管内有效循环血容量充足。有研究表明，围术期以 PPV 低于 15% 为导向的目标导向液体治疗可以达到改善围术期患者术后转归、降低液体过量输注导致的术后严重并发症的目的。最新的设备如 LiDCOplus，通过实施液体反应性试验，即在 3~5 分钟内给患者输注理想体重 3ml/kg 的液体，在输液结束后可自动获得 ΔSV，观察其是否超过 15% 作为输液反应性试验的阳性指标，用于反映循环血容量不足，并可作为继续实施第 2 次液体反应性试验的前提，直至 ΔSV 低于 15%。液体反应性试验阴性后，维持输液量为 1~2ml/（kg·h），直至在意外失血或者血管内容量存在不足时，再次实施液体反应性试验直至阴性。

除此之外，在新型 Maximo 设备中，监测到的灌注指数（perfusion index，PI）或脉搏变异指数（pleth variability index，PVI）也可以实时反映血管内容量状态，指导患者的补液或输血，但在诸多应激性医学状况（如大失血等）以及给予血管收缩药物的情况下，PI 和 PVI 的准确性可能受到影响。

常用的晶体液有生理盐水、乳酸林格液和醋酸林格液。乳酸林格液和醋酸林格液中含有一定的钾离子，血钾较高的患者大量输注时可以造成高钾血症，因此在高钾患者中避免使用。而醋酸格林液对于预防和纠正酸中毒有利。传统上，0.9% 的生理盐水被认为是胰肾移植期间的首选液体。生理盐水不含钾离子，但由于其含有较高浓度的氯离子，因此大量使用后易引起代谢性酸中毒和高氯血症。有大量的随机对照数据研究了不同晶体溶液对酸碱平衡、高血钾、血流动力学稳定性、术后肾替代治疗需求和移植物存活的影响，与 0.9% 生理盐水相比，平衡晶体溶液可改善移植患者的代谢状况，即使不能降低血钾水平，也是胰肾移植围手术期管理的首选。

胶体只适用于患者出现了严重的血容量不足而需要大量容量恢复的情况。不恰当地使用高渗性胶体液如明胶、白蛋白、羟乙基淀粉等，均可导致急性高渗性肾功能衰竭。白蛋白是内源性的胶体溶液，安全范围较大，且可清除自由基和抑制细胞凋亡，因此白蛋白是最为理想的胶体溶液。白蛋白的理论优势使其在移植受者中持续倡导使用，这些优势包括增加血浆渗透压、抗氧化性、增强蛋白质运输、抗炎性能和缓冲能力。目前临床常用的白蛋白药物制剂主要有 5%、20% 及 25% 三种浓度的白蛋白溶液，用于补充血液中的白蛋白含量。其中 5% 白蛋白为等渗溶液，可增加等体积的血容量，主要用于治疗性血浆置换或补充血容量。而 20% 和 25% 白蛋白为高渗溶液，可达到高于输注溶液 4~5 倍体积的扩容效果，对伴有水肿的患者更为适用。明胶和葡聚糖已被证明具有肾毒性，因此要慎用。羟乙基淀粉现已逐渐替代白蛋白应用于移植患者的容量治疗，当其用量不超过 15ml/（kg·d）时，对内皮网状系统和肾功能并无明显的不良反应。因此，在输入足够量晶体溶液的同时，输注羟乙基淀粉对移植物功能是安全的。

六、输血管理

（一）红细胞

红细胞适用于血容量基本正常或低血容量已被纠正的贫血患者，以提高其血液携氧能力。出血量、组织器官灌注和氧合情况、Hb 及 Hct 等是红细胞输注决策时需要考虑的重要因素。红细胞应遵循以下原则：首先使用晶体或胶体液补足或基本补有效循环血容量；除大量、快速出血外，单次申领红细胞不宜超过 2U。

输注红细胞的 Hb 阈值如下：Hb > 100g/L，不宜输注；Hb < 70g/L，宜输注；Hb 在 70~100g/L，宜根据患者的年龄、出血量、出血速度、心肺功能以及有无缺氧症状等因素综合判断是否输注。应积极治疗术后患者的贫血，以减少红细胞输注。

（二）血小板

血小板适用于血小板数量减少或功能异常伴有出血或出血倾向的患者。血小板输注阈值如下：血小板计数 > 100×10^9/L，不宜输注；血小板计数 < 50×10^9/L，拟实施较大手术或有创操作、急性出血时，宜输注；血小板计数 50×10^9/L~100×10^9/L，伴有大量微血管出血时，宜输注；当患者出血且伴有血小板功能异常时（如血栓弹力图提示血小板功能低下），输注血小板不受上述输注阈值的限制。

（三）新鲜冰冻血浆

新鲜冰冻血浆输注指征如下：患者出血，排除低体温、酸中毒等病情后，当 PT 和（或）APTT >正常值范围均值的 1.5 倍、INR > 1.7、血栓弹力图提示凝血因子缺乏时；严重出血、大量输血时；无凝血酶原复合物时，紧急对抗华法林的抗凝作用，用量为 5~8ml/kg；无抗凝血酶制品时，治疗抗凝血酶缺乏性疾病（如肝素耐药）。

（四）冷沉淀凝血因子

如果有相应凝血因子浓缩制品可供使用时，不宜首选冷沉淀凝血因子。冷沉淀凝血因子输注指征如下：血浆纤维蛋白原＜ 1.0g/L，血栓弹力图提示纤维蛋白原功能低下；严重出血、大量输血时，血浆纤维蛋白原＜ 1.5g/L；凝血因子Ⅷ严重缺乏患者拟实施手术或出血；vWF 和ⅩⅢ因子缺乏导致出血。

七、凝血功能管理

（一）传统检测方法

（1）血管壁和血管内皮细胞检测。如出血时间（BT）、血浆内皮素 –1（ET–1）。

（2）血小板的检测。如血小板计数、血小板黏附试验（platelet adhesion test）、血小板聚集试验（platelet agglutination test）。

（3）凝血系统检测。如血浆凝血酶原时间（PT）、活化部分凝血酶原时间（APTT）及纠正试验、国际标准比值（INR）、纤维蛋白原（factor Ⅹ）等。

（4）纤溶系统的检测。如纤维蛋白降解产物（FDP）、D- 二聚体。FDP 可以反映纤溶系统的功能状态。D- 二聚体提示血栓形成风险，临床上通常以血浆 D-二聚体水平＜ 500ng/ml 作为排除血栓的界值。

传统内外源性凝血功能实验如 PT/APTT 基于离心血浆进行，不能体现血小板及纤维蛋白功能，只能反映凝血过程中某一阶段或某种凝血产物，不能阐明凝血全过程，因而不能准确判定出血或血栓形成的风险，往往高估患者出血风险。因此，传统的凝血检测在凝血功能障碍诊断方面存在一定的局限性。

推荐采用常规凝血指标进行凝血功能的筛查与评估，如血常规、凝血因子消耗的相关指标（PT、APTT、纤维蛋白原浓度等）以及纤溶系统活化的相关指标（FDP、D- 二聚体）等。

（二）黏弹性测试

常用的黏弹性测试包括血栓弹力图（thromboelastography，TEG）和旋转血栓弹性测量（rotational thromboelastometry，ROTEM）。研究表明，术中根据 TEG 和 ROTEM 的监测结果合理输注血制品及凝血物质，可以明显减少术中出血量，减少红细胞、血浆等血液制品的输入量。

对于存在明显凝血功能障碍的移植受者，推荐采用血栓弹力图等检测技术进一步评价和分析凝血功能，该技术更适用于移植术中凝血功能的监测和管理。

（三）Sonoclot 凝血和血小板功能分析

Sonoclot 分析作为一种准确、即时的凝血功能监测手段，也属于黏弹性测试的一种。这种分析能够提供凝血进程的主要信息，即从纤维蛋白形成、纤维蛋白单体聚合、血小板的相互作用最终到血凝块的回缩和溶解，并能够评估血小板功能和纤溶系统的变化。

（四）移植受者围术期凝血因子缺乏的综合治疗

1. 新鲜冰冻血浆（FFP）使用指征

① PT 和（或）APTT ＞正常值 1.5 倍或 INR ＞ 1.7，创面弥漫性渗血；②急性大出血输入大量库存全血或浓缩红细胞（出血量或输血量相当于其自身血容量）；③病史或临床过程表现为先天性、继发性凝血功能障碍。一般用量首次推荐使用 10~20ml/kg，可以使血浆凝血因子水平恢复超过 40%。输注后，应重新进行凝血功能监测和临床评估，若需要则继续输注。

2. 纤维蛋白原（FIB）

又称凝血因子 I，是重要的凝血相关因子之一，它的半衰期约为 3~5 天，体内正常含量为 2~4g/L。纤维蛋白原浓缩物用法、用量推荐如下：第一次应用一般为 1~2g，每 2g 可使其血浆浓度提高约 0.5g/L。

3. 冷沉淀

冷沉淀富含Ⅷ因子、纤维蛋白原、纤维结合蛋白、血管性血友病因子和（VWF）ⅩⅢ因子。国内通常以 200ml 血浆中所含冷沉淀为 1 个制备单位。对于纤维蛋白原缺乏者，成人一般每次用 16U，可以使血中的纤维蛋白原保持在 1.0g/L 以上；对于凝血因子Ⅷ缺乏者且有出血倾向时，以 2U/10kg 输注。

4. 凝血酶原复合物

凝血酶原复合物含有维生素 K 依赖性凝血因子Ⅱ、Ⅶ、Ⅸ、Ⅹ，是一种血浆蛋白冻干制剂。1U 相当于 1ml 新鲜血浆中所含凝血因子Ⅱ、Ⅶ、Ⅸ、Ⅹ的含量。大量输注凝血酶原复合物时，要补充适量新鲜冰冻血浆 / 冷沉淀以达到凝血因子的完全平衡。在手术时常在该制剂 500U 中加肝素 100U 以避免血栓和心肌梗死。

5. 重组活化凝血因子Ⅶa（rFⅦa）

当严重渗血而采用常规治疗手段失败时，可考虑 rFⅦa，主要用于难控性、难治性出血。rFⅦa 还可用于治疗合并低温或酸中毒的凝血功能障碍，并可反复使用。严重凝血功能障碍的移植受者，可以在开腹前 10 分钟预防性应用 rFⅦa，单次静脉输注，其治疗剂量为 40~80μg/kg。对于凝血因子缺乏导致的严重出血者可重复给予，再次使用时间间隔为 2~2.5 小时。

第六节　术中特殊问题处理

一、酮症酸中毒

多发生于术前血糖调控不佳的患者。由于胰岛素水平严重不足，体内脂肪分解增多，酮体浓度升高，导致酮血症和酮尿症，其中乙酰乙酸和 β– 羟丁酸属酸性物质，在血液中蓄积过多可导致酸中毒。严重的酮症酸中毒可导致患者心肌收缩力下降，外周阻力降低，血糖和血浆渗透压升高引起渗透性利尿和细胞内脱水，甚至出现低血容量性休克。电解质紊乱包括高血糖（16.7~27.8mmol/L）、高钾血症和低钠血症。全身麻醉状态下患者多以尿量改变、循环衰竭为主要表现，主要以血糖及血酮体、尿酮体水平升高为诊断依据。治疗如下：

（1）控制血糖。立即给予正规胰岛素，首次剂量为静脉注射 0.1U/kg，随后连续静脉泵注 0.1U/（kg·h），每小时检测血糖水平，及时调整胰岛素输注速度，直至酸中毒纠正。

（2）补充血容量。结合患者 MAP、CVP 及 SVV 等监测指标，输注生理盐水 1~2L，同时注意补充钾、磷、镁、钙等电解质。

（3）纠正酸中毒。当 pH 低于 7.1 或者出现循环功能不稳定时，应给予碳酸氢钠等药物。

二、低血糖

术中血糖的调控除了控制高血糖，还应避免出现低血糖。低血糖一般指血糖低于 2.8mmol/L，多见于术前口服降糖药和胰岛素用量过大、禁食水时间过长、不恰当使用中长效胰岛素、术中大量输注无糖液体、胰血管中的胰岛素未经肝脏首关效应一次性大量释放进入体循环、胰腺去神经后分泌调节严重削弱等。全麻患者可表现为严重的心动过缓、难以解释的心律失常、苏醒延迟等。胰腺移植术中一般不常规输注含糖液体，以免出现高血糖，但当血糖低于 3.3mmol/L 时，可输注含糖液体，输注速度目前多主张每小时输注 5g 葡萄糖，及时监测血糖水平，将血糖控制在 4~6mmol/L 为宜。

三、低血压与血栓形成

接受胰腺移植或胰肾联合移植的患者术前常合并有高血压、冠心病、脑血管病等情况，尤其在供体胰腺动脉血管与受体髂外动脉吻合、供肾动脉和髂外动脉吻合后、血管开放时，血压波动最为明显。血管开放后，若低血压持续时间较长，会显著增加移植物早期失功和血栓形成的发生率。具体处理措施包括：

（1）保证开放前充足的循环血容量：开放前应根据理想的 CVP 水平（11~13mmHg）调整输液种类和输注速度，维持 CI ≥ 2.5L/（min·m²）。

（2）应用血管活性药物。在保证容量充足的基础上，适当应用多巴胺、肾上腺素等血管活性药物，维持收缩压在 120~150mmHg 为宜。

第七节　术后管理

一、气管拔管时机

胰腺移植手术后早期拔管，可减少呼吸机相关肺损伤，降低吻合口并发症，减轻通气相关循环波动，减少术后镇静镇痛药用量，降低术后感染发生率以及节省住院费用等。

早期拔管指征：①血流动力学平稳；②无明显缺氧，自主呼吸潮气量 5~8ml/kg，呼吸频率 < 20 次 / 分钟，无创通气支持可维持 $SpO_2 > 95\%$；③体温正常；④吞咽反射恢复。早期拔管后应予无创正压通气过渡，随后高流量鼻导管吸氧与无创正压通气交替使用，以提高自主呼吸的氧合指数。

二、术后生命支持

术后早期管理的重点在于通气支持及脱机、液体与血流动力学管理、免疫抑制治疗、早期急性排异反应监控及感染防治等。肺保护性通气策略的呼吸管理，可最大限度缩短呼吸机使用时间，并降低术后呼吸机相关肺部并发症风险。推荐移植手术后的保护性通气策略：①潮气量 6~8ml/kg（理想体重）；②气道峰压 ≤ 35cmH₂O；③ PEEP5~10cmH₂O（不超过 12.5cmH₂O）；④尽可能降低 FiO_2。COPD 或肺气肿患者不建议使用较高的 PEEP，一般应 < 5cmH₂O。

三、术后疼痛管理

胰腺移植术后患者的疼痛非常剧烈，不仅会引起患者交感神经兴奋，加重机体应激反应，出现心率增快、血压升高甚至术后躁动，还会抑制患者呼吸及咳嗽动力，降低患者术后早期活动的意愿，还容易导致术后肺部并发症以及深静脉血栓的形成。若早期未对急性伤害性疼痛进行有效处理，甚至可能转换成慢性疼痛，严重影响患者术后顺利康复。近年来，多模式镇痛的理念被越来越多的临床工作者所接受，通过采用不同机制的药物联合不同的镇痛方法来获得最理想的镇痛效果，从而大大提高患者术后满意度。

阿片类药物与静脉自控镇痛泵的联合应用较为普遍，由于使用方便，起效迅速，安全性高，且可以依据患者术后镇痛需要进行调节，从而成为术后镇痛的主导方式。然而对于开腹手术患者，其术后镇痛往往需较大剂量或反复使用阿片类药物，易导致阿片类药物蓄积，造成术后胃肠功能紊乱、呼吸抑制等不良反应的发生。而且，在应用舒芬太尼进行镇痛时，无论采用静脉给药还是硬膜外给药均会造成胃肠道动力减弱，延长患者术后恢复时间。选择性 COX-2 抑制剂已广泛应用于手术后疼痛的短期治疗，它可抑制中枢 COX-2 的表达，减少中枢痛觉超敏的发生，同时对血小板功能影响小，降低了围术期出血以及应激性溃疡的风险。

胰腺移植手术切口以腹部正中为主，硬膜外镇痛通过阻滞脊神经后根纤维的神经传导，从而阻断躯体和内脏的疼痛刺激传入，其镇痛效果确切，被认为是上腹部手术术后镇痛的金标准。在上腹部手术中应用全麻复合硬膜外阻滞时，通过减少阿片类药物的用量以及抑制手术应激引起的神经内分泌反应，大大降低患者术后肺炎和呼吸抑制的发生率，同时硬膜外阻滞的去交感效应会增加内脏器官的血流；另一方面会使迷走神经张力相对占优势，导致消化道发生主动性蠕动，从而加快术后胃肠道功能的恢复。然而长期糖尿病患者一般都存在不同程度的自主神经功能损害和心血管疾病，并伴有贫血、继发性高血压、凝血机制障碍，因而是否使用患者自控硬膜外镇痛（patients-controlled epidural analgesia，PCEA），目前临床意见不一。但如果使用 PCEA，不推荐术前放置导管，主要原因如下：①在实施术中体外机械支持且需要进行抗凝治疗时，容易发生凝血功能障碍，有发生硬膜外血肿的风险；②影响急诊手术迅速开始；③术后可能延迟拔管。

随着超声可视化的发展，椎旁阻滞、腰方肌阻滞、腹横肌平面阻滞等可以在直视下进行操作，能够避开血管，相较于硬膜外阻滞操作难度小，安全性高，容易掌握，从而为胰腺移植者提供了一种较为理想的镇痛方案。在镇痛不足的情况下，可以在超声引导下进行以上神经阻滞，这对凝血功能异常的患者具有额外的优势。

围术期需要移植外科、麻醉科、营养科、康复科及护理团队等多学科紧密配合，以保障移植手术顺利进行，促进患者优质康复。麻醉科医生在术前评估优化、术中生命体征监测调控、机械通气管理、镇痛管理及提高手术成功率和生存率、改善患者预后等诸多方面，均发挥着重要作用。

（扫码查看参考文献）

第九章　胰腺移植手术

第一节　胰腺保存

器官保存技术的进步对改善胰腺移植预后起着重要的作用。胰腺具备独特的解剖结构。行全胰移植时，切取的胰腺需要同时保留一段十二指肠，肠道比其他腹部器官更易发生冷缺血损伤。与肾脏相比，胰腺是一个低流量器官，受有创性冷灌注压力损伤的影响更大，所以为了防止压力性损伤，应限制使用脉冲式灌注。

一、前 UW 液时期

胰腺保存时间较短，一般不超过 6 小时。晶体溶液（如乳酸林格液和后来的Collins 液）和胶体溶液（改良的高渗硅胶凝体滤出的血浆，SGF）被用于短期保存。在 20 世纪 80 年代中期，UW 液出现之前，一些学者认为胰腺保存不能超过6~10 小时。有报告显示，移植物保存超过 6 小时，一些并发症如胰腺炎将增加，在这些病例中使用的是细胞内液型保存液（如 Euro-Collins 液或 Perfadex）。

明尼苏达大学应用 SGF 液延长了胰腺的冷保存时间，但是认为 SGF 虽然保存效果良好，但一些因素制约了它的广泛使用，如准备期复杂，与血浆有关的传染病风险和各批次液体间的变化差别。随着 UW 液的广泛应用，SGF 几乎不再使用。

二、UW 液时期

UW 液首先应用于犬的胰腺保存，并且 UW 液的成分与细胞外液极其相似，在实验模型中取得了非常好的效果。至今在肾脏、胰腺和其他实质脏器的保存中，UW 液仍然是最重要的保存液。

在 20 世纪 90 年代早期，Wisconsin 大学的一系列文章报道了在肾脏和胰腺移植中应用 UW 液的经验。这些报道提供了 UW 液有效地维持细胞活力和延长冷保存时间的早期数据。在 Wisconsin 大学 1987—1993 年的 253 例胰肾联合移植中，胰腺的平均保存时间为 17 小时，肾脏为 18 小时，1994 年以后使用的几乎都是 UW 液。

在冷缺血时间超过 20 小时的胰肾联合移植（SPK）受者中，早期的技术问题、胰腺炎和移植术后透析的发生率都明显地增高。

三、双层方法

1978 年 Fisher 等人提出正常气压下的供氧处理理念，尝试采用逆行供氧技术来挽救缺血损伤的肾脏。

在明尼苏达大学 1997—1998 年所做的一项临床试验研究中，将 10 例双层方法保存的胰腺与同期的 44 例 UW 液保存的胰腺进行了比较，双层方法组平均保存时间为 16.5 小时，UW 液组为 18.1 小时。在许多方面这两组并无差别，包括脱离胰岛素情况、达到胰岛素不依赖的时间、再灌注后胰腺水肿的程度、总的胰腺移植物的质量、术后并发症的发生率、急性排斥反应的发生率、移植物生存率和患者生存率，但目前仍需要更多的大样本试验来明确其优势。

第二节　供体器官切取

一、尸体供者标准胰十二指肠切取术

由于肝脏与胰腺共享部分血管，二者同时切取曾被认为是不可能的。胰腺的动脉血供主要来自三条动脉，即肠系膜上动脉、胃十二指肠动脉及脾动脉。胰头部分则由两个动脉弓供血，即前动脉弓（由胃十二指肠动脉发出的胰十二指肠上前动脉和肠系膜上动脉发出的胰十二指肠下前动脉组成）与后动脉弓（由胃十二指肠动脉发出的胰十二指肠上后动脉和肠系膜上动脉发出的胰十二指肠下后动脉组成）。这两个动脉弓供应胰头、钩突及与胰头相连的十二指肠部分。胰体、尾部由脾动脉及其分支供血，特别是胰背动脉与胰横动脉。最初提倡全胰移植的供胰需保留腹腔干、脾动脉及肠系膜上动脉，由于肝移植同样需要腹腔干，肝胰联合切取在解剖学上似乎不可行。但是随着复杂的动脉重建技术（主要应用于胰腺）的发展，及 20 世纪 80 年代后期的大量实践表明，联合切取并不会对肝和胰腺移植造成不良后果，于是部分中心常规行胰腺及肝脏的联合切取。

但是，随着联合切取技术的发展，各移植组的协调非常关键，特别是当肝、胰腺分别由不同移植组切取时。因此在切取之前，两个移植组应进行详细的技术讨论和准确的时间估计。其中讨论应涉及以下问题：下腔静脉灌注液的引流方式、门静脉的长度和灌注、肝下腔静脉的长度。尸体多器官切取时，全胰带十二指肠切取术是标准术式，但偶尔情况下只能切取包括胰体、尾在内的部分胰腺。

虽然肝胰联合切取的手术方法在不断改进，但目前切取技术仍不统一，还未形成公认的标准术式。现在很多移植外科医生提倡省时的术式，比如"快速"或"整块"切取技术，但对血流动力学稳定的供者行经典的原位切取技术，能为移植组成员及住院医生提供最佳的解剖学学习机会及外科手术训练，其切取过程需要约 3~4 小时。具体步骤如下：

（1）将脑死亡的供者取仰卧位置于手术台，取上至胸骨切迹，下至耻骨联合的正中切口。于脐下约 5cm 处作横切口，从中线向两侧切开至腋中线，切断镰状韧带，放置腹壁拉钩，全面探查腹腔有无异常。

（2）结扎、切断从幽门至脾胃韧带的胃结肠韧带，打开网膜囊，触诊胰头，开始切取。解剖肝十二指肠韧带。

（3）如果解剖正常（即只有一条肝动脉），则先切断肝胃韧带的薄弱部分。逐层解剖肝十二指肠韧带，结扎胆总管，切开胆囊底，彻底冲洗胆囊、胆囊管及近端胆总管，找出肝固有动脉，解剖其上端，找胃十二指肠动脉，结扎并切断。解剖肝总动脉至腹腔干，游离、牵引脾动脉。结扎、切断胃左动脉，逆行解剖腹腔干至其腹主动脉起源处，切开肝左三角韧带，将食管推向左侧，切除膈肌腱和腹腔神经节，暴露出腹腔干上端的腹主动脉并牵引。游离、牵引门静脉之后，肝十二指肠韧带分离完毕，在肠系膜上静脉与脾静脉合干处游离门静脉，靠近胰腺上缘清除门静脉周围的淋巴组织。

（4）解剖出肝门后，暴露出十二指肠后面和胰头，结扎、切断胰腺前面的胃网膜右血管和幽门血管。

（5）除去胰周所有结构，完全游离结肠肝、脾曲间的横结肠，结扎、切断所有胃短血管，将胃与脾分离，将胃向上牵拉，横结肠向下牵拉，游离脾脏，切断脾膈韧带、脾结肠韧带、脾肾韧带，以及所有脾与后腹膜的联系。握住脾脏向上提起分离胰腺，切断胰体、尾与后方结构的联系，使胰腺与左肾、左肾上腺分离，结扎胰周淋巴管及淋巴组织。于距胰腺约 5cm 处结扎肠系膜下静脉，以便于插管灌注门静脉，将胰腺的腹膜后部分解剖至腹主动脉水平，于此处切断腹腔神经节、淋巴结与淋巴管，暴露出腹腔干、肠系膜上动脉及左肾静脉。

（6）向鼻胃管注入约 200ml 抗真菌、抗生素溶液，于十二指肠与幽门交界处远端上胃肠吻合钳阻断十二指肠。于 Treitz 韧带水平另用 GIA 钳阻断十二指肠升部。

（7）切断肝与膈的韧带，游离肝脏，切断三角韧带后，游离肝上下腔静脉并用血管阻断带将其牵引，将下腔静脉后外侧面从其近端向下解剖至肾静脉水平。

（8）确认并结扎、切断右肾上腺静脉。靠近肾静脉水平牵引肝下腔静脉，确定与肠系膜上动脉一同保留的腹主动脉袖片的大小。

（9）于 Treitz 韧带水平切断系膜根部。

（10）解剖完成后，经静脉给予肝素，在 UW 液灌注腹腔器官之前，结扎肾下腹主动脉与肠系膜下动脉，在腹主动脉远端靠近分叉处将其结扎，用灌流管插入远端腹主动脉，灌注管的尖端应置于已结扎的肠系膜下动脉开口与肾动脉开口之间。第二个灌注管由肠系膜下静脉插入，经脾静脉到达门静脉，用于肝脏门静脉灌注。于膈上切断肝上下腔静脉，腹主动脉交叉钳夹后，即开始动脉和门脉的灌注，用碎冰屑对胰腺、肝脏和肾脏表面进行冷却，经腹主动脉灌注约 2L 的冷 UW 保存液，经门静脉灌注 1L，保存液的用量由肝与肾灌注程度决定。为了避免胰腺的过度灌注，肝脏可于后期修整时单独经门静脉灌注 UW 保存液，或者经腹主动脉灌注 1L UW 液后暂时钳夹肠系膜上动脉及脾动脉。

（11）灌注完成后，胰腺与肝脏一般应原位分离，但是二者也可以行体外分离。腹腔干通常应保留给肝脏，故脾动脉应于其出腹腔干处远端切断。于腹腔干和肠系膜上动脉水平侧面切开腹主动脉，以避免损伤各肾动脉。切断主动脉袖片，腹腔干与肠系膜上动脉各保留一段主动脉袖片。膈肌边缘部分与肝上下腔静脉一同保留。靠近肾静脉开口处近端水平切断下腔静脉。于胰腺与肝门之间中部切断门静脉，使供肝与胰腺有足够长的门静脉。切断肝脏膈面及后面所有残留附着物，供肝切除术完成。

（12）肠系膜上动脉连同其腹主动脉袖片一同保留给胰腺，脾动脉、门静脉、十二指肠两端及肠系膜根部此时已分离完毕。拔出门静脉插管，在远离肠系膜下静脉入脾静脉处双重结扎肠系膜下静脉，切取胰腺至后期工作台检查。用单股 7-0 不可吸收线标记脾动脉近端。胰腺切取完毕。

（13）切取双侧髂总动脉，连同各自分叉处及大部分髂内、外动脉一起切取。最后，将皮肤与皮下一同用粗线或张力线连续缝合关腹。

二、尸体供者快速胰十二指肠切取术

为了缩短切取时间或为原位肝脏劈离提供时间，可行快速（而不是标准）切取法，其切取方法比标准切取法节省 1~2 小时。操作方法如下：取正中切口，切断镰状带，完全游离右结肠，暴露出后腹膜、腔静脉、腹主动脉至其分叉处及十二指肠。环绕牵引肾下腹主动脉，切断肠系膜下动脉；肠系膜向上反折，于底部分离肠系膜上动脉并环绕牵引。游离肝左叶的三角韧带以暴露腹腔干上腹主动脉，切断膈肌脚后，用止血带环绕牵引腹主动脉。

分离出肾上水平至腹腔干以上段的腹主动脉后，解剖肝门，在靠近胰头上缘处切断胆总管，解剖肝动脉分叉处至腹腔干，结扎、切断胃十二指肠动脉，确认脾动脉，并用血管阻断带环绕牵引，于胰腺与肝的中点处将门静脉充分游离。采用两性霉素、甲硝唑、庆大霉素混合液灌洗十二指肠，对患者肝素化处理后，于腹主动脉远端插管、结扎。肠系膜下静脉插管，使导管向上进入门静脉。钳夹腹腔干上腹主动脉，于膈肌上方下腔静脉与右心房连接处暴露、切开下腔静脉。打开右侧胸膜腔，腹主动脉与门静脉插管，分别灌注 3L 和 2L 冷 UW 液，腹腔填塞碎冰屑直至灌注完成。

灌注完成后，切断门静脉，胰腺侧保留足够长度（1~2cm）的门静脉，于近起点处切断脾动脉，以单股 6-0 不可吸收线标记以便识别。腹腔干分离时应戴一主动脉袖片，紧贴肾静脉上方切断下腔静脉，切取肝脏。随后切取胰腺，步骤如下：沿胃大弯向脾脏方面剪开网膜囊，用剪刀切断各胃短静脉，细致游离脾脏，切断脾脏所有腹膜反折部位。沿着胰腺下缘，切断腹膜反折，靠胰腺侧结扎肠系膜下静脉，切断胰腺与胃的联系，暴露胰腺和十二指肠，结扎胰头前方的连接血管（包括胃右动脉及胃网膜右动脉），切断十二指肠，切断肠系膜与结肠系膜，谨慎操作避免损伤胰头和钩突，锐性切断动脉周围致密的神经组织，肠系膜上动脉应连带一主动脉袖片，同时应避免损伤肾动脉。按上述步骤即完成胰腺切取。

三、原位灌注腹部多器官整块快速切取术

采用原位灌注腹部多器官整块切取法，整块切取肝脏、全胰、十二指肠、脾、双侧肾脏及部分空肠，可在 30~60 分钟内完成。具体步骤如下：

（1）术前抗凝：做好充分准备后，在切取前经静脉进行全身肝素化（70IU/kg）。

（2）平卧位，取腹部正中切口，上起剑突，下至耻骨联合。

（3）开腹后迅速探查各器官，确定供器官可用后，立即在各实质器官表面覆盖无菌碎冰。

（4）在髂动脉起始处上方 2~3cm 处经腹主动脉向近心端插入灌注管，灌注 0~4℃器官灌注保存液。

（5）在动脉插管处的相同平面，经下腔静脉置入大口径引流管，导出血液和灌洗液。

（6）在小肠系膜根部，显露肠系膜上静脉，距胰腺下缘至少 3cm 处经肠系膜上静脉插管，灌注保存液。

（7）在十二指肠上缘外侧剪开胆总管，同时剪开胆囊底部，冲洗肝内胆管，冲洗液经胆囊底部开口流出。

（8）切开降结肠后方腹膜和肾脂肪囊后，游离左侧肾脏及左输尿管，在髂血

管水平处切断，然后切开升结肠后方腹膜，游离右肾和右输尿管。

（9）游离胰腺及十二指肠：切断脾胃韧带、胃结肠韧带，提起胰尾先游离胰上缘至门静脉，避免损伤门静脉，再游离胰下缘至左肾上腺。结扎、离断十二指肠起始部。在肠系膜上静脉灌注插管平面以下横断小肠系膜及肠系膜动、静脉，近 Treitz 韧带处结扎、切断空肠，肠道两侧断端用聚维酮碘（碘伏）消毒。

（10）自胃窦处向左沿胃小弯游离小网膜，游离食道下段及肝周韧带，使肝脏完全游离。

（11）沿脊柱前面向上锐性游离至膈肌处，最后于膈肌上方剪断胸主动脉及下腔静脉，于腹主动脉插管平面以下剪断腹主动脉、下腔静脉，整块切取肝脏、胰腺及十二指肠、脾、双肾，放入盛有冷保存液和冰块的容器中。

（12）切取双侧髂血管。

四、活体供者远端胰腺开腹切取术

活体供者有免疫上的优势，且不需要很长的等待时间。全世界活体胰腺移植数量较少。决定使用潜在供者之前，应行系统精细的内分泌测试。用于移植的胰腺远端切取略有不同：①轻柔操作对降低供者胰腺炎及受者再灌注后胰腺炎的风险至关重要；②供血的脾动、静脉都要保留；③不切除脾。围手术期护理与其他腹部大手术相同，包括术前肠道准备。

取经腹直肌鞘双侧肋弓下切口，延长至腹壁双侧的腹外斜肌。横断腹直肌后，打开腹腔探查。通过鼻胃管进行减压，向上翻起胃，向下牵拉横结肠。切断胃结肠韧带，进入网膜囊。保留胃网膜右动脉及大部分胃短血管，切断胃结肠韧带，进入胰体尾部及脾上极所在的腹膜后平面。切断胰腺的腹膜后周边组织，结扎、切断胰腺与结肠系膜及腹膜后的连接组织，游离出胰腺远端下缘。于胰体、尾交界处的胰腺上缘的无血管区域切开腹膜。于脾门处切开腹膜，将胰腺与脾门轻柔分离。不切断脾结肠韧带，因为其内可能有脾的侧支血管。确认脾动、静脉远端主干，游离、切断、结扎。同样于近胰尾处切断并结扎脾动、静脉的小分支，尽量靠近胰尾部解剖。

将胰尾与脾门分离后，游离胰腺上缘。脾动脉留于胰体尾部。解剖过程中注意勿损伤胰腺外脾动脉，结扎、切断胰腺与腹膜后组织间所有淋巴管及小血管。

进一步暴露出胰腺下方。向内侧牵拉，脾动脉与胰腺上缘接近平行，脾静脉与胰腺后面平行。确认肠系膜下静脉游离、结扎，于脾静脉连接处将其切断。在胰腺下方，通常在结肠系膜静脉第一支根部水平处，切断肠系膜上静脉。于胰腺上缘游离门静脉，勿损伤肝动脉、胃十二指肠动脉及胆总管，将一指伸入门静脉前方的无血管区域，手指可完全环绕胰颈。最后，沿着脾动脉进行全程解剖直至其腹腔干的起源处，通常不必分离肝总动脉。

当所有血管结构完全解剖游离后，于胰颈跨门静脉处将其切断。常用 4-0、3-0 可吸收线结扎，然后在两结扎线之间切断胰腺实质。胰颈部的胰管通常位于胰腺中部偏上后方。确认胰管后，用剪刀剪断并缝扎其近端，胰腺远端的胰管用单股 7-0 线标记，以便受者手术中识别。完全解剖出胰腺后，对供体进行静脉肝素化（70U/kg）处理，于腹腔干发出脾动脉后约 0.5~1cm 处上血管钳。切断脾动脉，阻断肠系膜上静脉和门静脉，于脾静脉进入肠系膜上静脉处将其离断，缝合供者脾动、静脉，注意避免引起腹腔干动脉及肠系膜上静脉狭窄，间断缝合胰腺近端切口，以避免胰液从小胰管漏出。完成胰腺切取后，在植入受者体内前，将胰腺保存于 4℃ UW 液，经脾动脉使用 UW 液对胰腺进行体外低压灌注。

完成供者手术后，需再次评估脾的活力，常规关腹，一般不需要放置引流。供者手术后护理与其他腹部大手术相同，通过血清淀粉酶、脂肪酶、血糖指标监测剩余胰腺功能及其完整性，并告知 6 周内避免重体力劳动。

五、活体供者远端胰腺腹腔镜切取术

活体供者腹腔镜远端胰腺切取术与腹腔镜肾切除术类似，同样具有切除效果好、用药量少、疼痛轻、恢复快的优势。所以，腹腔镜远端胰腺切取术比开腹手术的优势更为显著。以下将描述远端胰腺切取的助手腹腔镜技术。

全麻后将手术台于髂骨与肋弓之间中点处弯曲并旋转 45 度以便于定位左肾，于脐上（或下方）2cm 处取一个 6~8cm 长的正中切口，进入腹腔，术者将手探入腹腔，形成气腹后（12mmHg），置入 3 个穿刺锥：第一个 12mm 穿刺锥置于脐下 2cm 处，供腹腔镜和摄像头进入；第二个 12mm 穿刺锥置于左中腹（腋前线）；第三个穿刺锥置于左上腹肋弓下 2cm 腋后线处。

游离降结肠与腹外侧壁之间的连接组织，向内牵拉结肠，暴露腹主动脉至分叉处，切断脾结肠韧带，将胰腺下缘解剖清楚，钳夹肠系膜下静脉，并在靠近其入脾静脉处切断，沿胰腺下面分离出一通道，牵拉胰尾，分离远端胰腺与脾门，游离脾门处的脾动、静脉（及其侧支），于两端双重结扎并切断，切断胰腺与脾之间的其他组织，切断胰腺下面与后腹膜间的所有联系，解剖全段脾静脉至其与肠系膜上静脉汇合处。将脾静脉周围解剖清楚，解剖脾动脉至其腹腔干起源处并将其周围组织解剖游离。至此肠系膜上静脉与门静脉前面、上方的胰颈已完全游离。给予 70U/kg 肝素，在靠近脾动脉的腹腔干起源处将其双重钳夹、切断。脾静脉近门静脉处双重结扎、切断，使用鱼精蛋白中和肝素效应，钳夹胰腺，切取胰腺，检查腹腔有无出血，沿钳夹线缝合胰腺近端切缘，做好止血工作，并检查脾的活力，留置脾周引流管。最后冲洗腹腔，在监视状态下拔除套管针，关闭伤口。

六、胰腺的后台修整及血管重建

（手术视频）

　　胰腺的后台修整及血管重建主要应用于原位灌注腹部多器官整块快速切取法，通常需要 2~3 个小时。首先介绍天津市第一中心医院在获取供体肝脏及胰腺后开展的血管分配工作。

　　（1）将肾、胰、脾、十二指肠整体器官放于带冰 UW 液修整盆内。

　　（2）于右侧肝肾间隙间进行锐性分离直至肝下腔静脉，显露出左肾静脉及右肾静脉。于左肾静脉与下腔静脉交界处横向切断下腔静脉。将器官翻转，暴露出主动脉后壁，纵向切开后壁。显露出腹腔干、肠系膜上动脉及双侧肾动脉开口。于肠系膜上动脉及双侧肾动脉开口间横向剪断腹主动脉。沿胰腺下缘近肾被膜处锐性分离结缔组织至腔静脉断端，进而将双肾分离。于左肾静脉与下腔静脉交界处横向切断左肾静脉，将主动脉前壁纵向切开以分离左右肾。

　　（3）于肝十二指肠韧带处分离以暴露肝总动脉、胃十二指肠动脉、肝固有动脉至左右分叉处。检查无变异后，在血管分配时距肝总动脉和胃十二指肠动脉分叉部 0.5cm 处切断相关动脉，供体腹腔干 - 肠系膜上动脉的腹主动脉袖片保留至胰腺十二指肠移植物。于肝十二指肠韧带处分离暴露门静脉、胆道，剪断门静脉、胆道。剪断肝十二指肠韧带，分离肝脏与胰腺。

　　（4）结扎近胰腺端胆道。沿腹腔干腹主动脉开口向胰腺方向解剖至脾动脉，沿途结扎动脉断端。沿肠系膜上动脉腹主动脉开口向胰腺方向解剖前壁至断端，沿途结扎动脉断端。以 7-0 血管线吻合肝总动脉与胃十二指肠动脉断端。

　　（5）分离结扎胰腺周围脂肪组织。游离十二指肠至胰头处，游离胰尾处至脾门周围。切除脾脏，结扎胰腺尾部及脾动、静脉。用闭合器闭合十二指肠球部及降部，切除相应远端，丝线包埋残端，供体修整过程始终在保存液中进行。

　　接下来对传统的胰腺移植修整及血管重建进行介绍，包括解剖脾门、十二指肠段的修整、结扎系膜血管、动脉（或静脉）重建。

　　（1）首先进行脾切除：双重结扎并切断脾门血管，将覆盖胰腺上、下缘的淋巴和纤维脂肪组织分离并予结扎。

　　（2）修整供者十二指肠：于钳夹线近端（供者幽门远端）用 4-0 不可吸收线连续缝合，以 4-0 不可吸收线包埋缝线。仔细结扎十二指肠与胰腺钩突水平以上的肠系膜根部之间的小血管，切除十二指肠多余的远端，将十二指肠剪短至合适的长度，将十二指肠近端的内容物挤向即将被切除的十二指肠远端。切除线位于十二指肠降部与水平部之间，处于胰腺钩突的水平高度，对胆总管系紧、缝扎。

（3）找到未予结扎的胰周所有淋巴管或小血管，此时确认并结扎。

（4）将门脉灌注用的肠系膜下静脉修剪至适宜长度。靠近其入脾静脉处将其结扎、切断。常规 Y 形移植物重建：使用供者髂动脉分叉，包括髂总、髂外和髂内动脉（Y 形移植物），将移植髂内动脉与脾动脉进行端端连续吻合，移植髂外动脉与移植物肠系膜上动脉以 6-0 或 7-0 血管线吻合。髂外动脉的长度通常不超过1~2cm，用 6-0 或 7-0 血管线端端吻合。Y 形移植物吻合完成后，灌注 20~30ml UW 液以检查是否存在灌注液渗漏的情况。

第三节　胰腺移植手术方式

一、胰肾联合移植

胰肾联合移植（simultaneous pancreas and kidney，SPK）是胰腺移植中最常见的术式，适用于糖尿病伴终末期肾脏病（end-stage renal disease，ESKD）的患者，由此衍化的手术方式包括死亡供体胰腺及活体肾脏联合移植（simultaneous pancreas-living kidney transplantation，SPLK）。既往认为 SPK 仅适用于 1 型糖尿病伴 ESKD 患者，但是越来越多的证据表明，对于伴有 ESKD 的 2 型糖尿病患者，SPK 可改善肾脏和代谢结构，并且在 1 型和 2 型糖尿病患者中，SPK 患者生存期、移植物生存期和血糖控制水平无显著差异。

二、肾移植后胰腺移植

肾移植后胰腺移植（pancreas after kidney transplantation，PAK）是仅次于 SPK 的胰腺移植方式。这种方法最大的优势是可以通过提供活体肾移植和死亡供体胰腺移植来避免或最大限度地减少与透析治疗相关的发病率和死亡率。PAK 同样可以在获得死亡供体肾脏后再进行死亡供体胰腺移植。但活体肾脏移植后再进行活体胰腺移植，且器官来自不同供者的病例较为少见。早期由于技术原因，PAK 的移植胰腺丢失率较高，并且移植胰腺长期存活率低于 SPK，但是在过去十年中，PAK 技术取得了极大的进步，PAK 的预后结果已做到与 SPK 相当。选择此类治疗方案同样取决于几个因素，包括是否有合适的活体肾脏捐赠者、预计等待 SPK 的时间以及胰腺移植前的移植肾功能情况。

三、单独胰腺移植

单独胰腺移植（pancreas transplantation alone，PTA）在 3 种移植类型中数量最少。2000 年，美国糖尿病协会（ADA）首次推荐 PTA 作为 1 型糖尿病的适应证，但需要满足以下标准：①既往需要干预或住院治疗的频繁、急性和严重的代谢并发症（低血糖、高血糖、酮症酸中毒）；②长期外源性胰岛素治疗使得患者在临床上无法耐受，或者情感心理方面无法接受；③以胰岛素为基础的治疗未能预防急性并发症。

PTA 可以恢复葡萄糖稳态并避免低血糖症状，但与 SPK 相比，PTA 的相对缺点是移植物丢失率和急性细胞排斥反应发生率较高，以及对接受者自身肾功能的潜在有害影响。尽管如此，PTA 的 5 年和 10 年移植物存活率分别达到 55% 和 50%。

第四节　膀胱引流与肠内引流

对于胰腺外分泌引流的手术方式，目前已报道经皮移植十二指肠造瘘术、开放性腹膜内引流、胰管结扎、胰管注射、胃内引流、输尿管引流、肠内引流及膀胱引流。目前肠内引流及膀胱引流是最常使用的手术方式。

1988 年 Sollinger 采用全胰十二指肠移植的膀胱引流术，认为此种术式大大降低了外科并发症的发生率。在此报道后的 10 年内，膀胱引流的全胰十二指肠移植在世界各地移植中心广泛应用。据 IPTR 统计，截至 1995 年超过 90% 的全胰腺移植采用膀胱引流。

膀胱引流得以广泛应用主要有两个原因：首先能够监测尿淀粉酶和尿脂肪酶水平，以诊断是否发生排斥反应；其次与肠内引流相比，手术并发症更少。由于膀胱引流不会影响肠道的完整性，在严重免疫抑制的患者中，膀胱吻合口漏比十二指肠吻合口漏的危险性低。此外，在超声或 CT 引导下的胰腺活检流行之前，通过膀胱镜对供胰腺进行活检更容易，且并发症发生率更低。

尽管膀胱引流技术存在诸多优势，但其泌尿系统和代谢并发症仍居高不下。在威斯康星大学的一项研究中，膀胱引流术式反复尿路感染的发病率高达 35%，严重或慢性血尿为 22%，吻合口或十二指肠漏为 22%，反流胰腺炎为 14%，尿道病变占 7%。另外长期泌尿系统和代谢并发症对患者的耐心及依从性也是一个挑战，这也导致肠内引流转换率较高。根据 IPTR 数据，其 1 年转化率为 7%，5 年转化率为 17%，10 年转化率为 23%，但是转换手术也可能导致功能良好的移植物失功。

Groth 等对节段胰腺采用 Roux-en-Y 袢进行胰肠吻合，采用胰管支撑管腹壁外引流暂时保护胰肠吻合口，并早期监测胰腺外分泌功能。1996 年 Groth 简化了肠内引流技术，首先不再使用 Roux-en-Y 技术而直接使用肠侧侧吻合，此后又停用了胰管支撑管，这些改变并没有导致术后并发症的增加。Roux-en-Y 技术被认为是一项更安全的技术，因为它降低了处于缺血状态的供体十二指肠与受者小肠发生吻合口并发症的概率及严重程度，并且在发生吻合口漏的情况下，移植物的挽救操作可能更容易实施。此外，如果需要切除移植胰腺，与肠侧侧吻合相比，此技术可以避免小肠造口。

但 Roux-en-Y 技术反对者认为，进行两次肠吻合术可能会增加肠漏的风险，并且即使发生肠瘘，未行 Roux-en-Y 的受者依然可以进行保守治疗；如果需要手术治疗，仍然可以在发生肠漏时进行 Roux-en-Y 而不会增加风险。直接侧侧吻合肠内引流技术也有良好的结果报告。2009 年宋文利采用肠道侧侧吻合引流进行胰肾联合移植，术后患者均脱离胰岛素，7 天内移植肾功能均恢复正常，随访 6 个月胰、肾功能均正常。2014 年宋文利总结了 35 例肠道引流的患者预后，患者、胰腺、移植肾的 1 年存活率分别为 97.1%、94.2%、94.2%。加拿大 Spetzler 等研究显示，采用直接侧侧肠吻合的十二指肠漏发生率为 6.8%，十二指肠漏的危险因素为 PAK 和术前免疫抑制。2021 年 Richard 等对英国移植登记处的 2172 例胰腺移植患者进行分析发现，Roux-en-Y 引流与供十二指肠 – 空肠侧侧吻合相比并无保护作用（早期移植物丢失率为 4.6% vs 3.1%，P=0.30），并且增加了再次手术的风险。

Hosein 等对 30 例胃内引流 – 门静脉回流的胰腺移植患者进行分析，共有 3 例（10%）移植物丢失，其中 2 例（7%）由于移植物血栓形成导致，1 例（3%）由于慢性排斥反应引发。值得注意的是，该术式未检测到消化性溃疡，研究结论认为胃内引流具有良好的耐受性，以及良好的患者和移植物生存期，利用此术式通过内窥镜进入供十二指肠更为容易。

第五节　门静脉回流与体循环回流

对于移植胰腺静脉回流，最初 Kelly 和 Lillehei 等人将移植胰腺放置于盆腔，采用髂静脉与供体门静脉行血管吻合的体循环回流方式，并且此后大部分的胰腺回流均采用了这种体循环回流方式。但是人们也意识到，与体循环相比，门静脉回流更符合生理，并且经门静脉的"首过效应"，对于能量物质代谢过程可能也存在一定影响。

门静脉回流的支持者认为，这种方式首先避免了体循环回流所带来的代谢紊乱，特别是全身性高胰岛素血症、高血脂、动脉粥样硬化和胰岛素抵抗，另外门静脉回流具有免疫优势。通过肝脏直接回流可能会使 Kupffer 细胞和树突状细胞持续致敏，从而减少对异体抗原的处理，降低移植物排斥反应的风险。另一个潜在的优势在于建立静脉吻合的技术相对容易，肠系膜上静脉（SMV）比髂总静脉或腔静脉更浅，因此更容易操作。由于未经过肝脏，体循环回流所导致的外周高胰岛素血症加快了动脉粥样硬化的发展，其机制包括直接刺激血管平滑肌促进其增长，通过引发脂代谢紊乱及形成高血压间接导致动脉粥样硬化的发生和发展。外周高胰岛素血症还与纤溶酶原激活物抑制剂 –1（PAI–1）的浓度增加有关，PAI–1 促使血管形成富含脂质的斑块，斑块破裂进而导致动脉栓塞的发生。另外，高胰岛素血症与胰岛素抵抗关系密切，其导致基础肝糖原生成增加，降低了外周组织对葡萄糖的利用率，减少了胰岛素刺激下的葡萄糖储存以及抵抗了胰岛素的降脂作用。

体循环回流的支持者认为，对于体循环回流形成的高胰岛素血症其不良反应并非十分明显，高胰岛素血症也可能是移植胰岛细胞改变引起的原发性分泌增加，或继发于免疫抑制治疗或糖尿病本身引起的相对胰岛素抵抗。对于长期存活和代谢情况，近期研究也发现体循环回流（SVD）与门静脉回流（PVD）并无明显差异。Oliver 等 meta 分析表明，门静脉回流组的空腹胰岛素水平较体循环回流组显著降低（$P < 0.001$），但空腹血糖水平和血红蛋白水平没有统计学差异，而且总胆固醇水平以及其他血脂指标并无差异。Bazerbachi 对 192 例 SPK 受者进行分析，其中 SVD 组 147 例，PVD 组 45 例，患者及移植物的 5 年、10 年存活率并没有显著差异，并且两组患者空腹血糖、空腹胰岛素水平、糖化血红蛋白及胆固醇水平也没有差异，认为 PVD 和 SVD 具有相似的长期存活、生理功能状态及代谢预后效果，对于静脉引流技术的选择应因人而异。2019 年 Eric 等分析了 1987年至 2016 年接受胰腺移植受者的 UNOS 数据，其中 SVD 组共 24512 人，PVD 组4566 人，结果表明两组患者及移植物的 1 年、5 年、10 年、15 年的存活率并无显著差异，与 SVD 组相比，PVD 将 PAK 患者的死亡风险降低了 22%，两种回流方式的预后在 SPK 及 PTA 中没有统计学差异。所以对于外科医生来讲，需根据本中心和患者的情况来决定进行哪种回流术式。

另外一个存在争议的问题是门静脉回流是否存在免疫学优势。早在 1967 年，Nature 相关研究发现，可通过门静脉递呈抗原进而改变抗原的表达，诱导机体产生免疫低反应甚至免疫耐受，随后相关回顾性研究也进行了验证。Tang 等在动物模型中发现 PVD 组发生胰腺和肾脏急性排斥反应的时间明显晚于 SVD 组，且程度较 SVD 组更轻。Benjamin 回顾性分析了胰腺移植中 131 例 SVD 受者及 149例 PVD 受者预后情况，其中 SVD 组中至少发生一次排斥反应的概率显著高于PVD 组，截至第 36 个月，移植胰腺排斥率在 PVD 组为 21%，SVD 组为 52%（$P < 0.0001$），SPK 后肾脏的排斥率在 PVD 组（26%）同样低于 SVD 组（43%），故研究者认为这些临床发现与已发表的关于门静脉耐受的报道一致，并主张 PVD

应是胰腺移植的首要选择。但是在 Robert 进行的前瞻性研究中发现，PVD 组与 SVD 组在随访 17 个月时的排斥率均为 33%，两者无统计学差异，并且两组移植物及患者生存率同样无差异。另一项前瞻性研究的结果显示，PVD 组及 SVD 组均有 5 例（29.4%）患者出现 1 次或多次排斥反应，并无统计学差异，并且两组中发生肾脏排斥反应比发生胰腺排斥反应更为常见。所以关于门静脉回流的免疫优势尚存在争议。

门静脉回流手术方式更加符合生理特性，体循环回流导致的高胰岛素血症对受者长期的危害仍需大样本的研究证据，两种手术回流方式不应被视为对立的存在，而应是互补的技术。在重度肥胖、系膜增厚或瘢痕、门静脉血栓形成或系膜静脉较短时，可选择体循环回流；有既往盆腔复杂手术史、严重的髂静脉血栓和移植物动脉较短时，则可以选择门静脉回流，因此应因人而异。

第六节　SPK 术中的胃十二指肠动脉重建

胰腺移植后的并发症仍然是早期移植失败的主要原因，最高可达 70%，其中血栓形成是最常见的严重外科并发症，发病率为 3%~10%，而吻合口漏和出血仍然是再手术最常见的指征，它们似乎与胰十二指肠移植物缺血有关。胰腺属于低灌注器官，其血供相对广泛且复杂，主要来自腹腔干的胃十二指肠动脉、脾动脉及肠系膜上动脉分支，这些动脉支相互吻合形成梯形、节段性动脉网。而供十二指肠、胰头及胆总管下端等血供主要来自胰头动脉弓，由胃十二指肠动脉发出的胰十二指肠上前动脉、上后动脉，与由肠系膜上动脉发出的胰十二指肠下前动脉、下后动脉相汇合。为了减少门静脉血栓，相关研究在节段性胰腺移植的动物模型中，采用人工脾动静脉瘘的方法增加门静脉流速，结果显示结扎所有脾动脉和静脉分支可使脾动脉血流减少 64.8%~78.3%，脾动静脉瘘可使基础流量恢复到 60.9%~84.9%，但认为脾动静脉瘘的形成不会减少门静脉血栓的发病率。

第七节　胰肾联合移植术探索及经验

本书以天津市第一中心医院为例，介绍胰肾联合移植术的探索与经验。天津市第一中心医院在 1999 年首次采用体循环回流 – 膀胱引流的胰肾联合移植术式（PD–BD），2006 年完成 PD–ED 术式（供体髂动脉搭桥，胰腺及肾脏置于右侧，门静脉回流 – 肠内引流术式）（图 2-12）。2009 年首次采用供体髂动脉搭桥、腔静脉回流 – 肠内引流的胰肾同侧移植术式。

（手术视频）

2009 年冯钢回顾性分析了 2002 年 9 月至 2007 年 9 月在天津市第一中心医院移植科实施 SPK 的 20 例患者的临床资料。在这 20 例患者中，12 例先行胰腺移植，8 例先行肾脏移植，胰腺移植于右下腹右侧髂窝；15 例采取 BD 术式，5 例采取 ED 术式。BD 组和 ED 组患者在代谢性酸中毒发生率方面的差异有统计学意义（$P < 0.01$）。结论认为感染和出血是 SPK 术后早期最常见的并发症，BD 术式的泌尿系并发症和代谢性酸中毒发生率明显高于 ED 术式。

2014 年宋文利回顾性分析了 2009 年 1 月至 2011 年 12 月于天津市第一中心医院行胰肾联合移植"一中心术式"的 35 例患者资料及预后。所有患者中，发生移植肾功能延迟恢复的有 3 例。患者出院时平均血清肌酐为 78μmol/L，空腹血糖为 4.4mmol/L，糖化血红蛋白为 4.3%。1 例患者术后 4 个月死于肺感染，其余患者全部存活，患者、胰腺、移植肾的 1 年存活率分别为 97.1%、94.2%、94.2%。结论认为"一中心术式"手术操作简单，创伤较小，且拓宽了受者范围。

2014 年郑建明回顾性分析 1999 年 12 月至 2012 年 6 月 70 例糖尿病合并终末期肾病患者行胰肾联合移植术后并发症外科治疗的原因及预后。70 例均为死亡供体器官移植，其中髂静脉回流术式 23 例，胰腺外分泌为膀胱引流术式 20 例，肠道引流术式 3 例。胰肾联合移植后未接受手术治疗的受者有 54 例，术后因并发症接受手术治疗的患者有 16 例（占总数的 22.9%），其中 4 例接受多次手术。两组一般临床资料的差异均无统计学意义（$P > 0.05$）。再手术原因主要包括血尿（2 例，占 10%）、腹腔出血（4 例，占 20%）、腹腔感染（4 例，占 20%）、胰腺血栓形成（4 例，占 20%）、移植肾动脉破裂（2 例，占 10%）、移植肾破裂（1 例，占 5%）、吻合口漏（1 例，占 5%）及胰瘘（1 例，占 5%）。8 例受者 1 年内胰腺功能丧失；1 例受者术后 2 个月死于多器官功能衰竭；1 例术后 4 个月死于肺部感染；1 例因消化道出血放弃治疗，自动出院后死亡；另 5 例均为术后胰腺切除，其中胰腺血栓形成 4 例，肠道吻合口瘘 1 例。接受多次手术治疗者 7 人，占再次手术治疗患者总数的 43.8%。再次外科治疗患者的受者、移植肾、移植胰腺 1 年存活率分别为 87.5%、75.0% 和 56.3%；未接受手术治疗组者 54 例，其受者、移植肾、移植胰腺的 1 年存活率分别为 98.1%、98.1% 和 98.1%。两组受者存活率的差异无统计学意义（$P > 0.05$），移植肾、移植胰腺存活率的差异有统计学意义（$P < 0.01$）。结论认为，胰肾联合移植为糖尿病合并终末期肾病提供了成功、有效的临床治疗手段，但如果术后出现因并发症而需手术治疗则会显著降低胰肾联合移植术后移植物的短期存活。

对于 2 型糖尿病患者施行胰肾联合移植的适应证问题，天津市第一中心医院也进行了相关研究。2017 年回顾性分析了 109 例糖尿病合并慢性肾功能衰竭型同期胰肾联合移植患者，根据糖尿病类型分为 1 型糖尿病组（36 例），2 型糖尿病组（73 例），比较两组患者术前一般状况、胰岛素用量、手术并发症的发生率。胰肾联合移植半年后比较两组随访受者及移植胰腺、移植肾的存活率，术后血糖、空腹 C- 肽的水平、移植肾功能及血脂等。结果显示，2 型糖尿病组患者的平均年龄高于 1 型糖尿病组（$P < 0.05$）；1 型糖尿病组患者术前平均透析时间、术前胰岛素用量及术前糖尿病合并症的发生率高于 2 型糖尿病组（$P < 0.05$）；两组受者外科并发症的发生率、术后受者存活率及移植胰腺、移植肾的存活率、术后 C- 肽水平差异无统计学意义；1 型糖尿病组患者术后急性排斥反应的发生率高于 2 型糖尿病组，但差异无统计学意义。结论认为，2 型糖尿病组患者年龄偏大并没有增加手术风险，且受者及移植物的存活率未受影响，排斥反应的发生率低于 1 型糖尿病组；2 型糖尿病组患者术后胰岛素抵抗减轻，胰肾联合移植治疗 2 型糖尿病合并终末期肾病有效。

2020 年王振回顾性分析了 2016 年 1 月至 2020 年 1 月天津市第一中心医院的 138 例胰肾联合移植受者。回顾性分析围手术期外科并发症的种类、发生率、治疗及再手术情况，探讨并发症的发生原因及其对受者和移植物存活的影响。结果表明，138 例胰肾联合移植受者按是否发生外科并发症分为并发症组（35 例）和无并发症组（103 例）。围手术期外科并发症情况如下：移植胰腺静脉血栓 1 例（0.72%），移植肾动脉血栓 1 例（0.72%），消化道出血 14 例（10.14%），腹腔出血 3 例（2.17%），移植肾破裂 1 例（0.72%），肠漏 2 例（1.45%），胰漏 1 例（0.72%），尿漏 2 例（1.45%），腹腔感染 4 例（2.90%），完全性肠梗阻 9 例（6.52%，其中机械性肠梗阻 1 例）。并发症组受者、移植胰腺、移植肾的 4 年存活率分别为 96.3%、88.9%、82.1%，无并发症组受者、移植胰腺、移植肾的 4 年存活率分别为 100%、100%、98.8%，两组移植肾及胰腺的存活率差异有统计学意义（P=0.0005 和 0.0018）。结论认为，阿加曲班和 / 或低分子肝素抗凝、黏膜下止血、消化道内镜及肠梗阻导管的应用，可有效预防或治疗外科并发症，有助于改善受者及移植物预后。

2020 年赵杰探讨了胰肾联合移植术后发生急性排斥反应的影响因素及对预后的影响，回顾性分析了天津市第一中心医院 2013 年 1 月 1 日至 2019 年 6 月 30 日 138 例胰肾联合移植（SPK）受者，根据是否发生排斥反应分为排斥组 27 例和无排斥组 111 例。结果表明，27 例（19.6%，27/138）受者共发生 34 次排斥反应，中位时间为术后 3 个月（0.6~18.0 个月）。发生单纯移植肾排斥反应 15 例，单纯胰腺排斥反应 1 例，胰腺和肾脏同时发生排斥反应 11 例。单因素分析发现，排斥反应组 CNI 药物浓度低的比例为 55.6% 高于无排斥反应组的 20.7%（P

< 0.001）。排斥反应组供者年龄（28.2±7.9岁）低于无排斥反应组（31.8±8.6岁）（$P=0.045$）。多因素分析发现，CNI药物浓度低（$OR=4.802$，$P=0.001$）是急性排斥反应的独立危险因素。排斥反应组1年的移植肾、移植胰腺存活率分别为73.0%和73.6%，而无排斥反应组分别为100%和97.2%，差异有统计学意义（$P < 0.001$）。胰腺功能丧失组的胰腺急性排斥反应发生率高于胰腺存活组（40.0% VS 4.1%，$P < 0.001$），胰腺功能丧失组受者BMI（25.8±3.9kg/m²）高于胰腺存活组（23.6±3.3kg/m²）（$P=0.016$）。多因素分析发现，SPK术后胰腺急性排斥反应（$HR=6.636$，$P < 0.001$）和受者BMI（$HR=1.432$，$P=0.021$）是影响移植胰腺功能丧失的独立危险因素。移植肾功能丧失组的肾脏急性排斥反应发生率（100%）高于移植肾存活组（11.2%）（$P < 0.001$）。结论表明，胰肾联合移植术后急性排斥反应发生率高，影响移植物预后，应加强术后早期急性排斥反应的诊治。

（扫码查看参考文献）

第十章 胰腺移植术后管理

重症监护病房（Intensive Care Unit，ICU）和普通病房的很多管理要点是相同的，有的移植中心于术后直接转入病房诊治。本章主要介绍 SPK 术后早期和稳定期管理的重点。胰腺移植术后管理涉及的范围非常广泛，其中部分内容的详细阐述可参见相关章节。

第一节 术后早期 ICU 的监护管理

一、术后早期常规监护

术后的常规监护包括基本的生命体征（体温、血压、呼吸、心率、心律）、血氧饱和度、中心静脉压（central venous pressure，CVP）、每小时尿量、每小时腹腔积液引流量、液体入量以及每 12 小时的出入量平衡等。

1. 心电监护

胰腺移植患者多有长期的糖尿病病史，伴有不同程度心血管系统的并发症。术后早期需要持续监测心率及心律的变化，及时发现心电图的异常改变，及时处理心律异常。维持心率在 60~100 次 / 分。

2. 血压及 CVP 监测

每小时监测袖带压或持续监测有创桡动脉压力，维持患者的收缩压于 120~160mmHg 范围，保证移植物的血流灌注。经中心静脉导管或 Swan-Gans 导管监测 CVP 或肺动脉压，维持 CVP 于 5~10mmHg。

3. 呼吸监测及血氧饱和度监测

呼吸频率维持在 10~20 次 / 分之间。持续进行末梢血氧饱和度监测，维持血氧饱和度在 93% 以上。

4. 体温变化监测

必要时可予以体温加热装置以避免患者低体温。如体温高于 38.2℃，需要及时排除感染、肠瘘等外科并发症的可能。

5. 其他监测

监测每小时尿量、每小时腹腔积液引流量、液体入量、每 12 小时的出入量平衡等。

二、术后常规实验室检查

1. 手术后转入 ICU 时的即刻化验项目

包括血常规、凝血功能、肝肾功能、血糖、电解质、心功能全项、血气分析、尿常规等。

2. 术后每日监测项目

包括血常规、凝血功能（含 D- 二聚体）、肝肾功能、血糖、血脂、电解质、血及尿淀粉酶、血气分析、C- 反应蛋白、降钙素原、B 型钠尿肽或氨基末端 B 型钠尿肽、钙调磷酸酶抑制剂（calcineurin inhibitor，CNI）药物血药浓度、引流液淀粉酶，以及移植胰腺和移植肾 B 超等。

3. 术后定期监测项目

包括 T 细胞亚群分析、免疫全项、巨细胞病毒（cytomegalovirus，CMV）DNA 及 EB 病毒（Epstein-Barr Virus, EBV）DNA、C 肽、血清胰岛素水平、引流液培养、移植肾 B 超、移植胰腺超声造影等。

三、气管插管撤除及早期呼吸道管理

术后转入 ICU 的患者通常在数小时后即可进行脱机拔管，但不需要急于拔除气管插管。严格掌握术后拔管指征，包括：患者完全清醒，呼之有明确反应；呼吸道通气量正常，肌张力完全恢复；吞咽反射、咳嗽反射恢复；循环功能良好，血氧饱和度正常，无喉梗阻，无严重外科并发症如出血、梗死、超急性排斥等。拔管前对患者进行宣教，使其了解拔管的必要性和安全性，消除患者心理恐惧感，以保证患者的充分配合。

拔管后应持续密切监测患者生命体征、呼吸形态、意识状态、咳痰能力，定时协助患者进行胸背部叩击、体位排痰，鼓励患者主动深呼吸和有效咳嗽，及时清理呼吸道分泌物。加温加湿氧疗也能减少术后痰栓、坠积性肺炎的发生，必要时使用化痰药物、支气管扩张剂以帮助患者咳痰。对于咳嗽能力差的患者，可使用辅助机械排痰等措施保持呼吸道通畅，如胸壁高频振荡。监测 CO_2 分压，及早发现患者有无气道梗阻或 CO_2 潴留。

四、静脉容量和血压的监测管理

低容量患者存在血液灌注不足和器官功能障碍的风险，而高容量患者存在移植器官组织水肿和不良结局的风险。由于体液转移、利尿和胃轻瘫，体液容量会迅速减少。绝大多数 SPK 患者在术后早期经历多尿期，在术后通常会进行补液扩容治疗，根据动态的中心静脉压（central venous pressure，CVP）及出入量平衡变化进行液体调整。在保证正常灌注的情况下，尽量维持较低的 CVP 以减少胰腺回流阻力，避免出现胰腺血流高阻、胰腺肿胀等表现。保持每日出入量平衡，尽量避免出现较大的容量波动。PTA 及 PAK 不存在 SPK 患者所经历的多尿期，每日液体量总量维持正常生理需要量即可。对于移植肾功能延迟恢复的 SPK 患者，需要严格控制每日液体入量，及时透析，避免体内水负荷过重及电解质紊乱，影响心血管功能和导致移植胰腺水肿，不利于移植物功能恢复。

五、术后患者的血压监控

术后患者的血压监控与血容量密切相关。除监测一般生命体征外，针对某些心脏高风险患者甚至是血流动力学不稳定的患者，推荐中心静脉压监测，必要时应该进行心电图、心脏超声甚至是留置 Swan-Ganz 导管评估心脏和血流动力学状况。尚没有随机对照试验来确定 SPK 患者的最佳血压，将移植患者术后血压维持在适宜的区间有利于移植物的血液灌注，减少不良事件的发生率，通常术后早期维持收缩压在 120~160mmHg。

由于移植胰腺属于低血流量供应的器官，术后的低血压可能导致移植胰腺的低灌注甚至血栓形成。血管活性药物（小剂量多巴胺）维持平均动脉压在 75mmHg 以上，避免使用加压素，因为加压素可能导致内脏血流的进一步减少。去甲肾上腺素和多巴胺的使用仍存在争议，去甲肾上腺素是 α 受体激动剂，由于其可以收缩肾脏血管，使肾脏血流减少，传统观点认为其不宜用于肾移植术。多巴胺可能增加心肌氧耗，增加快速性心律失常风险，但在血容量充足的前提下，小剂量多巴胺仍是升压治疗的首选。

六、维持电解质及酸碱平衡

术前不同程度水钠潴留、血尿素氮高引起高渗性利尿，以及术中使用甘露醇及呋塞米、缺血、缺氧和毒性物质造成移植肾小管损伤等因素，使术后表现为多尿，由于尿中各种电解质的丢失，容易出现低钠血症、低钾血症、低镁血症、低钙血症以及严重脱水等并发症。为有效维持水电解质及酸碱平衡，可采用"循环补液"的方案，有些移植中心建立了自己特色的循环补液方案，以简化工作流程并有效避免水电解质紊乱。上海长征医院解放军器官移植研究所研发了一种复方电解质果糖溶液，实现了单一品种连续补液，可维持肾移植多尿期的水电解质及酸碱平衡，克服了循环补液时液体种类繁多、操作流程复杂及高血糖的不足。对于 SPK 术后移植肾功能延迟恢复的患者，需要及时进行透析治疗，纠正高钾血症及酸碱失衡。

移植后低镁血症在使用 CNI 的患者中比较常见。低镁血症与高血压、代谢综合征、动脉粥样硬化进展和缺血性中风有关，患者发生危及生命的心律失常的风险增高，还可促进内皮细胞功能失调、炎症和氧化应激。静脉或口服镁制剂均可用于纠正低镁血症。移植后早期低镁血症可能反映移植后早期肾小管移植功能较好。

肾移植后尿钙排泄短暂增加，此外应用糖皮质激素也导致尿钙流失，尿钙排泄与移植前后的血清甲状旁腺激素水平或血清他克莫司水平无关。SPK 术后常出现低钙血症。低钙血症可使患者发生肌肉痉挛、心律失常、QT 间隔延长和猝死。SPK 术后早期多需要静脉补钙，以维持血液中适宜的钙离子水平。

SPK 患者术前多存在高磷血症，术后肾小管磷排泄能力提高可引起低磷血症，通常不用积极纠正血磷异常，极少发生磷水平异常导致的不良并发症，但磷明显异常时需要静脉补充磷制剂。

胰液膀胱引流术式目前较少使用。对于采用这一术式的患者，需要补充碳酸氢钠溶液，纠正因胰液经膀胱丢失导致的代谢性酸中毒。

七、血糖管理

高血糖症可以导致胰岛"衰竭"和不可逆转的胰岛损伤，血糖水平的波动与移植物衰竭风险的显著增加相关，移植后前 5 天的高血糖与移植物丢失密切相关。术后早期由于围手术期应激和麻醉相关的儿茶酚胺及炎症因子拮抗胰岛素的作用、大剂量激素和 CNI 等免疫抑制剂的使用、移植胰腺功能尚未恢复、输注含葡萄糖液体等多种原因，患者往往出现高血糖，术后早期通常需要给予外源性胰岛素，使移植胰腺得到"休息"，有助于移植胰腺功能的顺利恢复。输注含葡萄糖的液体时，葡萄糖与胰岛素的比例按 4 : 1 配制，也可采用持续静脉注射泵输注胰岛素（2U/h），由低剂量开始，根据血糖水平调节泵入速度。术后早期每小时监测一次血糖，血糖控制在 7~10mmol/L，血糖稳定后可逐步延长每 2 小时或每 4 小时监测一次血糖。为方便评估胰腺功能，通常固定输入葡萄糖，比如每小时 20 克葡萄糖，以监测胰岛素的使用量进而评估胰腺功能。一般术后早期不使用口服降糖药物，尤其是未开放胃肠道之前。部分患者移植胰腺功能恢复迅速，甚至出现低血糖，多见于 1 型糖尿病患者，但低血糖可能使移植物遭受致命损害，应避免术后早期出现低血糖。

八、预防性抗感染治疗

由于移植患者处于免疫抑制状态，而捐献者体内病原体存在通过移植器官感染受者的可能性，因此围手术期的抗生素预防有利于降低实体器官移植受者术后感染性并发症的发生率。不同移植中心预防性抗感染方案和持续时间存在很大差异，目前尚没有关于围手术期抗菌药物预防的正式指南。

手术开始时即需要予以抗生素治疗，术后早期应用广谱抗生素，覆盖革兰阳性菌、革兰阴性菌和厌氧菌，可根据供体病原体培养及药敏试验应用抗生素。大多数移植中心使用抗真菌药物，唑类药物可明显提高 CNI 类药物的血药浓度，需要严密监测 CNI 血药浓度，棘白菌素类抗真菌药物几乎不会对 CNI 类药物的血药浓度产生影响。巨细胞病毒（CMV）感染的预防用药应个体化，供、受者一方为 CMV 阳性时，应予以预防用药，常用药物是更昔洛韦和缬更昔洛韦，应根据肾功能调整药物剂量。对于供、受者 CMV 均阴性是否需要预防性抗 CMV 用药存在争议。

九、鼻胃管、引流管、中心静脉导管、动脉留置管的管理

腹部大手术患者预防性使用鼻胃管的目的是减少吻合口并发症、防止胃胀气、增加患者舒适度、加快肠功能恢复。然而也有研究显示，使用鼻胃管与肠功能恢复较慢和住院时间延长相关。一项关于胰腺移植患者的回顾性研究发现，避免常规放置鼻胃管对生存或移植结果没有影响，但可显著降低住院时间。有学者不建议常规放置鼻胃管，建议只在术后已确诊肠梗阻的情况下使用。

通常胰腺移植术中会在移植胰腺周围放置引流管，以充分引流胰腺周围渗液，降低感染风险。引流液监测是胰腺移植术后的重点监测内容，返回 ICU 后即刻留取引流液进行常规、生化及普通细菌培养，每日严密监测引流液的性状及引流量的变化，谨防术后引发出血并发症。

中心静脉导管于术中放置，术后可经中心静脉导管监测中心静脉压，指导临床的液体治疗。需要经深静脉给予的药物也可经中心静脉导管给予，避免及减少外周静脉炎。中心静脉导管使用期间严格遵循无菌操作原则，停止使用时及时封管避免阻塞。表浅动脉留置管使术后早期持续动脉监测便于实施，通常待患者病情稳定转入普通病房后可予以拔除。

十、移植胰腺功能监测

术后移植胰腺功能监测需联合实验室检查和影像学检查。临床可以通过监测胰腺移植的基本内分泌和外分泌标记物来监测胰腺功能。反应移植胰腺内分泌功

能的指标包括葡萄糖、血糖 AUC 曲线、C 肽水平、糖化血红蛋白、血清胰岛素水平等。

胰腺外分泌标记物主要有血清淀粉酶和脂肪酶，这些指标水平的升高通常是移植胰腺排斥反应的先兆，在血糖变化之前即可升高。移植胰腺血供恢复后，血糖会逐渐下降到正常水平。血清淀粉酶和脂肪酶在术后 48 小时内升高，之后随着移植胰腺的缺血再灌注损伤的恢复降至正常水平。随后如血清淀粉酶 / 脂肪酶升高，需要进行影像学检查（超声或腹部和骨盆计算机断层扫描）排除手术并发症，如果没有胰腺移植并发症的证据，考虑可能是急性排斥反应，可以根据经验使用类固醇治疗和（或）进行移植胰腺活检。血淀粉酶由极高突然降低时，应注意坏死性胰腺炎可能。此外，血清淀粉酶和脂肪酶水平结合血清人阳性胰蛋白酶原，对移植物失功有预测价值。

在膀胱引流的病例中，尿淀粉酶在 48 小时后开始增加，并最终达到峰值，监测每小时尿淀粉酶变化可精准评估移植胰腺的功能。对于膀胱引流的胰腺移植患者出现血清淀粉酶 / 脂肪酶升高，需要同时评估尿淀粉酶，通常用 Foley 导管对膀胱进行减压，如果血清淀粉酶 / 脂肪酶恢复正常，尿淀粉酶恢复到基线水平，则高淀粉酶血症归因于膀胱膨胀，需要调整排尿习惯加以控制。如果尿液淀粉酶没有恢复到基线水平，可以根据经验使用类固醇治疗，如果经类固醇治疗后，尿淀粉酶恢复到基线水平，血清淀粉酶 / 脂肪酶恢复正常，则是轻度急性排斥反应，否则需要移植胰腺活检以指导进一步治疗。在 12~24 小时内，尿淀粉酶水平下降超过 50%，需要考虑移植胰腺排斥反应或移植胰腺炎。

已经建立许多检测排斥反应高危患者标志物的方法，包括 HLA 抗体、抗内皮抗体、膜糖蛋白 CD30、趋化因子 CXC 配体 9 和配体 10，以及测定供体特异性记忆 T 细胞反应性。但这些标记物主要描述受体的免疫状态，对监测急性排斥反应方面并没有很大帮助。

超声检查在诊断急性胰腺排斥反应方面作用有限，但它是监测移植物灌注非常有价值的工具。任何时候均要警惕酶学的异常升高，及时进行超声检查。术后每日行床旁胰腺超声检查，观察胰腺形态、大血管及腺体内血流变化、移植胰腺周围情况。术后第一日的超声造影也有助于早期判断胰腺血流灌注。超声造影诊断动静脉血栓形成具有极高的敏感性和特异性。动脉血栓时 B 超显示移植胰腺体积增大，腺体回声不均，CDFI 不能探及胰腺内动脉血流信号，超声造影表现为栓塞动脉无显影，供血区腺体无造影剂灌注；胰腺静脉回流系统血栓时，超声检查可见移植胰腺肿大，轮廓不清，回声减低不均，腺体内不能探及静脉血流信号，动脉血流速度减低、阻力升高，甚至有反向血流，超声造影可证实静脉回流系统血栓。但超声造影存在局限性，肥胖患者、术后肠麻痹、腹胀均影响图像质量。

计算机断层扫描（computed tomography，CT）是许多中心移植后早期评估的首选，可评估移植物和整个腹部情况。动脉和静脉期成像结合三维重建还可以提供移植物血管的信息，用于评估与动脉或静脉血栓、外部压迫、出血或假性动脉瘤相关的并发症。磁共振成像及核素对早期移植胰腺功能的评价作用尚不明确。介入操作下血管造影通常用于术后消化道出血的病例。

胰酶作为急性排斥反应标记物的特异性较低，大多数血液和血清胰酶升高是激活的免疫状态，而不是排斥；同时移植的来自同一供体的肾脏也不是一个可靠的替代指标。胰腺移植活检仍然是诊断胰腺排斥反应的金标准。虽然 CT 或超声引导下的经皮胰腺活检目前较为频繁，但并发症的发生率仍高达 11%。可经膀胱镜和肠镜下获取移植物十二指肠黏膜，这种活检方式几乎没有并发症，根据以十二指肠黏膜作为胰腺替代标记物的临床研究，十二指肠黏膜与胰腺实质组织学方面高度相关。除经皮胰腺活检，近年来腹腔镜移植胰腺活检有逐渐增多的趋势。

十一、镇静镇痛

疼痛可能是术后痛苦的一个严重来源，适当的镇静镇痛可以降低氧耗，减少应激，减少相关的精神并发症（如谵妄）的发生。镇静、镇痛不足可能导致人机不协调、焦虑、躁动、意外脱管等，而深度镇静则可能增加患者神经系统并发症甚至病死率。其核心概念是早期镇痛促进舒适，最小化镇静和最大化人文关怀。有多种方法用于术后的镇静镇痛评估，疼痛评分有数字评分法、行为疼痛量表，镇静评估有 Richmond 镇静躁动评分以及重症监护疼痛观察工具等，谵妄评估有 ICU 患者意识模糊评估法和重症监护谵妄筛查量表。镇静药物可选择右美托咪啶联合阿片类镇痛剂如瑞芬太尼等。

第二节　术后稳定期的管理

患者通常需要 ICU 监护治疗 2~3 天，待生命体征平稳、血流动力学及移植物功能稳定后，可进一步转入普通病房治疗。转入普通病房后可继续予以生命体征监护。

可予低剂量乳果糖促进胃肠蠕动，有利于患者排气排便。患者排气后，可夹闭胃管并予饮水，如无腹胀、恶心、呕吐等不适可予拔除，并予流质饮食，逐渐过渡到半流食、软食及普通饮食。鼓励患者下地活动，促进胃肠功能恢复。某些糖尿病患者合并胃肠动力不足（如胃轻瘫），可早期应用胃肠动力药物，但避免过早使用新斯的明等作用较强的胃肠动力药物，避免肠道吻合口瘘。

糖尿病是肾衰竭、新发性失明和非创伤性下肢截肢的主要原因，还会引起胃轻瘫、自主神经病变、周围神经病变、视网膜病变、周围血管疾病、心脏疾病和抑郁症等一系列继发性并发症，许多糖尿病的继发性并发症在胰腺移植术后可能会持续存在。约 18% 的患者出现移植后胃轻瘫，对于这些患者，应在术后维持 CNI 略高浓度基础上减少霉酚酸酯的剂量，避免术后使用阿片类药物镇痛治疗。在术后早期服用抗恶心的药物，如异丙嗪或昂丹司琼。术后第 3 天或第 4 天，如仍不能排便，可加用灌肠剂。对于持续的胃轻瘫，鼻空肠管喂养可能对提供营养和管理症状有很大的帮助。甲氧氯普胺具有通过阻断多巴胺 D2 受体的止吐和促动力特性，可用于胃轻瘫的药物治疗。红霉素是一种大环内酯类抗生素，作为胃动素激动剂刺激胃收缩和增加胃肠动力，是糖尿病胃轻瘫患者的一个很好的选择。但红霉素能够提高他克莫司血药浓度，并且因其快速耐受性导致长期使用受限。多潘立酮是多巴胺 D2 受体拮抗剂，在改善症状和加速胃排空方面与甲氧氯普胺有相似的效果，但没有甲氧氯普胺的不良反应。内镜下幽门内注射肉毒杆菌毒素也被用于治疗严重的胃轻瘫。

在术后 4~5 天，在引流液逐渐减少、引流液中淀粉酶下降理想时拔除移植胰腺周围引流管；如果患者膀胱条件良好，第 6 天可拔除导尿管；如术中放置输尿管支架管，于术后 1 个月经膀胱镜拔除。中心静脉导管便于静脉药物的给予和液体的输注，某些药物、血液制品及生物制剂需要经中心静脉给予，中心静脉导管还便于测量中心静脉压协助判断血管内容量状态，根据患者的需要和不同移植中心的习惯，中心静脉导管保留时间不同，通常不超过 2 周，以避免导管感染等并发症。

应口服降压药物平稳控制血压，避免血压过高及低血压。对于口服药物难以控制的高血压和低血压，首先评估处理容量负荷的因素，可分别选择硝酸甘油、硝普钠、乌拉地尔持续静脉泵入降压治疗，或持续静脉泵入肾量多巴胺升压治疗。

大多数中心免疫诱导采用 ATG，低免疫风险患者也可考虑应用 IL-2 受体阻滞剂（达利珠单抗、巴利西单抗）。免疫维持方案通常选用 CNI+ 霉酚酸类 + 激素。西罗莫司作为单一疗法或与其他药物联合使用的趋势日益增长。此外减激素或免激素方案的使用逐渐增加，占所有 SPK 和 PAK 的 1/3 左右。服用 CsA 或他克莫司期间，每 3~4 天监测血药浓度，及时调整药物用量。

在 ICU 及术后早期，通常采用低分子肝素进行预防性抗凝治疗，根据患者体重计算每日的使用剂量 [100Axa IU/（kg·d）或 40~60IU/kg]，分 2 次使用，使用期间监测凝血指标，血栓弹力图较常规 DIC 监测更具临床指导意义。使用低分子肝素 5~7 天后，改为口服抗凝治疗，如拜阿司匹林肠溶片 100mg/d，可联合氯吡格雷或利伐沙班。

在术后早期大剂量使用静脉激素期间，通常给予患者静脉质子泵抑制剂，以避免或减轻应激性溃疡，必要时予黏膜保护剂口服，5~6 天后可改为口服质子泵抑制剂。生长抑素需要使用 10~14 天，术后 3~4 天可持续静脉泵入思他宁（注射用生长抑素），鼓励下地活动后，改为奥曲肽皮下 0.1mg q8h 皮下注射，第二周酌情减量至停用。

抗感染治疗通常需要 7~10 天。常规定期留取血液、尿液、痰液、引流液，行病原学检查，根据各种体液培养结果调整抗感染治疗方案。定期监测炎症感染指标水平及变化趋势协助指导抗感染治疗，如 C- 反应蛋白、降钙素原、G 试验、GM 试验、IL-6 水平等。虽然病原微生物 2 代基因测序（NGS）价格昂贵，但对于术后早期明确感染病原体具有价值。预防性抗 CMV 治疗通常用于供、受体至少一方阳性的患者，也有中心采用缬更昔洛韦进行普遍预防。

因为术后解剖复杂，难以区分异体移植物与邻近结构，以及术后并发症的多样性，超声、CT 和磁共振成像在这种情况下都有特定的优势和局限性。移植物功能恢复良好时，通常每 3~4 天行移植物彩色多普勒超声检查。术后 2 周内是移植胰腺血栓高发期，通常与外科技术相关，2 周后的移植胰腺血栓多与免疫因素相关。定期进行彩色多普勒超声检查可观察移植物血管阻力指数、实质回声、积液积血。移植物功能恢复不良时，每天进行 1~2 次彩色多普勒超声检查是必要的。CT 可评估移植胰腺，特别是在排除脓肿形成或评估可疑的肠道并发症（与十二指肠吻合相关的积液、吻合口瘘、肠梗阻），也能够支持移植胰腺炎及其后遗症的诊断。CT 不能鉴别移植胰腺炎和急性排斥反应，可能需要移植物活检。对比增强磁共振血管造影术能准确评估胰腺移植的动脉和静脉解剖，可评估血管并发症；无增强磁共振成像有助于区分胰腺移植物与相邻结构，优于普通 CT 平扫。

切口裂开和感染是移植术后常见的并发症，与糖尿病及免疫抑制剂（西罗莫司和霉酚酸酯）的应用有关。肥胖与伤口延迟愈合有关，术前减重有利于术后伤口管理，术中可采用减张线缝合。对于术后感染或皮下脂肪液化伤口，及时拆除部分缝线以充分引流。愈合良好的伤口，通常在术后 3 周拆除皮肤缝合线，可采用间断拆线的方法分次拆线。

（扫码查看参考文献）

第十一章　胰腺移植的免疫维持治疗

胰腺移植受者（尤其是单独胰腺移植受者）具有高免疫原性，所需要的免疫抑制剂量要比肾脏移植、肝脏移植与心脏移植大得多。胰腺移植患者需要足量的免疫抑制维持治疗，不仅为了预防排斥反应，还为了避免糖尿病再复发。

第一节　糖皮质激素

自从实体器官移植开展以来，糖皮质激素（以下称为"激素"）就是免疫抑制维持治疗、诱导治疗和抗排斥治疗的主要药物，目前激素仍然是三联维持方案中的一部分。但是，近年来由于激素的长期不良反应和对患者生存质量的不良影响，人们已经尝试将激素从长期免疫抑制方案中撤除。

一、作用机制

激素是一种有效的免疫抑制剂和抗炎药物，作用机制复杂，在许多方面影响免疫系统。当用于维持治疗时，它们的免疫抑制活性重要且有效；当用于抗排斥反应治疗时，它们的抗炎活性也同等或更加重要。激素是具有非特异性抗炎作用的免疫抑制剂，在T细胞活化的多个环节发挥作用。它们抑制信号传导和白细胞黏附，抑制细胞因子的产生。激素不仅影响T淋巴细胞的功能，还抑制单核细胞向炎症部位的趋化，抑制淋巴细胞与单核细胞间的相互作用。目前对其作用机制的研究还不十分确切。在应用激素时经常出现淋巴细胞减少，这可能与淋巴细胞传输（如循环中的淋巴细胞再分布到骨髓）、未成熟T淋巴细胞分裂和活化T淋巴细胞凋亡有关。

二、在胰腺移植中的临床应用

自第一例胰腺移植以来，大剂量的激素就被用于诱导治疗，随后逐步减量直至维持治疗。随着他克莫司（TAC）和吗替考酚酯（MMF）问世、外科技术的发展、预防性抗微生物药物的应用以及排斥反应诊疗手段的进步，很多移植中心报告了胰腺移植的激素撤除或无激素方案。

（一）CsA 时代的激素撤除

Cantarovich 等人报告了 40 例 SPK 受者，术后 30~45 天开始撤除激素，只用环孢素（CsA）及硫唑嘌呤（AZA）治疗，没有发现排斥反应发生风险增加。但是因为 AZA 会引起白细胞减少或贫血，1/3 的受者不得不继续使用激素治疗。

尽管有撤除激素的研究，但激素仍然是胰腺移植受者以 CsA 为基础的免疫抑制维持方案中的重要选择。

（二）TAC 时代的激素撤除

采用 TAC-MMF 免疫抑制维持治疗（同 CsA-AZA 比较）方案后，急性排斥反应和排斥造成的移植物丢失的发生率显著降低，这使人们对撤除激素又重新萌发了兴趣。在一个前瞻性、随机开放的研究中，明尼苏达大学研究组探讨了移植术后 6 个月到 36 个月时，撤除激素对移植胰腺和患者生存率、排斥反应发生率和脂类代谢的影响。共有 50 例患者（25 例 SPK、25 例 PAK）被随机分成两组，一组接受了标准免疫抑制治疗，另一组撤除了激素。术后 1 年，两组间移植物和患者生存率、因排斥反应而造成的移植物丢失率、排斥反应的发生率都没有差别。但是在激素撤除组，血清胆固醇与甘油三酯水平有明显改善，受者整体生活质量也有所改善。

Kaufman 等人研究了诱导治疗时期快速撤除激素的效果（早到术后第 6 天）。受者接受了 TAC-MMF 或 TAC-SIR 维持治疗。同过去的 87 例 SPK 受者组比较（行标准的激素治疗，而且应用标准减药方案，用 TAC-MMF 维持治疗），快速撤除激素组的排斥反应发生率并没有提高，因排斥反应而造成的移植物丢失也没有增多，并且没有人重新接受泼尼松治疗。

根据这些研究显示，SPK 受者早在移植术后 6 个月时就撤除激素是安全的，而且还可能更早撤除。作为对早期撤除激素的补偿，SPK 受者可能需要适当提高 CNI 类药物浓度，或适当延长抗 T 淋巴细胞诱导治疗的时间。因为 SPK 受者绝大多数的排斥反应都是在移植术后 3 个月内发生的，因此在这段时间应进行密切监测。如果长期随访发现 SPK 受者撤除激素后有令人满意的结果，那么将来可能只在诱导治疗和挽救治疗时才使用激素。

另外，患者也要求撤除激素或使用无激素方案。明尼苏达大学的前瞻性随机研究中，绝大多数的对照组参加者在研究开始的第 12 个月都表示希望撤除激素，因为他们从实验的比较对象身上看到了无激素方案的优点，即生活质量提高、体重减轻、高血压及高脂血症有所改善。在移植物失功时如果想撤除激素，应当在几个月内缓慢撤除。

第二节　环孢素 A

环孢素 A（CsA）是从两种真菌 *Cylindrocarpon lucidum* Booth 和 *Tolypocladium inflatum* Gams 中分离出来的，最初被认为是一种抗真菌药物。很快，Borel 等人提出 CsA 在体内及体外均具有免疫抑制作用。Calne 等人首次将 CsA 应用于临床研究，包括 32 例肾移植，2 例胰腺移植及 2 例肝移植，都获得成功。随后，CsA 在全世界被广泛应用于器官移植。

CsA 呈环形结构，由 11 个氨基酸组成。20 世纪 90 年代中期，开发了 CsA 的微乳化制剂，显著提高了 CsA 的吸收率和生物利用度，药物暴露量多出 40%。这种微乳化形式目前已得到了广泛应用。

一、作用机制

CsA 在细胞浆中与环孢素 A 以高亲和力结合。CsA– 环孢素 A 复合物结合钙及钙调素依赖的丝氨酸苏氨酸蛋白磷酸酶，抑制了 DNA 结合蛋白的去磷酸化，例如活化 T 细胞的核因子的去磷酸化，从而阻止了它向细胞核内的移位，并阻断了细胞因子（尤其是白细胞介素 –2，即 IL–2）的基因转录。

这种机制导致了 DNA、RNA 和蛋白质合成被抑制，细胞周期停滞于 G0–G1 期。在细胞学水平上，CsA 最突出的作用是针对辅助性 T（CD4）淋巴细胞，阻止细胞因子的产生及细胞毒性 T 淋巴细胞的生成和增殖。CsA 可以同时抑制混合淋巴细胞反应，并干扰淋巴细胞的迁移。

二、在胰腺移植中的临床应用

20 世纪 70 年 CsA 被 Calne 等人首次用于治疗两名胰腺移植受者：一人同时行肾移植，另一人同时行肝移植。两人分别于移植后 3 个月和 1.5 个月停用胰岛素，且未使用激素进行免疫维持治疗。两个移植胰腺在术后 2.5 年随访时仍有功能。

最初胰腺移植受者单独使用 CsA 的效果并不理想，但与泼尼松联合使用似乎能改善移植物生存率。1988 年一项 IPTR 的资料表明，应用三联免疫疗法（CsA、AZA 和激素）时，器官生存率明显高于应用两联免疫方案（CsA 和激素，或 AZA 和激素）。20 纪 80 年代中期开始对 CsA 血药浓度进行更好的监测，静脉应用 CsA 弥补术后早期口服 CsA 肠道吸收不良的缺点。CsA 及 AZA 安全地联合应用，使三联免疫抑制方案在胰腺移植受者中成为最流行的方案。CsA 的肾毒性经常加重移植肾损伤，使用有效的抗 T 细胞药物作为诱导治疗可推迟 CsA 的应用时间。

虽然 CsA 的应用是胰腺移植取得成功的主要原因，但是许多影响移植胰腺（肾脏）功能的不良反应也越来越多。在 1983 年，Stockholm 小组第一次报道了一组 4 例胰腺移植受者在移植后 1~7 个月由 AZA 切换为 CsA 后出现糖代谢异常。空腹血糖和血浆中 C 肽水平增高，以及血糖清除率降低，提示 CsA 并不影响胰岛素的分泌，但是可以诱导胰岛素抵抗，从而引起糖耐量异常。CsA 造成胰腺移植患者 B 细胞损伤已有报道，但是这种情况通常与剂量相关，并且是可逆的。

CsA 因其肾毒性不良反应，导致其临床应用十分棘手。20 世纪 80 年代明尼苏达大学报道了 CsA 对非尿毒症患者自体肾脏的毒性作用，但 CsA 对自体肾脏的损伤不易被发现，需要连续的肾脏活检来评估 CsA 的组织学影响。一个组织病理学的远期随访调查显示，在移植后 5 年内，应用 CsA 的 PTA 受者会出现严重的肾小管间质和肾小球硬化改变。

胰腺移植患者中也可发现一些少见的不良反应。许多症状与 CsA 的神经毒性有关，例如感觉异常、卒中，较为少见的还有精神错乱、失语、共济失调，这些症状均为剂量相关性，药物减量或停药后症状可以明显改善。

自 CsA 在胰腺受者中应用以来，患者体内的药物动力学特性和生物利用度的可变性受到了关注。Davidson 等已经证明了保持足量 CsA 水平的重要性，他指出 SPK 受者早期（术后 16 周）CsA 浓度在 400ng/ml 以上，几乎没有移植物排斥反应发生，但 35% 的患者会出现肾脏毒性；血药浓度介于 300~400ng/ml 之间，排斥反应发生率为 6%，但是肾脏毒性的发生率降至 10%；血药浓度低于 300ng/ml，则排斥反应发生率为 16%，但是肾毒性的发生率仅为 3%。因此，他认为 CsA 血药浓度介于 300~400ng/ml 最为理想，因为该水平下早期和迟发性排斥反应的发生率都很低。CsA 微乳剂可以提高其生物利用度，在 SPK 受者中其 C_{max} 增高并且提前，AUC 增加 5%~10%。

一份来自荷兰的研究表明，6 位合并糖尿病胃瘫的 SPK 受者中，微乳化 CsA 比标准剂型的药物在体内暴露更好，但是患者间的血药浓度也存在差异。Chapman 等对 17 名 SPK 受者的一个研究显示，当由标准剂型改为微乳剂后，谷浓度增加 36%，其血药浓度峰值增加了 143%，9 小时 AUC 增加了 89%。他们总结认为，微乳化 CsA 与标准 CsA 相比吸收特性更好，这个结果亦被随后的几个研究证实。微乳化 CsA 生物利用度的改善并没有增加其不良反应，但实际上可能会降低排斥反应发生率。

第三节　他克莫司

他克莫司（TAC，又名 FK506）是一种土壤真菌 *Streptomyces tsukubaensis* 产生的大环内酯类免疫抑制剂。它的免疫抑制活性是 20 世纪 80 年代中期在日本被发现的，80年代后期在匹兹堡大学第一次应用于临床。TAC与CsA虽然结构上没有相关性，但作用机制相似，临床上不推荐联合使用。二者可作为对方的替代药物使用，经常与激素和抗增殖药物（如MMF、AZA），或TOR抑制剂（如SIR）联合应用于免疫抑制维持治疗。自20世纪90年代中期以来，TAC在很大程度上替代了CsA，在有高免疫风险（比如再移植或PRA受者）的胰腺、肝脏、小肠及肾移植受者中作为维持治疗的主要免疫抑制药物使用。

一、作用机制

TAC同CsA一样，是一种钙神经蛋白酶抑制剂，抑制细胞因子的产生。尽管二者的药物动力学特性很相似，但是TAC免疫抑制程度是CsA的10~100倍。TAC抑制T淋巴细胞的活化及细胞因子的基因转录，干扰T细胞内（钙依赖）的信号传导途径。

TAC抑制细胞介导的免疫反应，也轻度抑制体液免疫反应。它抑制同种抗原与有丝分裂原诱导的T细胞增殖、细胞毒性T细胞的产生和混合淋巴细胞反应。在排斥反应方面，TAC抑制淋巴细胞迁移。重要的是，TAC不干扰抗原递呈，不抑制活化T细胞被IL-2刺激的继发增殖；而且它也不改变单核巨噬细胞或自然杀伤细胞的功能。

二、在胰腺移植中的临床应用

早期肾脏和肝脏的多中心研究提示，移植术后胰岛素依赖型糖尿病、高血糖和脂类代谢异常显著增加，因此TAC在胰腺移植中的应用较晚。

1994年发表了他克莫司在胰腺移植中应用的第一篇报告。Shaffer等人在2例SPK受者中将TAC用于挽救治疗，成功地逆转了进行性的急性肾脏排斥反应，没有观察到它对胰腺移植物功能的不良影响。在将CsA转换为TAC18个月以后，两名受者的移植肾功能均稳定。二人都未用胰岛素，糖耐量结果正常，糖化血红蛋白水平也正常。1995年，陆续几个中心报告了他们在胰腺移植受者中使用TAC的经验，不仅用于挽救治疗，也用于移植术后早期的初始治疗。当被用于胰腺移植的初始治疗时，急性排斥反应发生率很低，血糖控制也很稳定。

与肝脏移植和肾脏移植不同，最初并没有比较TAC和CsA的随机性、前瞻性试验。尽管如此，几个中心开始将TAC作为胰腺移植受者的基础免疫抑制剂。美国9个移植中心进行了多中心、回顾性分析。总结了154例胰腺移植受者应用TAC的初期经验。研究分为三组：①将TAC用于初始（诱导和维持）治疗的受者；②因为抗排斥和挽救治疗，从CsA转换为TAC的受者；③因其他原因转换为 TAC 的受者（如 CSA 的不良反应，不能维持足够的 CsA 水平）。第一组术后 6 个月 SPK 受者的患者及移植物生存率分别是 90% 和 87%，PAK 受者为 100% 和 80%，PTA 受者为 100% 和 84%。为了比较 TAC 和 CsA 的疗效，IPTR 资料库只对第一组进行了配对分析。在术后 6 个月时，TAC 组 SPK 受者的移植物生存率（87%）要明显高于 CsA 组（70%）。第一组被研究者的条件一致：除了一名受者以外，其他都接受了包括诱导治疗在内的四联免疫抑制治疗，TAC 口服的平均起始剂量是 4mg/d，平均全血浓度是 12ng/ml，没有受者发生永久需要胰岛素治疗的新发糖尿病。TAC 最常见的不良反应中，神经毒性占 16%（最常见症状是震颤），肾毒性占 13%（表现为血肌酐水平的升高），胃肠道毒性占 9%（恶心、呕吐和腹泻是最常见的症状），还有致糖尿病性占 8%，其定义是一过性高血糖（空腹血糖 > 180mg/dL）或一过性需要注射胰岛素。但是在绝大多数受者中，致糖尿病性与排斥反应和感染的发生有关。所有受者最后都血糖正常，仍使用 TAC 治疗。值得一提的是，术后 6 个月时第一次排斥反应的发生率在单纯胰腺移植受者也很低（PTA40%，PAK20%，SPK35%）。在挽救组中，54% 的受者在转换为 TAC 治疗前，采用 CsA 为基础的三联免疫抑制方案时，曾出现过 2 次或更多次的排斥反应。在术后 6 个月，挽救组的患者与移植物生存率分别是：SPK 受者为 91% 及 90%，PAK 受者为 80% 和 40%，PTA 受者为 100% 和 72%。转换成 TAC 6 个月以后，只有 8% 的移植物因排斥而丢失。转换后首次（可逆性）排斥的发生率从 4%（SPK）到 54%（PTA）。这个最初的多中心分析提示，在胰腺移植受者中，当 TAC 用于最初治疗组时，移植物因排斥反应而丢失的发生率较低，当用于挽救组时，移植物挽救率较高。在所有研究组，原发性胰岛素依赖型糖尿病的发生率低于 1%。

一份随访研究提供了 14 个美国研究所共 362 例胰腺移植受者的 1 年患者及移植物生存率。在初始治疗组，1 年后患者与移植物生存率分别是：SPK 受者为 98% 和 88%，PAK 受者为 100% 和 85%，PTA 受者为 79% 和 68%。根据配对分析，使用 TAC 的 SPK 受者比 CsA 组有更高的移植物生存率（88% VS 73%）。但是，两种药物组间因排斥反应导致的移植物丢失率并没有区别。高血糖发作的平均持续时间是 14 天（5~135 天），其中 76% 的受者需使用胰岛素。值得注意的是，术后高血糖主要在排斥或感染发作时发生。随后 2/3 的受者血糖又恢复正常，仍使用 TAC 治疗；1/3 的受者成功地从 TAC 转换为 CsA。没有受者出现新发的胰岛素依赖型糖尿病。在所有受者中，17% 的患者从 TAC 转换为 CsA，这多由于 TAC 的致糖尿病性和肾毒性。因糖代谢受损而转换为 CsA 的受者，血糖随后又恢复正常。

在挽救组，患者和移植物的 1 年生存率分别是：SPK 受者为 90% 和 89%，

PAK 受者为 89% 和 69%，PTA 受者为 100% 和 58%。SPK 受者同单纯胰腺移植受者相比，因排斥反应而造成的移植物丢失率更低，SPK 组为 5%，PAK 组为 20%，PTA 组为 35%。最常见的不良反应是肾毒性（27%）、神经毒性（26%）、胃肠道毒性和致糖尿病性（8%）。在术后 1 年时，20% 的受者又从 TAC 转换为 CsA，主要因为神经毒性。

从这两个多中心研究结果可以看出，通过简单的药物减量或偶尔向 CsA 转换，TAC 绝大多数的不良反应可以得到控制。尽管大约 25% 的受者存在血清肌酐水平的升高，但是没有人因为 TAC 引发的肾毒性而需要透析。在绝大多数受者中，血肌酐水平随着 TAC 的减量而下降。如同 CsA 一样，TAC 肾毒性相关的组织学特点包括近曲小管空泡样变性、肾小球血栓、间质纤维化和小管病变。当 TAC 用于初始治疗时，PTLD 的发生率低于 1%。它的发生率在胰腺移植受者中（同其他实体器官移植受者相比）并不高。值得一提的是，多中心研究中所报道的所有淋巴瘤都起源于肠道。用原位杂交法发现所有淋巴瘤都是 B 细胞淋巴瘤，或免疫过氧化物酶染色为 EBV 阳性，而且其初期症状难以察觉。

以这些多中心研究的结果为基础，出台了 TAC 应用于胰腺移植受者的指导意见。推荐方案包括：口服（或静脉）用药，术后 3 个月内达到全血谷浓度（10~20ng/ml），随后为 8~15ng/ml。口服剂量是 0.05~0.2mg/（kg·d），可以根据移植肾功能调节剂量和用药次数。

随后这些多中心分析结果被几个单中心研究肯定。这些回顾性的单中心研究显示，TAC 在绝大多数病例中的应用效果比 CsA（包括微乳化剂型）更好、效用更强。Carry 等人在一个包括 123 例胰腺移植受者的报告中报道了 TAC 的效果，这些患者应用了 TAC 治疗，没进行抗 T 细胞诱导治疗。与绝大多数中心不同，术前 TAC 是口服给药（0.15mg/kg），术后 5~7 天静脉给药（0.05mg/kg），之后又是口服给药（0.15mg/kg），每天 2 次。因为没进行诱导治疗，术后 2 周内 TAC 全血谷浓度（20~25ng/ml）水平比其他应用诱导治疗的医疗中心高。到术后 3 个月时 TAC 水平降至 8~15ng/ml，随后下降至 7~12ng/ml。患者对静脉 TAC 比较耐受，药物毒性也很小。静脉 TAC 也被成功地用于逆转 SPK 受者的血管性排斥反应。TAC 静脉注射的起始剂量是术后每 24 小时给予 1mg（用药平均持续时间是 7 天），治疗期间的谷浓度是 15~20ng/ml，治疗前为 10~15ng/ml）。另外，所有受者接受 4 天的激素治疗。在合并有血管性排斥反应时，不需要抗体诱导治疗就可以成功逆转急性排斥反应。

几个中心提供了使用 TAC 的胰腺移植患者的长期结果（2 年）。这些资料表明，TAC 是一种安全有效的免疫抑制剂，可以提高患者与移植物生存率，且长期毒性很小。Jordan 等人在研究中发现，在 48 例移植胰腺功能维持 2 年以上的受者中，只有 1 例从 TAC 转换为 CsA 微乳化剂型，原因是持续性的高血糖（空腹血糖＞180mg/dL）。一过性的高血糖发作与排斥反应或高 TAC 水平（19ng/ml）有关；在所有患者进行 TAC 减量后问题得以解决。绝大多数的高血糖事件只在移植术后早期发生（平均为 23 天）。因此有人认为，糖代谢障碍主要在移植术后早期发生，因为早期移植物分泌胰岛素异常（移植物要从保存损伤及其造成的 B 细胞反应降低中恢复过来）。在所有移植物长期有功能的受者中，空腹血糖和糖化血红蛋白的水平是正常的（平均随访时间为 35 个月），没有胰岛中毒的迹象。在排斥反应发生率低的情况下，使用 TAC 的患者有 65% 完全撤除了激素（平均撤除时间在术后 17 个月）。其他中心也有令人满意的长期结果报告，研究结果显示患者的移植物内分泌功能良好。

近年来，欧洲和以色列的 11 个移植中心在胰腺移植受者中进行了第一个比较 TAC 与 CsA 微乳化剂型的前瞻性随机研究。两组都接受了抗 T 细胞诱导治疗，诱导治疗与维持治疗都使用了 MMF 和激素。初期结果显示，移植手术 6 个月后 TAC 组的胰腺移植物生存率（97%）明显优于 CsA 组（83%）；TAC 组无排斥反应发生率（64%）也高于 CsA 组（45%）；另外 TAC 组第一次住院时间（33 天）比 CsA 组短（41 天）。

第四节　霉酚酸酯

霉酚酸酯（mycophenolate mofetil，MMF）是一种口服利用度更好的酯类，其活性型是麦考酚酸（mycophenolic acid，MPA），MMF 在胃肠道转换为 MPA。20 世纪 60 年代后期，有学者报告了 MPA 的抗微生物和抗肿瘤特性。在 20 世纪 80 年代早期，Syntex 研究机构（现为罗氏研究室）的 Allison 和 Eugui 发现了 MPA 的免疫抑制效果。随着 MMF 的开发及其生物利用度和耐受性的改善，Sollinger 率先在临床移植使用 MMF。

一、作用机制

MPA 是一种抗代谢药物，可以干扰原位嘌呤合成。它是一种特异的、非竞争性的、可逆的次黄嘌呤单磷酸脱氢酶（inosine monophosphate dehydrogenase，IMPDH）抑制剂。对任一种酶的抑制都导致核苷酸生成减少，随之细胞增生降低。MPA 不仅抑制有丝分裂原及同种异体特殊刺激后 T 淋巴细胞和 B 淋巴细胞的增生性反应，而且抑制 B 淋巴细胞的抗体生成。所以，MPA 对淋巴细胞具有有效的细胞静止效应，抑制细胞介导的免疫和体液反应。

MPA 的另一个重要机制是，抑制中层平滑肌增生（这种增生与慢性排斥反应有关），这可能降低发生慢性排斥反应的可能性，改善移植物长期生存。

二、在胰腺移植中的临床应用

除了两个前瞻性研究，多数胰腺移植关于 MMF 的报告都是回顾性的。这些报告的焦点集中在两个方面：（1）比较 MMF 与 AZA；（2）MMF 与钙神经蛋白抑制剂（CsA 或 TAC）的联合应用。

（一）MMF 与 AZA 的比较

与 AZA 相比，MMF 更具选择性、更有效，因为它对淋巴细胞增殖有（相对）特异性的抑制作用。所以，MMF 对其他增生组织的不良影响很小。如三大洲和美国多中心研究所示，与 AZA 相比，MMF 组活检证实的排斥反应发生率明显降低，从术后距第一次活检证实的排斥反应间期更长，以及激素耐药的排斥反应发生率更低。但是，两个研究都未表明移植物生存率有改善。三大洲多中心研究的一个随访研究表明，在术后 3 年时，MMF 并没有明显优于 AZA。

几个研究比较了胰腺移植时 MMF 与 AZA 的效果与安全性。除了激素，这些研究中的主要免疫抑制药物都是 CsA。

一个随机性、前瞻性、多中心的研究比较了 SPK 受者中 MMF 与 AZA 对肾移植急性排斥反应的预防作用。这些 SPK 受者被分为两组，MMF 组 74 例，AZA 组 76 例，MMF 每剂 1.5g，每日口服 2 次，AZA 组 1~3mg/（kg·d），每日口服 1 次。术后 6 个月，MMF 组与 AZA 组相比，移植肾排斥反应发生率有降低的趋势（27% VS 39%），但是两者间的区别没有统计学意义。应用 MMF 时，第一次活检证实发生急性排斥反应的时间或到治疗失败所需的时间明显延长。术后 1 年及 2 年，MMA 与 AZA 的患者及移植物生存率没有区别。两组患者均从最初开始接受诱导治疗，CsA 及激素用于免疫抑制维持治疗。两组在感染的发生率方面也未见差异。这个前瞻性研究的不足之处是对移植胰腺排斥反应关注甚少。在没有肾脏排斥反应时，移植胰腺也可能发生排斥反应，或者移植胰腺的排斥反应先于肾脏出现。此外，本研究没有通过外分泌或内分泌的实验室参数常规地监测移植胰腺功能。

在 Odorico 等人的一个回顾性研究中，对同时接受 CsA 治疗的 358 例 SPK 受者进行了分组比较：MMF 组（n=109，3g/d）和 AZA 组 [n=249，2mg/（kg·d）]。所有受者都接受了抗体诱导治疗。术后 2 年，MMF 组的移植胰腺及移植肾脏生存率（95% 和 95%）都明显高于 AZA 组（83% 和 86%）。与 AZA 组相比，MMF组的活检证实肾脏排斥反应发生率、临床有意义的移植胰腺排斥反应发生率以及激素耐药的排斥反应发生率都明显降低。值得注意的是，MMF 与机会性感染的发生率升高并不相关。同样，Elkhammas 等人在关于 74 例 SPK 受者的综述中报告，MMF 组急性排斥反应发生率下降了 50%。

尽管在胰腺移植受者中比较 MMF 及 AZA 效果的研究并不多，但绝大多数胰腺移植中心都已经从使用 AZA 转换为应用 MMF。2001 年，根据美国 IPTR/UNOS资料，98% 的胰腺移植中心将 MMF 用于初始的免疫抑制维持治疗。

（二）MMF 与钙神经蛋白抑制剂的联合应用

Stegall 等人进行了一个前瞻性、随机的研究，在 36 例 SPK 受者中比较了MMF-TAC 与 MMF-CsA 微乳剂的效果。所有受者都接受了 OKT3 诱导治疗以及三联免疫抑制维持治疗，其中包括泼尼松。随访时间不长，两组间患者和移植物生存率、感染发生率、代谢、糖化血红蛋白、血清胆固醇水平、高血压方面无明显差异。术后 3 个月时，两组受者活检证实的急性排斥反应发生率都是 11%。在TAC 组，3 名患者改用 CsA 微乳剂（用于头痛、移植术后糖尿病以及慢性 CMV感染）。Stegall 等人总结认为，当 TAC 或 CsA 与 MMF 联合应用于 SPK 受者时，急性排斥反应发生率低，移植物功能相似，代谢对照参数也未见差异。当 MMF受者与应用 AZA 的历史对照组比较时，MMF 组活检证实的急性排斥反应发生率显著降低。由此可见，MMF 不仅安全且有效，受者可以很好地耐受 2g/d 的标准维持剂量，几乎没有必要进行剂量调整。

在 16 个美国移植中心对 102 例 SPK 受者的多中心回顾性研究中，Stratta 等分析了 MMF 及 TAC 同时使用的安全性和有效性。被研究人群本身并不完全一致（其中 30% 没有接受诱导治疗，2% 为肠引流，15% 接受了供者特异性的骨髓移植，12% 既往接受过移植）。研究人群包括将 TAC 与 MMF 作为初始治疗药物的受者（30%），还有后来转换为 TAC-MMF 的受者（70%）。在移植术后 6 个月，对于接受这两种药物作为起始治疗的 SPK 受者，患者生存率是 100%，移植肾脏生存率是 97%，移植胰腺生存率是 97%。平均 TAC 口服维持剂量是（13±6）mg/d，平均谷浓度是（13±4）ng/ml，平均 MMF 维持用药量是（1.65±0.5）g/d。排斥反应发生率与主要感染发生率都是 37%；有 63% 的受者发生了不良反应，胃肠道毒性是最常见的不良反应（50%）。20% 的受者因为药物毒性必须停用一种或两种药物。在移植术后 8 个月，在药物转换组（从移植到开始应用 TAC 与 MMF 的平均时间为 7 个月），患者生存率是 97%，移植肾脏生存率是 94%，移植胰腺生存率是 96%。因排斥反应的移植物（胰腺或肾脏）丢失率是 10%。转换组的平均 TAC 口服维持剂量、平均谷浓度和平均 MMF 维持用药量与起始治疗组未见差异。排斥反应发生率是 21%，主要感染的发生率是 29%。不良反应发生率为 58%（胃肠道毒性最常见），导致 33% 的受者停用一种或两种药物。这个研究表明，MMF 与 TAC 联合应用能够保证短期效果，但是需要长期随访来重点监测药物毒性作用。

明尼苏达大学的系列研究发现，将 TAC 及 MMF 用于诱导治疗和维持治疗可以明显改善术后疗效。在 120 例胰腺移植受者中（61 例 SPK，44 例 PAK，15 例 PTA），1 年移植胰腺生存率分别是 86%（SPK）、77%（PAK）和 50%（PTA）。值得注意的是，没有移植肾脏的丢失。同样，首次排斥反应发生率在 SPK 受者中最低（18%），但是在单纯胰腺移植受者中明显升高（PTA67%，PAK50%）。这个研究的配对分析（使用 IPTR 资料，比较 MMF 与 AZA）表明，MMF-TAC 组与 AZA-TAC 组比较，移植物生存率没有明显不同，但是术后 1 年 MMF-TAC 组的首次排斥反应发生率（15%）低于 AZA-TAC 组（43%）。常见不良反应包括胃肠道毒性（53%，由 MMF 与 TAC 引起）、血液系统毒性（24%，由 MMF 引起）、肾脏毒性（18%，由 TAC 引起）、神经系统毒性（11%，由 TAC 引起）。术后 1 年受者从 MMF 到 AZA 的转换率分别是 14%（SPK）和 31%（PTA）。常见的换药原因是胃肠道毒性（尤其是 PTA 与 PAK 受者）。这个研究还表明，应用 MMF-TAC 时，术后感染与 PTLD 的发生率低。

Bruce 等进行了一个回顾性分析，比较了 MMF-TAC 及 MMF-CsA 微乳剂两种方案。两组患者中 20 名受者接受了 CsA 微乳剂与 MMF；31 名受者接受了 TAC 与 MMF。所有人都接受了诱导治疗。最初 CsA 的谷浓度是 300~400ng/ml，维持治疗时减量至 150~200ng/ml。最初 TAC 的谷浓度是 15~20ng/ml，维持治疗时减量至 5~10ng/ml。MMF 的用药方案是：CsA 微乳剂组的 MMF 剂量是 2g/d，TAC 组的 MMF 剂量是 1.5g/d。所有受者都接受了肠引流，94% 的人接受了门静脉回流。术后 1 年，TAC-MMF 组有移植物生存更佳的趋势，但是统计学上无显著性差异。尽管术后 6 个月时，两组间首次排斥反应的发生率并不存在显著差异，但是 TAC-MMF 组再发排斥反应的发生率、排斥反应造成的移植物丢失率都明显降低。两组间空腹血糖值及感染率不存在显著差异。但是 TAC-MMF 组的血清肌酐水平显著降低，初次住院时间更短。值得注意的是，两组中没有受者因药物毒性而换药的情况。Buce 等人总结认为，尽管 TAC-MMF 组的 MMF 剂量小，但是该组合在 SPK 受者中的效果优于 CsA 微乳剂 -MMF 组合。

一些调查者提出，对于以 TAC-MMF 作为初始治疗的 SPK 受者，是否应进行抗 T 细胞药物诱导治疗。Burke 等对 9 例胰腺移植受者（8 例 SPK，1 例 PAK）进行短期随访，证实了无抗体诱导治疗的情况下三联用药的可行性。作为对没有抗体诱导治疗的补偿，在手术室静脉应用 TAC，使其谷浓度在初始时就保持在较高水平（15~20ng/ml）；MMF 口服剂量是 2g/d。另有研究报告，术后 6~9 个月时，接受 TAC-MMF 治疗并且术前只用一剂抗淋巴细胞球蛋白的 SPK 受者有很好的患者和移植物生存率。一个前瞻性的随机研究也证明了这个免疫抑制方案与 CsA-AZA 合并 10 天的 ATG 治疗方案一样有效。接受 TAC-MMF 治疗的 SPK 受者，排斥反应发生率相对较低，这促使一些研究者在术后 6~12 个月时成功中断激素治疗，并且不发生免疫不良反应。

Kaufman 等人发表了 TAC-MMF 长期结果的单中心报告，在一个有 50 例 SPK 受者的研究中，所有受者都接受了诱导治疗，TAC 谷浓度维持在 12~14ng/ml；MMF 的起始剂量是 3g/d，然后在术后 6 个月时减至 2g/d。患者、移植胰腺、移植肾脏的 2 年生存率分别是 98%、93% 与 90%。18% 的受者需从 TAC 转换为 CsA 微乳剂（由于胃肠道毒性、高血糖或脱发），8% 的受者需要从 MMF 转换为 AZA（由于胃肠道毒性和移植胰腺切除）。但是，与转为 CsA 微乳剂者（44%）相比，术后 6 个月时维持应用 TAC-MMF 的受者，其排斥反应发生率明显降低（10%）。

根据 IPTR 资料，绝大多数移植中心现在已经将他们的免疫抑制主导方案由 CsA-AZA 转换为 TAC-MMF。

（扫码查看参考文献）

第十二章　胰腺移植术后围手术期感染及预防

近 30 年来，随着移植技术的日渐成熟与新型免疫抑制剂的先后问世，肾脏、胰腺、肝脏、小肠、心脏和肺脏等实体器官移植（solid organ transplantation，SOT）取得了突破性进展，但影响 SOT 受者预后的最主要的两大因素仍然是排斥反应和感染。SOT 受者术后因长期使用免疫抑制剂导致免疫功能低下，从而使继发于各种病原体感染的风险显著增加，特别是在围手术期大剂量使用免疫抑制剂或因排斥反应而冲击治疗时。约 40%SOT 受者在围手术期的死亡原因是感染，或其他并发症伴随重症感染。在感染的病原学中，细菌感染最常见，其次为病毒、真菌；在感染部位方面，肺部感染占据首位。

目前胰腺移植中，胰肾联合移植手术类型占比高达 85%，肾移植的同期进行或膀胱引流术式的采用，使得泌尿系统感染在胰腺移植术后围手术期的感染并发症中占据了较大比例。胰腺移植术后围手术期除了有感染性发热外，还会出现非感染性发热，尤其是不明原因发热。据文献统计，不明原因发热在胰腺移植术后发生比例可达 25%，远高于其他类型的实体器官移植。在 SOT 受者术后，感染问题不仅影响移植物功能，而且显著增加 SOT 受者早期死亡风险，使 SOT 受者术后治疗面临极大挑战。

SOT 受者术后 1 年内约有 80% 的人群会发生至少一次不同严重程度和类型的感染。肺脏作为一个与外界相通的开放器官，发生感染的风险明显高于其他组织脏器，尤其是对于 SOT 受者而言，围手术期大剂量应用免疫诱导剂与免疫维持方案，以及所处医院诊疗场所的环境等因素，都进一步增加了感染风险。当前移植理念中，围手术期会强调对排斥反应的过度控制，使得受者免疫水平处于过度抑制状态，也在一定程度上增加了机会致病菌的感染风险。此外，SOT 受者感染后存在临床表现与严重程度不同步的情况，使得早期诊断极为困难，不能及时处理，严重时将影响受者的近期与远期预后。因此，移植领域内的感染问题需要移植医生给予更多的关注。胰腺移植因其排斥反应风险高，往往在免疫水平的抑制程度上会更强。胰腺移植过程中，部分供体十二指肠段的移植既增加了手术操作的复杂性，同时也带来了肠道微生物的暴露。此外，胰腺移植术后外科并发症具有多样性与高发病率的特点。

第一节　手术部位感染

一、概述

手术部位感染（surgical site infection，SSI）是实体器官移植术后早期感染的主要并发症，常见原因是手术复杂、免疫抑制和患者存在合并症（糖尿病、高血脂、高血压等）。这些感染可根据部位分为浅表切口 SSI、深部切口 SSI 或器官 / 间隙 SSI。由于其他重要因素，如潜在的终末期器官衰竭、免疫抑制、供体和受体的长期住院、器官运输与保存以及既往抗生素接触史，还可能导致多重耐药菌感染。

器官获取和移植网络（OPTN）报告称，2018 年美国共进行了 36527 例实体器官移植，分别来自死亡和活体捐赠者。1988 年至 2019 年，美国进行了超过 75 万例器官移植。

随着外科临床的发展，尽管控制感染取得了很大的进步。但手术部位感染仍然是最常见的医疗相关感染之一。特别是，SSI 在移植受者中仍是一个突出的问题，接受 SOT 受者的 SSI 发生率高于接受清洁或清洁 – 污染手术的非 SOT 受者。

根据不同类型的器官移植和不同时期的报道，3%~53% 的移植受者发生过SSI，小肠 / 多器官移植的 SSI 发生率最高（当使用假体网时，SSI 发生率可达到 90% 以上），其次是肝脏和胰腺移植。SSI 可延长平均住院时间，增加再入院率，增加住院费用。SSI 也增加 SOT 受者的移植物衰竭和死亡率。所以，在实体器官移植中最小化手术部位感染至关重要。

同时，SOT 受体也面临着抗生素耐药菌感染的高风险。多重耐药菌（multidrug - resistant organism，MDRO）感染与发病率和死亡率增加相关，特别是在 SOT 受体中。一项评估肝和肾移植受者预后的研究发现，在感染碳青霉烯耐药鲍曼不动杆菌的患者中，67% 的死亡与感染 MDRO 有关，这增加了感染风险，包括 SSI，可能与移植前患者大量接触抗生素以及长期住院有关，这两者均为 MDRO 定植和感染发展的已知风险因素。手术部位感染不但造成巨额的费用，还增加住院时间，也是术后再入院的最常见原因。

美国疾病控制与预防中心（CDC）的分类系统对 SSI 进行分类如下。

（1）浅表切口 SSI　仅涉及切口的皮肤或皮下组织。

（2）深部切口 SSI　涉及切口部位深部软组织（如筋膜和（或）肌层）。

（3）器官 / 间隙 SSI　涉及手术过程中切开或操作的任何身体部位，不包括皮肤切口、筋膜或肌肉层。

二、胰腺和胰肾移植 SSI

1.SSI 的流行病学

据报道，胰腺移植（PT）或胰肾同时联合移植（SPK）受者中有 9% 至 45% 发生 SSI。这一较高的发生率可能与这些手术的清洁 – 污染切口性质以及所有 PT 受者患有糖尿病有关，糖尿病是移植后感染的已知危险因素。SSI 的类型因胰液引流术式的不同而有所差异。当采用肠引流术式时，涉及腹腔间隙的 SSI 更为常见；当使用膀胱引流术式时，涉及生殖泌尿道的 SSI 更为常见，例如尿路感染。研究显示，如果采用膀胱引流术式，移植后 3 个月内的尿路感染率高达 48%。SSI 对 PT 和 SPK 移植受者的预后有显著影响，因为涉及深部器官间隙的 SSI 与住院时间更长、移植物丢失增加和患者死亡率增加有关。

PT 或 SPK 移植后 SSI 的危险因素包括：①受体因素，如再手术等；②手术因素，如 SPK、手术时间延长、缺血时间延长（> 4 小时）、肠引流（而不是膀胱引流）、移植后瘘、手缝吻合、输血；③供体因素，如 55 岁以上的器官供体；④同种异体移植物因素，如急性肾小管坏死（ATN）或移植排斥反应。在一些研究中，膀胱外分泌引流与较高的感染风险相关。值得注意的是，移植前使用腹膜透析与移植后腹腔内感染的风险增加无关，并且服用他克莫司和环孢素的患者的 SSI 发生率没有差异。

胰腺移植中引起 SSI 的最常见微生物类型取决于 SSI 的位置。在浅表切口 SSI 中，金黄色葡萄球菌、CoNS 凝固酶阴性葡萄球菌和革兰阴性菌，特别是大肠埃希菌和克雷伯氏菌是最常见的。在深部器官 / 间隙 SSIs 中，肠球菌、链球菌、厌氧菌、革兰阴性菌和念珠菌种类更为常见。总的来说，革兰阳性菌占主导地位（约占 SSI 的 66%），革兰阴性菌和念珠菌出现的频率较低（分别约占 SSI 的 19% 和 15%）。与其他 SOT 类型一样，2009 年发表的一项研究发现，耐药菌（MDROs）的感染风险增加，其移植中心的大多数手术部位感染（SSI）是由克雷伯氏菌引起的，其中 42% 的克雷伯氏菌产生超广谱 β– 内酰胺酶（ESBL）。人型支原体在人群中的感染较少发生，但在对广谱 β– 内酰胺类抗生素无反应时，应考虑作为移植术后手术部位感染鉴别诊断的潜在病因。

2. 围手术期抗生素预防

有一项前瞻性随机对照试验评价了抗生素在胰腺移植中的预防作用。该试验主要包括肾移植受者和 24 名胰腺移植受者，研究发现在评价术后感染时，万古霉素加庆大霉素与头孢唑林加庆大霉素没有差异。在这项试验之外，还有评价 PT 受者手术预防的回顾性研究，这些研究显示，预防性治疗将 SSI 的发生率从

7%~50% 降低到 7%~33%。

在一项单一观察性研究中，氟康唑已被证明可将 PT 患者念珠菌 SSI 的风险从 10% 降低到 6%。由于最常见的 SSI 类型是由革兰阳性皮肤菌群引起的浅表 SSI，IDSA/ASHP/SIS/SHEA 指南建议使用第一代头孢菌素。然而根据临床经验，基于 SSI 可能病因的多样性，可能需要更广泛的覆盖范围，一种可能的替代方案是使用氨苄西林舒巴坦加氟康唑。对于每一种器官移植类型，应根据受体和供体的感染情况进行修改。

大多数针对 PT 和 SPK 移植受者的研究是使用 48~72 小时的抗生素预防。在研究和临床实践中，氟康唑的使用从 1 天到 28 天不等。没有数据支持延长抗菌或抗真菌治疗的持续时间，因此通常将氨苄西林舒巴坦的治疗时间限制在 ≤ 48 小时，氟康唑的治疗时间限制在 ≤ 14 天。通常氟康唑不需要超过单次剂量，但应为具有特定真菌感染危险因素的患者保留更长的治疗持续时间，这些危险因素包括肠道引流、血管血栓形成、灌注后胰腺炎、急性排斥反应、初始移植物功能差、吻合问题、血液透析、移植后剖腹手术等。如果患者在器官移植时因活动感染而接受治疗，应根据目前的感染情况和个体危险因素改变抗生素方案，以针对特定病原体。

第二节 肺部感染

无论是在发达国家还是发展中国家，肺部感染均是患者死亡的主要原因之一。世界卫生组织的调查数据显示，在所有人群中，肺部感染是当下最常见的感染性死亡原因，每年导致约 3500 万人死亡，重症肺炎的病死率更是高达 30%~50%。胰腺移植受者作为免疫抑制人群，发生肺部感染的风险更高，而且这种高风险状态将伴随终身。SOT 术后肺部感染的发生对移植物和受者的生存以及 SOT 受者的治疗花费都有不利影响。许多微生物都可导致胰腺移植受者发生肺部感染，其中一些病原微生物可导致自限性感染，另一些病原微生物则会引起高发病率与高死亡率。由于胰腺移植受者发生肺部感染的病原学不同，其临床表现、诊断、治疗等方面也会随之发生变化，因此获得特定的微生物学诊断对最佳治疗方案的制订具有十分重要的指导意义，特别是对于一些复杂或难治性肺炎。

一、细菌性肺炎

在所有的 SOT 受者肺部感染中，细菌仍是最常见的致病菌。据文献报道，肾移植受者术后发生肺炎的比例约为 4%~6%，而其中细菌性肺炎约占 60%。在胰腺移植术后围手术期，受者发生医院感染的风险较高。细菌性肺炎对肺部的损伤是非特异性的细胞破坏与炎性细胞浸润，会发生不可逆性损伤，同时细菌毒素对机体会造成全身性中毒反应。值得我们关注的是，由于新型免疫抑制剂的不断问世、手术前较长的住院时间、围手术期抗生素的多重治疗以及长时间插管等，在引发移植相关性细菌性肺炎的病原菌中，多重耐药菌株（MDR）的占比在逐渐升高，且由多种病原菌协同致病以及与病毒、真菌等微生物合并引发混合感染的情况亦多见。

（一）分类

依据胰腺移植受者发生感染的时间、病原学证据以及发病环境的不同，可将胰腺移植受者术后细菌性肺炎分为医院获得性肺炎（hospital acquired pneumonia，HAP）与社区获得性肺炎（community acquired pneumonia，CAP）。

HAP是指患者入院时未发生感染或感染潜伏，但在入院48小时后在医院内发生的肺炎。SOT术后围手术期（＜3个月）细菌性肺炎多为HAP或医疗相关性肺炎，这一肺炎中耐药菌感染发生率较高，显著增加了住院时间和医疗费用，是影响移植医疗质量的重要因素。导致胰腺移植受者术后发生HAP的病原微生物主要为革兰阴性杆菌，如铜绿假单胞菌、肺炎克雷伯菌、大肠埃希菌、阴沟肠杆菌、不动杆菌属、嗜麦芽窄食单胞菌等；革兰阳性球菌，如金黄色葡萄球菌尤其是耐甲氧西林金黄色葡萄球菌等引发的肺炎也不少见，此外还有肺炎球菌、军团菌等。

CAP是指在医院外发生的细菌感染性肺炎，其中包括在入院前已明确处于潜伏期的病原微生物感染而入院后发病的肺炎。SOT术后超过1年以上发生的细菌性肺炎多为CAP。导致CAP的病原微生物的诊断对其治疗至关重要，但目前临床上采用各种诊断方法，仍有约50%的患者无法获得其致病菌证据。近年来，随着高通量测序技术在临床诊断中的广泛应用，这一现象得到了极大的改善。肺炎球菌是CAP中最常见的致病菌。除一般人群常见致病菌外，胰腺移植受者发生军团菌、流感嗜血杆菌肺炎以及条件致病菌（衣原体、支原体）的风险也较高，需要引起足够的重视。

（二）临床表现

（1）发热　大多数肺炎患者都可出现发热。在肺炎球菌、葡萄球菌、肺炎杆菌或军团菌等细菌感染性肺炎的发热表现中，体温可高达38℃以上。大肠埃希菌、变形杆菌、流感嗜血杆菌肺炎的发热症状较轻，铜绿假单胞菌肺炎则以体温波动幅度大为特点。极少数患者会出现体温过低表现（低于35℃），多预示预后不良。及时治疗应首先以体温恢复正常为主。

（2）寒战　这是致病菌毒素大量入血所引起的机体应激反应，常与发热相伴出现。通常为寒战后出现发热，且寒战程度与发热的体温成正比，以革兰阳性球菌肺炎患者更明显。

（3）其他症状　胰腺移植受者发生肺炎时，除发热、寒战外也可出现心率加快、恶心、呕吐、腹痛、头痛、关节及肌肉痛以及周身乏力等。呼吸道症状主要有咳嗽、咳痰，可伴胸痛和呼吸急促。

（4）体征　肺炎患者的体格检查常因病期不同而呈不同表现。急性期时患者呈急性热病容，呼吸浅促，轻度发绀或心率增快。肺实变期患者出现呼吸运动减弱（患侧），叩诊呈浊音，呼吸音减低，可闻及管状呼吸音或湿性啰音，侵犯胸膜者可闻及胸膜摩擦音，深吸气时更明显。合并胸腔积液者，叩诊呈实音，呼吸音减低或消失。

（三）一般实验室检查

胰腺移植受者出现肺炎时，血常规内多会有白细胞计数和中性粒细胞百分比的增加，炎症指标 C- 反应蛋白升高、降钙素原显著升高。在进行病原微生物检查时，咳痰标本检查的诊断价值相对低，常需要从下呼吸道直接采集呼吸道分泌物标本。采用防污管样本毛刷（PSB）、支气管肺泡灌洗（BAL）、支气管刷检、冲洗吸引及活检等介入性检查方法，可以提高病原微生物的检出率和准确性。动脉血气分析可及时发现低氧血症的存在，呼吸衰竭者会提示血氧分压、氧饱和度降低，二氧化碳分压升高。

（四）重点实验室检查

（1）呼吸道标本　包括痰液、经人工气道吸引物、BALF、PSB 采集的下呼吸道分泌物以及活组织检查（活检）标本等。应先通过无创的方法留取呼吸道分泌物涂片和半定量培养。个别人群可选择性使用有创操作留取标本，如怀疑有特殊病原体感染者、罹患肺炎经抗菌药物治疗无效的胰腺移植受者、接受机械通气治疗的患者等。

（2）血液标本　应在寒战或发热初起时采血，以便提高培养的阳性率。成人每次应采集 2~3 套血液标本，每套从不同穿刺点采集，每套标本分别经需氧菌和厌氧菌培养。非典型病原体或呼吸道病毒特异性抗体滴度的测定，应采集间隔 2~4 周急性期及恢复期的双份血清标本进行对比。

（3）胸腔积液标本　合并胸腔积液且能够进行穿刺者，应进行诊断性胸腔穿刺，抽取胸腔积液行胸腔积液常规、生化、涂片和培养等病原学检查。

胰腺移植受者标本采集完成后，可应用直接涂片镜检、细菌培养、病原体抗原、抗体及核酸检测等方法进行病原微生物鉴定，以及抗生素药敏检测。高通量测序技术的发展日新月异，其经济成本也有所下降，尤其对于危重症患者可显著提高致病菌检测的灵敏度，缩短检测时间，对临床中罕见或普通细菌培养不易培养出来的致病菌具有很好的诊断价值。但是在应用此技术时，要特别注意以下问题：标本的及时转运（低温）、DNA 或 RNA 无菌处理、生物信息学分析、结果判断等。

（五）影像学检查

胰腺移植受者发生细菌性肺炎时，胸部影像学检查可表现为肺纹理增重、增粗，有渗出性改变，严重者可出现片状、斑片状、浸润性阴影或间质性改变，伴有或不伴有胸腔积液。由于早期胸部 CT 检查往往较胸片能更早地发现肺部隐匿病变，因此应尽可能早进地行胸部 CT 检查，以明确肺部病变部位、范围和严重程度（胸腔积液、空洞），同时评估有无并发症。对于无法行胸部 CT 检查的重症患者，可行床旁 X 线及超声检查，有助于判断肺组织通气改变情况，以及胸腔积液和定位穿刺部位。

（六）治疗

对于胰腺移植受者而言，因服用免疫抑制剂的原因，即便始于轻度的感染，如不能及时有效治疗，病情仍会迅速进展至呼吸衰竭或急性呼吸窘迫综合征，甚至危及移植物功能与患者生命。因此，对于胰腺移植术后感染的治疗应持积极的态度，尽量减少或消除危险因素，对高危受体严密监护、及时治疗。随着新型抗生素的先后问世和对胰腺移植术后肺炎认识的不断加深，移植医生可根据临床经验与实验室检查结果合理选择药物，从而提高治疗成功率。

胰腺移植术后细菌性肺炎总的治疗原则为：①调整免疫抑制治疗方案；②抗病原微生物治疗，所用抗生素的选择应依据供者的病原学证据、受者的临床感染症状及体征，以及受者的病原学依据；③对症支持治疗。具体治疗原则如下。

（1）一般治疗患者　建议卧床休息，适当运动，吸氧雾化，可应用祛痰、化痰性药物治疗。如饮食欠佳，可予静脉补液等治疗。

（2）调整免疫抑制治疗方案　针对胰腺移植受者的免疫特性，其肺炎的发生往往与免疫抑制剂的使用有着密切联系。在肺炎治疗期间应密切观察病情变化及药物浓度，酌情调整免疫抑制治疗方案。方案的调整可以先将抗代谢类药物减量，如 MPA、Aza、Rapa，必要时将三联免疫抑制方案改二联方案，即停用抗代谢类药物，同时将 CNI 类药物剂量进行下调。对于危重症肺部感染，移植医生应即刻暂停使用 CNI 类药物，仅保留糖皮质激素 40~80mg/d 维持治疗。待肺炎得到控制后则可逐步恢复免疫抑制治疗。可先采用小剂量 CNI 类药物，然后依据药物浓度进行梯度加量，维持其处于治疗窗浓度低限即可。

（3）经验性抗生素治疗 在感染发病初期，病原学证据无法及时获得，此时如怀疑并发细菌性肺炎，则需在早期给予经验性抗生素治疗。由于移植术后的肺部感染往往为细菌混合感染，早期经验性用药应选择广谱类抗生素，此外还要结合医院获得性细菌感染的流行病学经验。由于初期经验性抗生素治疗的有效性在很大程度上取决于患者的临床反应，所以在治疗开始后应密切监测患者症状、体征及实验室检查，根据疗效及时调整抗生素用药方案，以期达到早期控制感染、减少严重并发症发生的目的。此外，对于重症感染或怀疑多重耐药菌感染的胰腺移植受者，在取得病原学证据之前，建议经验性抗生素治疗采用降阶梯治疗策略，即早期给予广谱抗生素联合治疗，从而避免因不恰当的抗生素治疗方案导致高死亡率和诱导更多的耐药菌株出现。可供选择的抗生素有：喹诺酮类、氨基糖苷类、广谱 β- 内酰胺类 /β- 内酰胺抑制药（头孢哌酮 / 舒巴坦钠、哌拉西林 / 他唑巴坦、头孢他啶 / 阿维巴坦）、碳青霉烯类，必要时可联合利奈唑胺或万古霉素。在选择抗生素联合应用时，应对各类抗生素的药代动力学以及抗菌谱有充分了解，避免对移植物造成不良影响。

（4）针对病原微生物进行特异性治疗 在取得病原学证据后，根据药敏试验与临床疗效，及时调整抗生素治疗方案。对于非耐药菌感染，则可依据药敏试验结果，选用相对窄谱、低毒的抗生素进行治疗，也可进行不同类别抗生素的搭配使用，以降低细菌耐药性的总体发生率。对于耐药菌感染，治疗比较棘手，往往需要依据药敏试验结果进行联合用药。

对于耐药菌的治疗原则如下：①应尽量选择敏感抗生素，如为全耐药菌株，则选择最低抑菌浓度（minimum inhibitory concentration，MIC）更接近敏感折点的药物；②多重耐药革兰阴性菌的治疗除需增加抗生素剂量以外，往往需要联合用药，抗生素用药方案应根据药代动力学原理进行制订，同时依据胰腺移植受者年龄、肝肾功能、体表面积进行相应调整；③积极处理原发病，控制感染源，尽可能消除感染的危险因素。

导致胰腺移植受者感染的耐药菌，主要为多重耐药的革兰阴性杆菌。当细菌性肺炎患者痰标本培养的结果显示为多重耐药的革兰阴性杆菌时，应该结合临床实际情况，首先判断是定植菌还是责任致病菌。若是责任致病菌，则按照"早期、足量、联合"的原则予以相应抗生素治疗。如培养结果为铜绿假单胞菌，因其能随时对所有已知种类的抗生素发生耐药，故应联合治疗。若药敏试验不耐药，则首选环丙沙星治疗。铜绿假单胞菌对替加环素天然耐药。多黏菌素 B 与左氧氟沙星、碳青霉烯类、哌拉西林 / 他唑巴坦等均有较好的协同作用。对于鲍曼不动杆菌所致感染，最可靠的治疗抗生素是碳青霉烯类、头孢哌酮 / 舒巴坦中的舒巴坦成分，也可采用以舒巴坦、多黏菌素或替加环素三者其一为基础的联合用药方案。产超广谱 β- 内酰胺酶的肠杆菌科细菌，尤其是肺炎克雷伯杆菌引起的肺炎在逐年升高。这一细菌对头孢菌素类治疗效果不一，头孢他啶 / 阿维巴坦联合碳青霉烯类药物对其具有较强活性。如为耐药肺炎克雷伯杆菌感染，建议予多黏菌素 B 联合头孢他啶 / 阿维巴坦进行治疗。若培养结果为革兰阳性球菌中的耐甲氧西林金黄色葡萄球菌或耐万古霉素肠球菌，在治疗过程中应注意对肾功能的影响，目前临床中多选用利奈唑胺进行治疗。由于广谱抗生素碳青霉烯类的普遍使用，嗜麦芽窄食单胞菌的培养阳性概率也在逐年显著升高，一旦判断是其导致的肺部感染，一般首选复方磺胺甲噁唑，其他药物有头孢哌酮钠 / 舒巴坦、左氧氟沙星或环丙沙星、多黏菌素等。

二、真菌性肺炎

（一）概述

真菌广泛存在于自然环境中，在正常人体也有寄生，是一种条件致病菌。侵袭性真菌病（invasive fungal disease，IFD）是指真菌侵入人体，在组织、器官或血液中生长繁殖，并导致炎症反应及组织损伤的疾病。胰腺移植受者由于术中高强度的免疫诱导治疗与术后长期的免 3 疫抑制维持治疗使其免疫功能低下，真菌感染成为其主要条件致病菌感染之一。侵袭性肺部真菌感染（invasive pulmonary fungal infections，IPFI）特别是由念珠菌、曲霉菌、隐球菌、接合菌（主要指毛霉菌）以及耶氏肺孢子菌等引起的肺部真菌感染已成为医院内感染死亡的主要原因之一。在 SOT 受者中，真菌感染的问题日渐严重，且病情发展迅速，病程凶险，如不及时处理病死率较高，IFD 已成为移植物丢失和患者死亡的重要原因之一。事实上，对胰腺移植受者发生 IPFI 的诊断和治疗是十分困难的，原因如下：① IPFI 临床表现类似于细菌性和病毒性肺炎；②诊断方法对这些患者的敏感性和特异性有限，需结合临床明确是污染菌还是责任致病菌；③易发生血行播散，可累激中枢神经系统；④治疗上，需考虑与 CNI/mTOR 抑制剂的相互作用。

1. 流行病学

鉴于国内外医疗环境及水平的差异，甚至同一国家不同地区移植研究中心由于历史时期、研究例数等诸多原因的不同，胰腺移植术后真菌感染发病率差异很大。国外文献报道，胰腺移植受者真菌感染发病率为 6%~10%，而我国报道肾移植受者 IPFI 发病率为 10%~20%，其发病率差异的原因可能与我国空气污染程度和城市建设导致的粉尘浓度高等环境因素相关。

2. 诊断

目前 IPFI 的诊断比较困难，实验室检测的阳性率不高。有助于诊断的实验室检查包括以下内容。

（1）真菌镜检及培养 通常需要采用有创操作进行标本收集。在采集病变部位的标本进行真菌培养、鉴定时，应注意鼻、口腔部位常有真菌定植的情况。该方法的缺点是所需时间比较长，阳性率比较低，有时有假阳性。

（2）组织病理学检查 对肺穿刺活检获取的组织进行真菌培养和病理学检查，是诊断真菌感染的良好指标，但缺点是不易获得，需有创操作获得标本。

（3）血清学检查

①乳胶凝集试验（LA）：常用于检测新型隐球菌荚膜多糖抗原。

②G 试验：即 1, 3–β–D 葡聚糖（BDG）抗原检测试验，是诊断 IFD 的重要病原学检测方法之一。BDG 是真菌细胞壁的一种成分，有关 BDG 用于检测免疫功能低下的 IFD 重症患者数据显示，由于诊断的敏感性和特异性差异很大，导致无法估计该试验的准确性。目前，关于 G 试验在 SOT 受者中诊断 IFD 的数据较少。

③GM 试验：即半乳甘露聚糖抗原检测试验。GM 是曲霉菌细胞壁的一种成分，在曲霉菌生长过程中会被释放入血，一般用酶联免疫吸附试验检测，诊断曲霉菌感染的敏感性和特异性都较高，连续监测阳性特异性在 90% 以上，动态监测更有意义。同样存在假阳性与假阴性的可能，如青霉菌细胞壁上也含有 GM，黏膜炎时某些食物中含有 GM 成分可入血导致假阳性；假阴性则可见于预防性使用抗真菌药物等情况。

（4）聚合酶链反应（PCR） 敏感性比较强，检验所需时间短，但缺乏统一的应用标准，不能判断检测的阳性结果是感染还是定植。目前，临床中应用 PCR 技术从支气管肺泡灌洗液（BAL）、痰和肺活检样本中扩增真菌 DNA，该技术在真菌肺炎的诊断中越来越重要。

（5）影像学检查 一般的 X 线胸片检查不能明确诊断 IPFI，常需要高分辨肺部 CT 来提供依据。结节样或肿块样（带或不带晕征）是最常见的影像学表现，可发展为空洞性病变。毛玻璃影（GGO）和小叶状浸润也可见。并发的细菌或病毒肺部感染将会使影像图片的解释复杂化。中枢神经系统受累是十分严重的并发症，即使在没有头部症状的情况下，也应迅速进行头颅 CT 扫描或 MRI 检查。

3. 治疗

一旦诊断为真菌性肺炎，应立即开始治疗。胰腺移植受者 IPFI 的治疗同样具有挑战性。因为受者正在接受免疫抑制治疗，并患有不同的需要药物治疗的合并症、基础病，这些药物可能与抗真菌药物之间发生相互作用。同时，抗真菌药物还容易发生肾毒性。有关真菌感染的 SOT 受者，特别是胰腺移植受者的治疗效果的随机对比研究目前很少报道。此外，适时减少免疫抑制治疗是一个重要的辅助治疗方式。

三唑类药物是大多数真菌疾病治疗的基石，包括氟康唑（FCZ）、伊曲康唑（ITZ）、伏立康唑（VCZ）和泊沙康唑（PCZ）等。正确处理这类药物与其他药物之间的关系比较复杂。由于其代谢依赖于细胞色素 P450（CYP450）酶系，其血液药物浓度易受患者个体间和患者自身生理状态变化的影响。患者体内的变异性可能是由于药物 – 药物相互作用（与代谢细胞色素 P450 亚型的其他诱导剂或抑制剂同时治疗）、分布体积的变化（例如，在重症监护室的治疗环境下，伴有肾功能不全的情况）和肝功能受损。伏立康唑显著的患者间变异可能是由于编码细胞色素 P450/2C19 的基因中存在遗传单核苷酸多态性或更高的消除能力，如儿童。有研究表明，伊曲康唑、伏立康唑以及泊沙康唑的血清药物浓度与疗效之间存在显著相关性。所有这些研究都强调了监测三唑类药物浓度的重要性。

此外，其中一些三唑类药物是细胞色素 P450 3A4（CYP3A4）的有效抑制剂，也是细胞色素 P4502C9（CYP2C9）、2C19（CYP2C19）的激动剂，可导致其血液中 CNI、mTOR 等免疫抑制剂的药物浓度升高，从而产生毒性。因此，在三唑类药物治疗的初始，就应该调整免疫抑制剂的剂量，同时应在三唑类药物治疗前、治疗中以及治疗后密切监测他们的血清药物浓度。相比之下，霉酚酸（MPA）是通过尿苷二磷酸葡萄糖醛酸基转移酶通路进行代谢（UGT），会被异伏康唑轻度抑制，也会被氟康唑抑制，而不受伏立康唑的影响。一般来说，由于必须降低免疫抑制强度，因此 MPA 通常会被暂停使用，CNI 或 mTOR 的谷浓度也会降低。

（二）念珠菌（假丝酵母菌）感染

1. 流行病学

念珠菌又称假丝酵母菌，是一种广泛存在于自然环境中的真菌，在大多数人体内都有定植，是一种条件致病菌，好发于机体免疫低下的患者。念珠菌感染是实体器官移植受者中最常见的 IFD，占该人群所有 IFD 的一半以上，在胰腺移植术后的发病率为 3%~9%。侵袭性念珠菌感染通常发生在移植后的前 3 个月，被视为典型的医院感染，在院内真菌感染中占首位。肺念珠菌病是由念珠菌引起的急性或慢性肺部感染。支气管肺念珠菌病的病原真菌主要是白念珠菌，约占念珠菌属的 50%，其次光滑念珠菌是最常见的非白念珠菌属。热带念珠菌、克柔念珠菌、星形念珠菌等也可引发肺念珠菌感染，但相对占比较小。

对于正常人，侵袭性念珠菌感染的危险因素有年龄、广谱抗生素治疗、中央静脉导管的置入、持续性粒缺、肠外营养、糖尿病和肾替代疗法、持续的重症监护。胰腺移植受者特有的危险因素包括移植本身和吻合术式，例如肠内引流比膀胱引流更易感染侵袭性念珠菌。对于胰腺移植受者来说，其他比较明确的侵袭性念珠菌感染的危险因素有急性肾衰竭、近期巨细胞病毒感染、血栓形成、移植物功能不全、移植物胰腺炎、早期手术再探查和早期念珠菌定植。

2. 临床表现

肺部念珠菌感染的胰腺移植受者常有持续性、无法解释的发热。发病初期，呼吸道症状如咳嗽、咳痰等一般轻微。随着病情进展，症状会逐渐加重，咳嗽、咳痰增加，痰呈白色，常较黏稠，或有由菌丝及真菌碎片组成的胶冻样小块状物，偶带血丝，痰亦可呈脓性。肺念珠菌感染时体征甚少，严重病例可闻及湿性啰音。

3. 实验室检查

一般实验室常用检查如概述中所描述。但由于念珠菌是口咽部的正常菌落，如仅从咳痰标本中培养分离到念珠菌，加之镜检涂片中看到孢子和菌丝，仍不足以诊断支气管肺念珠菌感染，还需进行纤维支气管镜采样和活检。经纤维支气管镜从下呼吸道采集分泌物或支气管肺泡灌洗液标本分离培养到念珠菌，镜检涂片中见大量菌丝，是诊断支气管肺念珠菌感染的有力支持。

真菌培养可用于进一步鉴别菌种。在此注意，活检标本应同时经革兰染色、培养检查以及组织病理学检查等。

4. 影像学检查

影像学表现会随感染类型和病期不同而出现差异。支气管炎型在影像图片上大多无异常表现，或仅有肺纹理加深，偶见肺门淋巴结肿大；支气管肺炎型则会表现出两肺中下叶弥漫性斑片状、小片状或片状阴影，但很少累及整叶；肺炎型则呈大量小片状或大片状阴影，常波及整个肺叶，或有小片状阴影的大片融合，甚至有脓肿形成；慢性支气管肺念珠菌感染则可见大量纤维增生和肺气肿。少数病例影像学上可表现为肺间质性病变，亦可呈粟粒状阴影，或有融合趋势，亦有少数患者可并发胸腔积液。

5. 治疗

对于胰腺移植受者而言，肺念珠菌感染作为一种机会性感染疾病，其治疗应从整体出发，积极治疗原发病，消除诱因，其他抗菌药物和激素等在不影响其原发病治疗的前提下应尽可能停用或减量，必要时调整免疫抑制治疗方案。

白念珠菌感染，首选氟康唑，成人首剂予 400mg/d，以后维持在 200~400mg/d，疗程视病情而定。病情平稳后可对维持剂量酌情减量，但不宜少于 100mg/d。

在非白念珠菌感染中，氟康唑治疗效果欠佳。例如，克柔念珠菌对氟康唑天然耐药，光滑念珠菌对氟康唑敏感性差。因此，对于非白念珠菌应选用伏立康唑或泊沙康唑，其疗效肯定。两性霉素 B 脂质体是目前治疗深部真菌感染最有效的药物，总剂量需在 2~4 周内达到 1500~3000mg。为减轻两性霉素 B 的不良反应，有研究者提出，可将药物加至生理盐水中进行静脉滴注给药，即补充机体钠负荷，有助于预防和减少不良反应。

对于肝肾功能不全的患者可选用卡泊芬净类药物，比较安全且疗效可靠。应注意口腔卫生，可经常采用复方替硝唑或 2.5% 碳酸氢钠漱口。

（三）曲霉菌感染

1. 流行病学

曲霉菌是一种无处不在的丝状真菌，存在于土壤中、分解的蔬菜、耕作场所、家庭灰尘、建筑材料、观赏植物、食物和水中。曲霉的孢子通过吸入进入肺部，根据免疫状态和其他危险因素的存在，可引起广泛的疾病，包括过敏性支气管肺曲霉病、慢性肺曲霉病和侵袭性肺曲霉病（IPA）。就 SOT 受者而言，IPA 是唯一相关的疾病过程。虽然曲霉菌有 150 多个物种，但只有一小部分与人类疾病有关。其中，烟曲霉为最常见的菌种，其次为尼杜拉曲霉、黑曲霉和土曲霉。

曲霉菌是胰腺移植受者真菌感染中最主要的致病菌。除了大剂量和长期使用皮质类固醇治疗外，移植物衰竭、血液透析、广谱抗生素治疗、合并病毒感染（CMV 和 HCV）以及环境因素也已被报道是曲霉菌感染的危险因素。最近一项包括 112 例移植受者的病例对照研究显示，超过一半的 IPA 发生在肾移植后 6 个月以上（从移植到确诊的中位间隔为 230 天），有些病例甚至发生在 10 年以上。早期 IPA 的危险因素为移植前存在慢性阻塞性肺疾病、移植肾功能延迟恢复以及急性移植排斥反应。免疫抑制相关事件如肺炎、结核病、CMV 疾病或新发恶性肿瘤被认为是移植 180 天后发生 IPA 的独立危险因素。发生 IPA 的 SOT 受者死亡率极高，一般超过 30%，甚至高达 61%，即使是在存活的受者中，也有 1/4~1/2 的受者会发生移植物丢失。移植后初始就使用基于伏立康唑的方案对其具有保护作用。肝功能不全、营养不良和中枢神经系统受损是 SOT 受者合并 IPA 感染死亡的独立危险因素。

2. 临床表现

胰腺移植受者中曲霉菌病最常见的表现是肺炎。症状包括发热、胸痛、气促、咳嗽和咯血。与中性粒细胞减少症患者相比，SOT 受者出现发热症状的情况要少很多（22% VS 80%）。其他症状如咳嗽和胸痛，在 SOT 受者中也不常见。播散至中枢神经系统的症状是精神状态的改变，可进行性或急性出现癫痫发作或局部运动障碍。

3. 一般实验室检查

呼吸道标本的镜检价值较低，因为它的灵敏度最高为 50%（肺泡灌洗液检查），只有 8%~34% 的痰标本中可以培养出曲霉菌，45%~62% 的患者能从肺泡灌洗液标本中生长出曲霉菌。由于曲霉是一种无处不在的生物，可能很难区分定植性和侵袭性感染。然而，呼吸道标本的阳性培养加之肺部 CT 扫描阳性表现可以在胰腺移植受者中做出曲霉菌感染诊断。为了诊断 IPA，经肺组织穿刺活检并行 GMS 或 PAS 染色是必要的。镜下可见小的、角状、二分叉且有分隔的菌丝，并有侵袭小动脉、大动脉和静脉的现象，可引起炎症、血栓和梗死，这是该真菌属的特征，但不具有特异性。然而，肺组织穿刺活检是有创操作，在疑似 IPA 的患者中往往不可能进行，因为大多数病例缺乏肿块样病变，或者患者病情严重伴有血小板减少等禁忌。诊断依据目前仍是以大量的临床证据和非侵入性生物标志物为主。

如果怀疑有中枢神经系统疾病，应在头颅 CT 或 MRI 扫描后进行腰椎穿刺（LP），对脑脊液行真菌镜检和真菌培养。然而，这些检查的阴性并不能排除中枢神经系统播散的存在，特别是在有精神改变和中枢神经系统影像图像异常的可能或已证实的肺曲霉病的情况下。

4. 重点实验室检查

IPA 可使胰腺移植受者血清 1,3-β-D 葡聚糖（BDG）升高。然而，由于它在胰腺移植受者中尚未被广泛研究，而且作为真菌感染的非特异性标记物，其诊断 IPA 的特异性较低，因此不建议将其作为一种筛查或诊断工具。GM 是曲霉菌细胞壁的组成部分之一，虽然其他真菌，如拟青霉属、青霉菌、镰刀霉以及芽生菌等也可能有通用的细胞壁从而导致 GM 试验呈假阳性结果，但 GM 的检测和量化仍可用于曲霉菌感染的特异性诊断。血清中 GM 检测在 SOT 受者中的诊断价值不如中性粒细胞减少患者，其敏感性约为 58%~68%；肺泡灌洗液中 GM 检测被认为是诊断 IPA 的高敏感性检测方法。在一项包括 81 名接受肺泡灌洗的 SOT 受者的回顾性研究中，GM 检测的敏感性和特异性在临界值 ≥ 1.0 时分别为 100% 和 90.8%。美国移植学会传染病实践社区建议将肺泡灌洗液 GM 临界值 ≥ 1.0 与其他真菌诊断方法相结合。广谱和特异性的曲霉 PCR 检测可以增强这些感染的诊断阳性率，但目前其对胰腺移植受者的有效性研究还不够。肺泡灌洗液标本的曲霉 PCR 敏感性高于血液标本，但它们可能在曲霉定植期间或侵袭性曲霉病治愈后仍呈阳性。

5. 影像学检查

与中性粒细胞减少患者相比，SOT 受者在肺 CT 扫描中更易出现支气管周围实变或磨玻璃样改变，不易出现大结节、肿块样实变、晕征或月牙征。一项回顾性研究分析了包括 46 例成年 IPA 患者在内的 SOT 受者肺部 CT 扫描的预后因素，结果显示，存活患者中实变或肿块的发生率明显低于死亡患者（62% vs 93%）。如果怀疑有中枢神经系统受累，应行头颅 CT 或 MRI 检查，患者可能会出现霉菌性动脉瘤、出血性病变、脑卒中或脑脓肿。

6. 治疗

不能做出早期诊断仍然是成功治疗侵袭性曲霉病的主要障碍。所有临床相关的曲霉分离株都应考虑进行物种鉴定和抗真菌药敏试验，特别是对唑类药物，因为获得性耐药和内在耐药是一个全球关注的问题。目前指南支持使用伏立康唑（负荷剂量为每日 2 次静脉滴注，每次 6mg/kg；或 24 小时内每日 2 次口服，每次 400mg，然后每日 2 次静脉滴注，每次 4mg/kg；或每日 2 次口服、每次 200mg）作为原发性 IPA 的一线治疗。

三唑类药物是 CYP3A4 同工酶的强抑制剂，可导致血清中 CNI 和西罗莫司药物浓度升高。应用过程中需要将这些免疫抑制剂的剂量减少 50%~60%。两性霉素 B 脂质体（每日 1 次静脉滴注，剂量为 3g/kg~5mg/kg）或两性霉素 B 脂复合物（每日 1 次静脉滴注，剂量为 5mg/kg）被推荐用于具有较高最低抑制浓度值（MIC）的霉菌感染，或在伏立康唑治疗下复发或发生重要不良反应的情况。

一般不建议联合用药治疗，但在特殊情况下可以考虑。美国移植学会传染病实践社区指南建议在曲霉种类未知、药敏试验结果出来之前、伏立康唑负荷剂量未给予或在血清谷浓度结果出来之前、药代动力学不可预测的情况下，可以考虑将联合用药治疗用于弥散性或中枢神经系统疾病的患者，并将其作为挽救性治疗方案。在中枢神经系统受累时，伏立康唑是首选的三唑类药物，两性霉素 B 脂质体联合伏立康唑可能是最佳选择。在其他情况下，棘白菌素与三唑类或两性霉素 B 制剂的组合是首选。

有关治疗疗程的研究报道较少，证据较为薄弱。通常情况下抗真菌治疗会持续 12 周，直到所有活动性感染的体征和症状消失以及影像改变恢复。如果伏立康唑治疗无效，应再次复测药敏试验并进行药物转换。

（四）隐球菌感染

1. 流行病学

隐球菌是一种普遍存在的囊状酵母，在自然界中是一种腐殖质，其主要的生存环境生态位是某些树木和生根木。这种真菌经常从被鸟粪污染的土壤中分离出来，尤其是来自鸽子、火鸡和鸡的粪便。隐球菌病是 SOT 受者中仅次于念珠菌病和 IPA 的第三种最常见的真菌感染，其在肾、胰腺和心脏移植受者中的发病率更高，可能与使用大剂量皮质类固醇或阿仑单抗等单克隆抗体有关。据统计在肾移植受者中，隐球菌病是第二常见的真菌感染，发病率在 0.3%~5.8% 之间。

胰腺移植受者中的隐球菌肺炎感染是由于从环境吸入该微生物后形成潜伏感染进而重新激活所致。然而，从宠物鹦鹉和隐球菌肾移植分离株中发现的相同基因型图谱表明，隐球菌感染也可能是获得新毒株的原发性感染或再次感染。隐球菌病多见于移植后第 1 年，甚至在移植后 3 年发生也不罕见。极少数情况下，可通过捐献器官传播，若是在术后早期发现的（30 天内）应考虑供体来源。据报道，合并隐球菌病的 SOT 受者的总死亡率为 14%，但仅有肺受累时较低（3%~4%）。然而，按照目前指南治疗的隐球菌感染，氟康唑的 MIC 值较高，有报道显示患者死亡率达 70%。一项回顾性研究评估了肾移植受者的 6 个月死亡率（包括所有报告形式），6 个月时死亡率为 34%。

2. 临床表现

肺部感染的症状包括咳嗽、发热、发冷、盗汗、胸痛、心神不宁、体重减轻、气促和咯血。但患者也可能无症状，而是在常规体检中偶然发现。急性呼吸窘迫综合征（acute respiratory distress syndrome，ARDS）可发生，通常与血行播散性感染相关；或在抗真菌治疗过程中因停止或减少免疫抑制治疗而引发免疫重建综合征（IRIS）时出现。

在胰腺移植受者中，肺外播散较为常见（50%~75%）。隐球菌病最常见的表现是中枢神经系统疾病。在相关的脑膜炎患者中，常见症状为持续头痛、精神状态改变、发热等。隐球菌性脑膜炎患者若症状中无头痛表现，被认为是其死亡的一个危险因素，这可能与诊断延迟和后续治疗延迟有关。除中枢神经系统外，最常见的播散部位包括皮肤、软组织、骨骼和关节。播散的皮肤表现包括蜂窝组织炎、丘疹、结节和溃疡性病变，主要发生在下肢。

3. 一般实验室检查

50%~75% 发生隐球菌感染的移植患者会有肺外播散性疾病。由于对隐球菌性脑膜炎或播散性疾病的进一步诊断会影响药物治疗的剂量和持续时间，所以所有疑似或诊断为隐球菌病的胰腺移植受者都应进行腰穿和血、尿培养。腰穿时应进行颅内压测量，因为50%~70%的隐球菌性脑膜炎患者都有颅内压升高。脑脊液分析应包括革兰染色和真菌染色、细胞计数、葡萄糖定量、蛋白质定量、真菌培养和隐球菌荚膜抗原检测。如果确诊为脑膜炎，就需要进行颅内压监测。SOT受者合并隐球菌病确实存在较高的真菌血症发生率（38.3%）。

排除脑膜炎后，仅有肺部病变时，应考虑进行肺泡灌洗液检查，可选择性进行肺组织穿刺活检。肺隐球菌病的诊断，1/3的患者是基于呼吸道标本（包括肺泡灌洗液）或胸膜腔积液培养阳性，1/3的患者是基于肺部病变活检证实（30%）。采用GMS或PAS染色时，隐球菌呈圆形或椭圆形，其芽殖所形成的芽体与母细胞相连处较窄。由于这些方法不能对隐球菌内部进行染色，所以在这些细胞周围可以看到一个光晕。有研究发现，接受CNI治疗的患者不易发生中枢神经系统的播散。

4. 重点实验室检查

诊断隐球菌病的首选策略是检测隐球菌荚膜抗原。然而，在仅发生肺部感染时，血清抗原滴度很少呈阳性，并且低于播散性和神经系统疾病。另一方面，阴性的血清隐球菌荚膜抗原检测不能排除脑膜炎。目前有多种检测方法：单克隆横向流动试验（LFA）、单克隆和多克隆乳胶凝集试验（LAT）和酶免疫试验（EIA）。与LAT相比，LFA有以下优势：不需要任何标本制备，对所有隐球菌菌株都更加敏感。不建议在抗真菌诱导治疗后，对隐球菌荚膜抗原进行定期检测。

由于隐球菌的种类和基因型不同，抗真菌敏感性也不同，从而影响抗真菌治疗，因此应考虑进行物种鉴定。用琼脂对隐球菌菌株进行鉴定。只要条件允许，应将菌株送往相应实验室进行基因型鉴定。

5. 影像学检查

肺部CT的影像学表现多种多样。大部分患者会有肺结节表现（单发或多发，占68.7%），还可见磨玻璃样改变和伴有或不伴有空泡的实变，以及网状结节、肿大淋巴结和胸腔积液。粟粒样肺部表现也有报道。腰穿前应进行头颅CT检查以排除脑积水并发现占位病变。当然，MRI对隐球菌的检测会更为敏感。

6. 治疗

目前还没有在胰腺移植受者中治疗隐球菌病的随机试验。抗真菌治疗的选择取决于疾病的部位和程度、免疫抑制状态和疾病的严重程度。在开始治疗之前，区分肺部局部感染还是周身播散性感染非常重要。

对于播散性感染或中重度呼吸系统疾病患者，推荐两性霉素B[两性霉素B脂质体3~4mg/（kg·d）或两性霉素B脂复合物5mg/（kg·d）]和氟胞嘧啶[100mg/（kg·d）]诱导杀菌治疗至少14天。如不能使用氟胞嘧啶，应延长两性霉素 B 诱导治疗至少 4~6 周。缺乏氟胞嘧啶诱导治疗，已被证明是 SOT 受者第 2 周治疗失败的独立危险因素。如果最初脑脊液真菌培养呈阳性，两周后应重复腰穿，如果仍呈阳性，应延长诱导治疗时间。

对于肺感染实变期采用氟康唑治疗［400~800mg/d，6~12mg/（kg·d）］，持续 8 周，然后减少氟康唑剂量（200~400mg/d，3~6mg/kg），持续 6~12 个月进行维持治疗。对于高真菌载量的疾病或真菌感染复发，可以考虑使用两性霉素 B［6mg/（kg·d）］进行治疗。

对于局灶性轻度至中度肺部疾病（无弥漫性肺浸润和严重免疫抑制）和偶然发现肺部疾病的无症状患者，建议口服氟康唑（400mg/d，6mg/kg），持续 6~12 个月。如果不能使用氟康唑，或者药敏结果中氟康唑的 MIC 值很高，可以考虑使用新的三唑类药物，如伏立康唑、泊沙康唑等作为替代治疗用药。疗程终止必须依据患者的体征、症状和免疫抑制程度来决定。

在抗真菌治疗期间，应注意调整免疫抑制治疗方案。为避免急性器官排斥反应发生或出现免疫重建综合征（IRIS），首选逐渐减量免疫抑制剂。此外，由于 CNI 具有直接的抗隐球菌活性，所以应该从逐步减少皮质类固醇开始。IRIS 通常发生在抗真菌治疗开始后的 4~6 周，类似于隐球菌疾病的恶化。尽管进行了适当的抗真菌治疗，且反复的微生物检查未显示隐球菌培养阳性，但临床症状如头痛和放射学体征可能会加重。霉酚酸 – 他克莫司 – 泼尼松联合治疗、中枢神经系统疾病和停用 CNI 被认为会增加 IRIS 的风险，进而增加移植物排斥反应的发生风险。如果出现严重并发症如 ARDS，可考虑给予 0.5~1mg/kg 泼尼松进行治疗。

第三节　泌尿系统感染

泌尿系感染（urinary tract　infection，UTI）是指从尿道口到肾脏的泌尿道任何部位发生的细菌感染的总称。UTI 习惯上按解剖部位分类，包括尿道炎、膀胱炎和肾盂肾炎。UTI 是胰腺移植受者最常见的并发症之一。胰腺移植手术的不同外分泌引流方式也会影响 UTI 的发病率。与肠道外分泌引流术式（ED）相比，膀胱外分泌引流术式（BD）更多地与复发性尿路感染（rUTIs）和其他泌尿系统问题（包括血尿、尿道炎和反流性胰腺炎）相关。这样的并发症导致 20%~50% 的 BD 移植受者需要在术后 5 年内转成 ED。UTI 可影响 50%~80% 的 BD 胰腺移植受者，而正常女性人群的 UTI 终生患病率为 50%，男性人群仅为 5%。UTI 与尿道细菌逆行感染有关，大多数细菌来自肠道。在未接受移植的患者中，高达 80% 的 UTI 与致病菌大肠埃希菌（UPEC）有关，但是在接受移植的患者中，感染主要与 UPEC 和肺炎克雷伯菌有关。在大多数情况下，抗生素治疗通常足以清除尿路感染，但在接受 BD 移植的患者中，rUTIs 是常见的。这些反复感染不仅对生活质量有显著影响，长期的抗生素治疗也将促进抗生素耐药性的产生，从而加重问题。更重要的是，rUTIs 会对肾功能产生负面影响并导致肾脏失功。

（一）病因

胰腺移植 ED 受者泌尿系感染的常见病因包括：①受者长期贫血、体质差，加之术后免疫抑制剂应用，抵抗力低下。②受者术前未彻底治愈原有尿路感染。③供肾在切取及手术过程中受到污染，未能作相应处理。④术后留置导尿管或输尿管导管时间过长。⑤术后尿漏（瘘）和膀胱逆流。⑥糖尿病损伤支配膀胱及尿道的自主神经，从而引起膀胱逼尿肌或括约肌功能障碍，导致排尿功能障碍。

除了 ED 受者的常见病因外，胰腺移植 BD 受者发生 UTI 的病因中还包括外分泌的胰液成分因素。碳酸氢盐的分泌会使尿液碱化，有利于细菌生长和细菌黏附。该分泌物的特征还包括胰酶的存在，包括胰蛋白酶、淀粉酶和脂肪酶。尿路的保护依赖于先天防御，关键的防御机制包括尿液的冲洗作用和宿主抗菌剂（包括防御素肽）的合成。采用膀胱引流术式的胰腺移植后，胰腺蛋白水解消化酶的合成和存在将会导致这些膀胱固有防御分子的失活和丧失。这种先天性免疫屏障的丧失，增加了膀胱对微生物攻击的易感性，并迅速使这些患者暴露于 rUTIs，随之造成尿路上皮损伤。

UTI 的常见致病菌为大肠埃希菌、肺炎球菌、克雷伯杆菌及白念珠菌等。

（二）诊断

一般确诊 UTI 并不难。主要根据临床表现、体征和辅助检查结果即可确诊。

1. 临床表现

症状主要为发热、尿频、尿痛、尿急、排尿不畅、下腹部不适，累及肾盂可表现为腰痛或移植肾区胀痛，可伴纳差、恶心、乏力、腰酸等，严重者可有脓尿。

2. 体征

出现脊肋角、输尿管走行区压痛，肾区叩痛，移植肾区及下腹部压痛等。

3. 辅助检查

（1）实验室检查　血常规白细胞计数和中性粒细胞增加；尿常规隐血阳性，有白细胞或脓球；尿培养可查到病原菌。

泌尿系统感染的诊断标准是：①清洁中段尿培养，菌落数 $\geq 10^5/ml$ 时；②中段尿离心沉渣中白细胞 > 10 个 / 高倍镜，或有尿路感染症状；③膀胱穿刺尿培养，如培养细菌阳性，可确诊；④当尿培养菌落数在 10^4~10^5/ml 时，可考虑进行膀胱穿刺培养或结合临床表现来确诊。

（2）影像学检查 可行静脉尿路造影或磁共振尿路成像（MRU）。

（三）治疗

泌尿系统感染总的治疗原则是：①应在治疗开始前进行尿液的细菌学检查，以明确致病菌的种类及其对药物的敏感性；②解除引起感染的原发因素，如结石、梗阻及免疫抑制剂的应用等；③保证充足的治疗疗程，直至临床症状缓解或细菌学检查转为阴性；④非复杂性下尿路感染以短程治疗为宜。具体治疗原则如下。

（1）去除尿路感染的易感因素 及时拔除留置导尿管和输尿管支架管，尽量缩短导管留置时间。

（2）一般治疗 应鼓励患者多饮水，勤排尿，以冲洗膀胱内的细菌。全身症状明显者，应注意休息，可服用碱性药物（碳酸氢钠 1.0g，3 次 / 天）以碱化尿液缓解膀胱刺激症状。

（3）抗感染治疗 细菌感染主要针对革兰阴性杆菌和厌氧菌治疗，根据常见菌种及微生物学检查结果选择无肾毒性或肾毒性小的敏感抗生素，保证疗程足够，直至症状消失、微生物学检查阴性后 1 周停药；真菌感染应用氟康唑等治疗；结核感染采用三联方案或四联抗结核方案，疗程 6~9 个月。

（4）胰腺移植 BD 术式引发 UTI 的治疗 BD 移植患者中 rUTIs 的治疗方案是抗生素预防，但由于胰液原因，这种 rUTIs 难以治愈，实际上促进了抗生素耐药性的发展。BD 转换为 ED 术式是替代方案或最终选择。了解 rUTIs 易感性的机制有助于提供可供选择的 rUTIs 治疗方案。这些方案可能包括使用外分泌抑制剂（包括生长抑素类似物），以及酶补充，结合局部和（或）口服治疗策略来阻止细菌逆行感染。

第四节 胰腺移植术后围手术期不明原因发热

发热是实体器官移植后早期常见的症状，通常被认为是潜在感染的征兆。根据发热的程度和持续时间以及伴随的症状，移植受者通常需要接受一系列的检查，包括血液和尿液培养、影像学检查和病毒病原体筛查。在移植术后早期，感染是导致大约 80% 受者发热入院的原因，并且已经被广泛报道。

移植后发热的非传染性原因不太常见，也更难确定。它们可能包括排斥反应、恶性肿瘤、肾上腺功能不全、药物发热、血栓栓塞性疾病、血肿再吸收、输血反应和不明原因的发热（fever of unknown origin，FUO）。

实体器官移植受者的 FUO 没有被广泛接受的定义。根据我们的经验，FUO 是胰腺移植术后围手术期常见病症，但其来源仍未查明，这些事件与之前 FUO 病例报告中看到的特征或后遗症不同。此外，关于胰腺受者 FUO 发热的非传染性原因的资料也很少能对这种发热现象进行解释，本文可能有助于在出现症状时确定适当的治疗和预后方案。

（一）定义

FUO 通常被定义为排除了感染性发热及其他病因明确的非感染性发热外的所有发热，其临床治疗方式的选择一方面需要进一步完善病因学检查，力求去除病因。不明原因发热具体是指入院时或住院时发热至少 38.3℃（101℃℉），经过 3 天的评估，包括微生物检测、病毒病原体筛查（CMV、BKV、EBV），利用聚合酶链反应（PCR）检测和影像学检查（如 X 射线、计算机断层扫描、铟扫描和磁共振成像），没有发现明确的病因。且除上述病毒外，还在相应的季节进行了流感筛查。在移植受者中，发热被定义为口腔温度 37.8℃，在 24 小时内至少发生 2 次以上。

（二）危险因素和鉴别诊断

考虑到 FUO 的潜在危险因素尚不清楚，有研究将所有收集到的人口统计学数据都纳入多变量分析，经多元逻辑回归模型发现，肾移植前透析时间较短、供体身体质量指数（BMI）较高、移植肾未行机器灌注、rATG 诱导剂剂量较高是发生 FUO 的危险因素。但是这些危险因素的临床相关性尚不清楚。目前较短的透析时间或较大的供体 BMI 与发热之间的关系未见报道。rATG 剂量的增加可能导致感染风险的增加，但在该研究中没有发现这一点。此外，所有单独肾脏队列的患者都由 rATG 诱导，没有观察到一次 FUO 发作。同样，肾移植缺乏机器灌注似乎也没有临床相关性。

目前很少有文献描述实体器官移植后的 FUO 或非感染性发热，大多数文献仅限于个案病例研究。Bouza 等人对这一主题进行全面综述后认为，这一人群不存在 FUO。

Shin 等人曾报告，在胰腺受体队列中发现微生物培养阴性的发热。培养阴性发热发生率为 37%，在移植后第 7 天和第 14 天出现高峰。考虑到发热的时间，他们推测发热的病因是由于抗胸腺细胞球蛋白引起的一种血清病。但接受 rATG 的肾脏受体中并未观察到 FUO。同样，只接受肾脏的受者接受了相同的移植后抗菌素预防，也很难将这种综合征归因于抗生素热。

　　另一种解释是 FUO 是急性胰腺移植排斥反应的非典型或亚临床表现。最近的一个病例报告描述了胰腺移植后由于胰腺移植的十二指肠炎症引起的发热。作者认为这是胰腺移植排斥反应的证据，这种排斥反应在类固醇冲击治疗后消失了。但根据临床经验，发热并不是胰脏排斥反应的典型表现。值得注意的是，虽然活检证实的胰腺排斥反应发生率相似，但只有 1 例 FUO 患者被归为临床怀疑的胰腺排斥反应，而无 FUO 的患者有 10 例。因此，不能排除胰腺亚临床排斥反应在酶升高前表现为发热，给予类固醇治疗可能抑制了胰腺炎症并减轻了随后的酶升高。

　　他克莫司引起的药物发热也有报道，他克莫司停用或更换为环孢素后发热停止。作者建议将他克莫司列入肾移植受者不明原因发热的鉴别诊断。目前他克莫司在单独肾移植中应用广泛，但 FUO 发病率并不多见。所以也不能将胰腺移植后 FUO 完全归因于他克莫司。

　　最近的一篇研究报道，有 26.6%（32/120）的受者在胰肾联合移植术后出现不明原因发热，结果显示，术前糖尿病性胃肠病是术后不明原因发热的独立危险因素。糖尿病性胃肠病导致 FUO 的具体机制可能与胰腺移植术后肠梗阻等肠道功能异常、肠道微生态改变相关。有研究证实，糖尿病性胃肠病是胰肾联合移植术后肠梗阻的独立危险因素；且发现 FUO 组和发热原因明确组相比较，前者白细胞计数、C- 反应蛋白、降钙素原等炎症或急性期标志物均显著低于后者，为 2 个发热组的鉴别提供了依据。此外，第二代测序等诊断技术的进步，为 FUO 的早期诊断提供了有力的工具。

（三）治疗

　　经过一个标准的发热检查，包括血液培养、尿液培养、病毒病原体筛查、胸部 X 线和其他诊断检查，根据患者的症状表现给予相应的治疗。如果在 24~48h 的观察期后，所有培养均为阴性，且患者没有临床恶化或出现局部症状，则不进行更广泛的检测，可给予 3 天疗程的高剂量类固醇（如甲基泼尼松龙）或非甾体类消炎药以治疗非特异性或未知的炎症病因。使用时，甲基泼尼松龙静脉注射剂量一般为每天 40~500mg，非甾体类消炎药按既定方案规律口服。这种方法可以控制发热，避免高热引起的持续寒战和高代谢需求。但这种方法可能会暂时控制发热或用糖皮质激素掩盖感染，因此定期进行感染筛查是必要的。

（扫码查看参考文献）

第十三章 胰腺移植术后外科并发症

手术并发症引起的移植物失功阻碍了胰腺移植的广泛应用。在过去的三十年里，并发症的发生率显著降低，但胰腺移植在所有实体器官移植手术中并发症发生率最高。文献报道其总体发生率高达 30% 以上，再手术率高达 11.6%~43%。据 UONS 统计，胰腺移植的外科并发症导致移植物失功比例为 7%~9%。超过 70% 的早期胰腺移植物丢失与手术相关技术有关，胰腺移植早期移植物丢失的主要非免疫性因素包括血栓形成、出血、外分泌漏、胰腺炎、肠梗阻和腹腔感染等，其中血栓形成是早期胰腺移植物丢失最常见的原因。本章主要讨论胰腺移植术后的外科并发症，并分析其病因、临床表现、诊断及治疗。

第一节 移植胰腺血栓形成

移植胰腺血栓形成是胰肾联合移植术后的严重并发症，严重影响患者的手术效果和长期存活。目前报道的移植胰腺血栓形成的发生率差异较大，在 1% 到 40% 之间；移植物血栓形成导致的移植物丢失的发生率为 5.1%。胰腺血栓形成既可发生在动脉，也可发生在静脉侧，且可发生部分或完全闭塞。静脉血栓形成约占 60%，动脉血栓约占 40%。文献报道的完全血栓发生率为 3%~10%，而部分血栓发生率可高达 25%~30%。

（一）病因

胰腺移植物血栓形成的病因是多因素共同作用的结果。血管血栓形成可以发生在移植早期或晚期。早期血栓多发生在术后 2 周内，主要与供者因素、受者因素、供体切取、保存及移植手术有关。

明尼苏达大学报道胰腺移植物血栓形成的供体危险因素包括：①供体肥胖，BMI $> 30kg/m^2$。②供体年龄 > 50 岁。③供体死因为心脑血管疾病。④供体肌酐 $> 2.5mg/dL$。⑤供体心脏死亡。

胰腺血栓形成的受体危险因素尚不明确。受者的血管疾病、血栓易发因素，都会增加受者的风险。糖尿病本身是血栓形成的危险因素，与整个凝血系统相关，包括血小板、血管内皮、凝血因子、抗凝血剂和纤维蛋白原升高。受体的重度动脉硬化也是血栓形成的危险因素，而肥胖增加肠漏、疝气及感染的风险，但不是血栓形成的易发因素。遗传性血栓性疾病，如天然抗凝血酶、蛋白C和蛋白S缺乏，以及凝血因子VLeiden突变和凝血酶原突变，均会增加血栓形成的风险，并可与其他危险因素产生累积效应。

胰腺的切取、保存及手术技术也是血栓形成的危险因素。胰腺作为低灌注器官，微循环流速偏低，术中结扎供体肠系膜和脾静脉及其侧枝，易致静脉血栓发生。由于结构精细，胰腺易受灌注液种类、灌注压力和灌注量影响。同时，冷缺血时间过长可导致缺血性微血管损伤，与血栓形成率存在线性关系。Deboudt对胰腺移植的患者进行了多变量分析，发现术中延长门静脉可增加移植物血栓形成的风险。胰腺移植血栓形成的常见危险因素如表13-1所示。

表13-1　胰腺移植血栓形成的常见危险因素

危险因素类别	具体危险因素
供体	供体＞50岁
	死因为心脑血管疾病
	供体心脏死亡
	供体肌酐＞2.5mg/dL
	肥胖
受体	年龄＞55岁
	肾移植后胰腺移植、单独胰腺移植或再次胰腺移植
	术前抗凝治疗
	血栓性疾病
胰腺的保存与手术	血管损伤；切取时胰腺损伤
	保存液（类型、容量和灌注压力）
	冷缺血时间＞15小时
	血管扭曲或受压
	髂血管严重动脉硬化

（二）临床表现

约70%血栓形成发生在移植后的第一周，多数发生在术后48小时。移植胰腺血栓形成早期没有明显的临床特征，诊断比较困难。血糖水平的急骤升高提示胰腺移植物血栓形成。静脉血栓形成、移植物肿胀可致腹痛、腹胀。肠道引流术式可出现黑便，膀胱引流术式可表现为深色血尿。

（三）诊断

1. 实验室检查

可见白细胞升高，血小板减低，D- 二聚体升高；血淀粉酶、脂肪酶急剧下降；膀胱引流术式可见尿淀粉酶急剧下降。

2. 影像学检查

（1）超声检查

动脉血栓形成后容易继发静脉血栓，需手术切除。超声检查可见胰腺腺体回声不均，CDFI 栓塞动脉不能探及血流信号。超声造影显示，动脉期移植胰腺无造影剂灌注，移植胰腺轮廓不清。

静脉血栓形成后，移植胰腺肿大，轮廓不清，回声减低不均。脾静脉增宽，管腔内可见条索状等回声，CDFI 静脉内不能探及血流信号，动脉内可见反向血流。超声造影显示，动脉期胰腺缓慢增强或无增强，脾静脉内无造影剂灌注。

（2）CT 检查和 MRA 检查

CT 检查是检测移植物血管并发症常用的方法，平扫评估作用有限，在超声无法确定的情况下增强 CT 是最佳方法，可以显示移植后血管的血流动力学变化，对于肾功能不全患者可行 MRA。

动脉血栓在增强 CT 和 MRI 上表现为动脉血管的突然闭塞，在闭塞部位可见低密度 / 低信号充盈缺损区；如果只有一条移植动脉血栓形成，如供体脾动脉（splenic artery，SA）或肠系膜上动脉（superior mesenteric artery，SMA），可能会形成胰腺内的侧支血管，表现为移植物的密度或信号无异常、功能正常；若伴有胰腺实质强化减低或不强化，则提示移植物坏死。

静脉血栓在平扫 CT 上表现为门静脉、肠系膜上静脉（superior mesenteric vein，SMV）或脾静脉（splenic vein，SV）密度增高；增强 CT 或 MRI 上血栓显示为管腔内低密度或低信号充盈缺损。若有禁忌证，平扫 MRI 优于 CT，静脉血栓可显示为 T1WI 高信号。

（四）预防

胰腺内一旦形成血栓，很可能导致移植物失功，因此预防血栓形成的临床早期预防十分重要。目前，胰腺移植术后预防血栓形成尚没有统一方案。部分中心在术中及术后早期应用肝素以防止血栓形成，这样却加大了腹腔出血及消化道出血的风险。胰腺移植后的出血并发症是再次手术的重要原因之一，仅次于血管移植物血栓形成，并与胰腺移植后的移植物存活率相关。

血栓形成预防的关键是评估供、受体及胰腺保存与手术的危险因素，根据受者存在的危险因素和凝血功能变化，决定是否应用抗凝治疗、使用强度和使用时间。具体内容包括以下几个方面。

（1）术前对患者凝血状态及病史进行详细评估，对于具有高危因素的患者在术后早期应用低分子肝素或阿加曲班抗凝治疗，对于普通患者可于术后4天给予口服阿司匹林抗血小板治疗。

（2）避免应用心肺复苏供体，慎用切取前存在低血压病史的供体。避免供体冷缺血时间过长。

（3）供体切取修整过程中，手术轻柔，避免损伤胰腺组织；结扎胰腺周围脂肪组织时，应充分游离脾动、静脉周围组织，防止术后脾动、静脉血栓形成；供体肝总动脉与胃十二指肠动脉重建，改善十二指肠血供。

（4）术中为防止门静脉血栓形成，供体门静脉不宜超过2cm，尽量避免延长门静脉，受体侧腔静脉一侧可剪成月牙形开口。

（5）采用同侧移植方案，胰腺动脉与肾动脉用供体髂动脉重建，并吻合于受体髂外动脉，注意血管长度及走行，避免出现打折或扭曲的情况，以确保血流通畅。

（6）术后密切监测患者的凝血状态，1周后行超声造影检查。

（五）治疗

1. 抗凝治疗

对于部分有血栓形成的受者，如本身胰腺功能正常，全身长期抗凝可维持胰腺移植物功能，不需行手术干预。

2. 介入治疗

对于早期静脉血栓患者，可采用介入技术取栓。血管通路均通过同侧经股动脉入路，进行静脉造影以评估血栓的位置和范围。一旦检测到血栓，进行吸入性取栓。当吸入性血栓切除不能充分清除血栓时，使用球囊导管进行球囊清扫。当静脉造影怀疑吻合口狭窄时，进行球囊静脉成形术。

3. 手术切除

手术切除是胰腺血栓形成最常见的治疗方法。移植术后早期，一旦发现完全性血栓，应立即开腹探查，必要时行胰腺切除术，否则感染性并发症和其他并发症可显著增加患者死亡率。无论是开放手术还是介入治疗均应特别注意，血管血栓形成可延伸到血管吻合口以外，特别是静脉血栓，可能导致肠系膜静脉（门静脉引流）、髂静脉或腔静脉（体循环引流）内血栓形成，术中应彻底清除血栓，必要时放置滤器。

第二节 出血

出血是胰腺移植术后的常见并发症，发生率约为 7%~13%。根据出血部位不同，出血主要包括腹腔出血、胃肠道出血和膀胱出血。

一、腹腔出血

胰腺移植的再手术率高达 30%，其中腹腔出血是术后即刻再手术最常见的原因。有文献报道，腹腔出血导致再手术的发生率为 7%，但对移植物的存活没有显著影响，腹腔出血导致胰腺移植物丢失的发生率低于 0.3%。

（一）病因

胰腺移植术后早期腹腔出血经常发生在术后 72 小时之内，多与手术技术、术后凝血障碍及抗凝有关，晚期出血多与感染有关。具体原因包括以下方面。

（1）术后第一天出血多为肠系膜上动脉或脾动脉区域的移植胰腺实质、血管小分支出血或血管吻合口出血，多与手术技术有关。

（2）术中出血导致凝血因子缺乏，术后未补充凝血因子、血小板。

（3）术后为防止血栓形成应用抗凝治疗。

（4）晚期腹腔出血多与腹腔感染导致血管破裂有关。

（二）临床表现

通常表现为移植胰区突发胀痛，延及下腹部、膀胱区等，引流管血性引流物突然增加，如果切口未愈合，可发现切口渗血现象。随着失血量增加，患者可出现冷汗、烦躁不安、脉搏细快、血压下降、少尿或无尿等失血性休克表现。

（三）诊断

1. 实验室检查

可见血色素进行性下降，白细胞略升高；凝血功能可见异常。

2. 影像学检查

腹腔出血在 CT 上表现为高密度，有时可见分层，但积血的密度也会受患者年龄、积血范围和位置等的影响。根据出血时间不同，血肿在 CT、MRI 上可以表现为不同密度或信号。① CT：急性期血肿呈高密度，随着时间的延长，血肿密度逐渐减低。② MRI：在急性期，血肿 T1WI 呈高信号，T2WI 呈稍低信号；在亚急性期，血肿 T1WI、T2WI 均呈高信号；在慢性期，血肿 T1WI 呈低信号，T2WI 呈高信号，外周可见低信号的含铁血黄素环。③一般血肿在增强后无明显强化，但慢性期血肿壁可见强化。

（四）预防

（1）多数早期腹腔出血与手术技术有关，胰腺修整时应仔细结扎所有胰腺周围组织及血管。

（2）根据供受者存在的危险因素和凝血功能变化，决定抗凝方案、强度和时间，施行分层抗凝。

（3）术后严格监测凝血机制、血流变化指标及B超，及时调整抗凝方案。

（4）存在腹腔感染的患者，根据药敏结果给予足量、足疗程的抗感染治疗，防止感染导致血管破裂。

（五）治疗

1. 一般治疗

密切观察受者的生命体征变化，及时判断出血原因、出血部位、出血速度，尽早明确诊断，积极处理。立即停用抗凝剂，用鱼精蛋白中和肝素，及时输血，控制高血压。少量出血和循环稳定的情况下一般不使用止血药，但凝血功能明显异常时，应及时纠正凝血功能紊乱，并给予输血、补液纠正失血性休克。如患者存在感染，应根据病原学诊断结果给予相应的抗感染治疗。

2. 介入治疗

数字减影血管造影术（DSA）可以显示>0.5ml/min的活动性出血的位置，其优势在于创伤小、止血快。如血管、膀胱及肠道吻合口出血，可在出血部位使用明胶海绵、微球或弹簧圈等进行栓塞。对于假性动脉瘤破裂引起的腹腔出血，可置入支架止血。需注意以下几点：①快速，即争取最短时间进行介入治疗。②准确，即选择性插入出血病灶进行栓塞，减少对正常组织的损伤。③适度，即栓塞过程应避免过度注入栓塞剂，并控制速度。

3. 手术治疗

如果出血持续存在、循环不稳定，则需立即进行手术探查。大血肿可以作为细菌的理想培养基，会导致腹腔内感染，术中应仔细清除血肿。

二、胃肠道出血

随着手术技术的转变，肠道引流术式数量稳步增加，与SPK相关的并发症也发生了变化。胃肠道出血是肠道引流术式最常见的并发症之一。

（一）病因

胰腺移植术后胃肠道出血主要见于肠道引流术式。早期出血多与抗凝及手术因素有关，晚期出血主要与感染、排斥等因素有关。具体原因包括以下方面。

（1）移植术后第一周胃肠道出血多为十二指肠与肠道吻合口出血，多与手术吻合及术后抗凝有关。供体十二指肠经灌注保存后通常出现水肿，术后十二指肠消肿后缝合线或吻合钉松动，导致吻合口出血。吻合口出血多为自限性出血，多数情况下经保守治疗后出血好转。

（2）动脉并发症（动静脉瘘、假性动脉瘤、动脉肠瘘）引起的出血也有报道，但相对较少见。

（3）晚期消化道出血的常见原因包括：十二指肠 CMV 感染、缺血性十二指肠溃疡、急性或慢性十二指肠排斥、十二指肠空肠吻合口出血和十二指肠炎。

（二）临床表现

胃肠道出血最常见的临床表现为便血，可伴有腹痛、腹胀、发热等。失血量大时可表现为循环不稳定。需排除受体自身肠道因素，如肠道肿瘤、上消化道溃疡等。

（三）诊断

1. 实验室检查

血色素进行性下降，白细胞略升高；便常规潜血阳性。晚期胃肠道出血需注意是否存在 CMV 感染及排斥反应。

2. 影像学检查

（1）CT 检查

CT 平扫表现为肠腔内的高密度影，增强后未见明显强化或对比剂渗出影。未形成血栓的血液 CT 值约 30~45HU，形成血栓的血液 CT 值约 45~70HU。需注意与肠腔内的高密度内容物进行鉴别。

CTA 或 CT 小肠造影可以检测出血流率不低于 0.3~0.5ml/min 的活动性出血。增强 CT 动脉期表现为出血点附近的对比剂渗出影，具体表现为线状喷出，漩涡状、团片状或云雾状，甚至形成高密度液液平面。门脉期聚积于肠腔内的高密度影范围逐渐增大，密度可有所降低，形态也更不规则。通过观察肠壁及周围脂肪间隙密度等的改变能推测可能的出血原因。

（2）DSA

DSA 可以检测出血流率低至 0.5ml/min 的活动性出血。最典型、最直接的征象是对比剂渗入肠腔。间接征象包括：怀疑出血的区域出现假性动脉瘤改变；沿着肠黏膜皱襞呈线状汇集的对比剂（"假血管征"）。

（3）核医学显像

Tc-99m 标记的红细胞或 Tc-99m 硫胶体显像，如存在活动性出血，相应部位会出现放射性浓聚，出血量越大，浓聚程度越明显；活动性出血的血流率达到0.04ml/min，即可出现阳性征象。但是核医学显像的空间分辨力有限，难以对出血点进行精准定位。

（四）预防

（1）术后早期胃肠道出血多与手术技术相关，术中肠道黏膜（尤其是供体侧）应仔细缝扎止血再行吻合。

（2）供体肝总动脉与胃十二指肠动脉重建，改善十二指肠血供，降低十二指肠缺血坏死风险。

（3）如肠道吻合前水肿严重，建议手工缝合。

（4）根据供受者存在的危险因素和凝血功能变化，施行分层抗凝。术后严格监测凝血机制、血流变化指标及B超，及时调整抗凝方案。

（五）治疗

1. 一般治疗

术后一旦出现鲜红色或暗红色血便，立即停用抗凝治疗，用等量鱼精蛋白中和肝素，小量出血情况下一般不使用止血药。给予禁食水、肠外营养等治疗。对患者应用质子泵抑制剂抑酸，使用生长抑素抑制胰腺分泌。出血量大时及时输血，并纠正失血性休克。晚期消化道出血多与CMV病毒感染、排斥反应相关，需明确诊断，治疗相关原发疾病。

2. 介入治疗

如前所述，DSA造影的优点是既可对出血部位进行定位诊断，又可对出血动脉进行栓塞治疗。采用DSA确定出血部位后可使用明胶海绵、微球或弹簧圈等进行栓塞，然后对出血动脉及其他血管进行造影复查。

3. 手术治疗

消化道出血多为自限性出血，一般不需要手术治疗。如果持续出血、循环不稳定，应行手术治疗。手术需明确出血部位，可根据肠道内积血情况，判断出血位置。如存在吻合口出血，可行再次吻合术。如术中探查无法确定出血部位，可在出血位置上段打开肠管，应用内镜技术查找出血位置，并用钛夹止血。

三、膀胱出血

膀胱出血是膀胱引流术式的常见并发症，发生率约为11%~35%，多为自限性。一般分为早期膀胱出血和晚期膀胱出血。早期膀胱出血发生在术后4周内，晚期血尿发生在术后4周后。

（一）病因

早期膀胱出血多发于十二指肠与膀胱吻合口。其他原因包括十二指肠缺血再灌注损伤、排斥反应、膀胱炎、输尿管膀胱吻合口出血、胰腺血栓形成等。

晚期膀胱出血多与十二指肠病变有关，如十二指肠缺血、巨细胞病毒感染、排斥反应等。其他原因包括膀胱炎、返流性胰腺炎、膀胱肿瘤等。

（二）临床表现

最常见的临床表现为肉眼血尿。大量出血时，可表现为膀胱填塞、循环不稳定、失血性休克。

（三）诊断

1.实验室检查

血色素进行性下降，白细胞略升高；尿常规潜血阳性。

2.膀胱镜检查

膀胱镜既是检查手段，也是治疗手段。膀胱镜可发现并清除膀胱内凝血块，寻找出血原因，并予以止血。

3.影像学检查

（1）膀胱逆行造影

膀胱逆行造影可见相应位置有充盈缺损影。当出血原因为十二指肠炎时，可观察到十二指肠黏膜褶皱不规整；出现十二指肠溃疡时，造影可观察到十二指肠壁的龛影。有时需要与肠道穿孔或吻合口瘘相鉴别。

（2）CT检查

肠道或吻合口出血量较少时，CT表现可无明显阳性征象。当有积血或血肿形成时，可表现为膀胱内或吻合口周围有较高密度的片状或团片状影，密度均匀或不均匀，增强扫描无明显强化。有凝血块形成时，CT膀胱造影可有充盈缺损改变。

（3）MRI检查

MRI对出血的观察较为敏感，可表现为不同于膀胱及肠道内液体的T1WI低/高、T2WI低/高信号影，也可表现为混杂信号，其影像表现通常与积血或血肿形成的时间及其内成分变化有关。但由于肠道内积液及膀胱内尿液的影响，少量、早期的出血可能不易被观察到。

（四）治疗

1.一般治疗

早期血尿多为自限性。一旦出现血尿，停用抗凝治疗，给予Foley导尿管引流，持续膀胱冲洗。并给予止血、抑制胰腺分泌治疗，多数可治愈。晚期血尿多与 CMV 病毒感染、排斥反应相关，需治疗相关原发疾病。

2. 膀胱镜治疗

经保守治疗无效者，可行膀胱镜检查，清除膀胱内凝血块，查找出血点，对吻合口黏膜出血进行电烧止血。

3. 手术治疗

早期大量出血且非手术治疗无效，应尽早手术止血，手术方式为切开膀胱，明确出血位置后给予缝扎止血，如为胰液腐蚀膀胱壁导致的出血，应在缝扎止血后放置十二指肠冲洗管（可用 6-F T 型管经膀胱壁皮肤引出），术后生理盐水持续冲洗（100~300ml/h，持续 1 周）。晚期反复血尿患者，或存在严重膀胱炎或膀胱溃疡患者，多数需转为肠道引流。动脉破裂引起的严重血尿，需紧急手术，必要时行胰腺切除术。

第三节　胰腺外分泌漏

胰腺外分泌漏是胰腺移植术后早期的严重并发症，多发于十二指肠吻合口，也可发生在十二指肠残端，文献报道其发生率为 3.6%~11.1%。胰腺外分泌漏多见于围手术期，高发期为术后 4~7 天，一旦出现外分泌漏，会显著降低患者生存率。根据术式不同，其预后有所不同。一般膀胱引流术使腹腔严重感染发生率偏低，预后相对较好。

一、肠道引流术式

胰腺外分泌漏是肠道引流术式最严重的并发症，发病率约为 4%~10%。一旦发生，修补难度大，移植物丢失风险高。

（一）病因

肠道引流术式胰腺外分泌漏的原因复杂，包括以下方面。

（1）早期胰腺外分泌漏通常是由于手术技术原因，如胆囊管未结扎、术中胰腺损伤等。

（2）十二指肠吻合口缝合过密导致吻合口缺血坏死。

（3）长时间的冷缺血、十二指肠损伤、灌注后胰腺炎，也是胰腺外分泌漏的重要危险因素。

（4）术后存在肠梗阻，吻合口张力增加，导致吻合口破裂。

（5）长期应用激素和 MMF 影响吻合口愈合，且呈剂量依赖性。

（6）对于晚期胰腺外分泌漏，40% 的受者存在急性排斥反应、CMV 感染或钝性创伤等。

（7）慢性排斥反应导致的纤维化、黏膜萎缩和小血管狭窄，均可能引发慢性缺血，继而发生肠道穿孔。

（二）临床表现

一旦出现外分泌漏，大量肠液及胰液进入腹腔，导致急性化脓性腹膜炎，患者表现为突发剧烈腹痛、腹胀，会出现腹膜刺激体征，部分患者可伴有恶心、呕吐，同时可伴有发热，寒战及感染性休克。

（三）诊断

1. 实验室检查

白细胞升高，血淀粉酶升高，腹腔引流液浑浊且淀粉酶升高。

2. 影像学检查

口服对比剂的 CT 是诊断外分泌漏的首选方式，口服对比剂能区分渗漏和积液，对比剂外渗提示外分泌漏的存在。通过显示肠道对比剂外渗情况，有助于鉴别移植胰腺周围积液、显示瘘口的位置。

与 CT 相比，MRI 具有更好的软组织对比度，可以更好地确定瘘管，尤其是使用脂肪抑制技术。在 MRI 中，瘘管表现为充满液体的管道结构，管壁于 T1WI 和 T2WI 均呈现低信号。

（四）预防

外分泌漏是肠道引流术式的严重并发症，一旦出现会导致移植物失功风险较高，因此其预防十分重要。

（1）肠梗阻是吻合口瘘的重要原因，术后如出现肠梗阻表现，应注意解除肠梗阻因素。

（2）术中通过供体肝总动脉与胃十二指肠动脉吻合，改善供体十二指肠血供。

（3）十二指肠吻合口缝合过紧会导致吻合口缺血坏死，因此术中肠道吻合应关注吻合口的血运情况。

（五）治疗

1. 一般治疗

一些局限性外分泌漏可通过保守治疗。一旦出现外分泌漏立即给予禁食水、胃肠道减压治疗。减少胃肠压力和胰腺分泌，同时需注意纠正受者水、电解质、酸碱平衡失调，静脉补充热量、维生素和白蛋白。外分泌漏通常合并严重的腹腔感染，应进行细菌培养和药物敏感性试验，合理选择抗生素。在没有培养结果的情况下，首选针对革兰阴性菌和厌氧菌的抗生素。

2. 黎式管引流

冲洗局限性外分泌漏未造成广泛腹腔感染的患者可放置黎式管引流、冲洗，以减少瘘口周围的胰液腐蚀，直至胰瘘愈合。

3. 手术治疗

胰腺外分泌漏的治疗通常需要手术探查。术前需明确瘘口的大小、位置、范围、腹腔感染程度及是否存在远端肠梗阻。

（1）如果移植物十二指肠不受损，渗漏界限清楚，没有腹膜炎，可以尝试一期缝合。

（2）如果部分十二指肠受损，应切除受损的十二指肠，剩余的十二指肠和受体行 Roux-en-Y 吻合。

（3）如果十二指肠受损严重，行十二指肠全切除术，行胰管 - 肠道黏膜 Roux-en-Y 吻合重建。

（4）胰管十二指肠皮肤造瘘术，也是处理十二指肠漏的一种安全选择，尽管会导致持续的胰瘘，但可进行早期肠内营养，从而避免与肠外营养相关的长期并发症。

（5）如伴有严重的腹腔感染，应考虑移植胰切除术来挽救患者生命。

二、膀胱引流术式

与肠道引流术式相比，膀胱引流术式不会干扰自身肠道的完整性。因此，其导致严重腹腔感染或移植物丢失的风险较肠道引流术式低。

（一）病因

（1）膀胱引流术式早期外分泌漏多发生在术后 4 周内，与十二指肠膀胱吻合口有关，少见与十二指肠残端有关。手术缝合因素是早期外分泌漏最主要的原因。

（2）供体胰腺及十二指肠灌注损伤（压力和灌注量）、保存损伤也是早期外分泌漏的危险因素。

（3）术后膀胱压力较高或膀胱流出道梗阻是早期外分泌漏的受体危险因素。

（4）晚期外分泌漏多发生于移植术后 4 周以上，多发于十二指肠段。常见的原因包括十二指肠溃疡和穿孔，多由 CMV 感染、肠道缺血或排斥反应引起。

（二）临床表现

可表现为腹痛、腹胀，伴有腹膜炎体征，多数患者也伴有寒战、发热症状，可出现尿量减少。

（三）诊断

1. 实验室检查

约 50% 患者血淀粉酶升高，部分患者伴有肌酐升高及尿淀粉酶降低，早期外分泌漏可见腹腔引流淀粉酶及肌酐升高。

2. 影像学检查

（1）X 线膀胱造影

通过 X 线膀胱造影或排泄性膀胱尿道造影观察膀胱及十二指肠轮廓外有造影剂渗出，通常能够大致观察到漏口的位置。

（2）CT 检查

当出现膀胱 – 十二指肠漏时，CT 平扫可表现为移植物周围积液、积气，当渗出物引起炎性改变时，可伴有周围脂肪间隙密度增高、腹膜和网膜增厚等改变。CT 膀胱造影可逆行将造影剂注入膀胱，观察移植物周围有无造影剂及气体影外渗，但 CT 通常无法确定漏口或穿孔的具体位置。膀胱 – 十二指肠瘘管形成是移植术后罕见的并发症，CT 表现为膀胱与十二指肠局部粘连穿通，形成额外的通道。

（四）治疗

1. 一般治疗

外分泌漏基础治疗包括抑酸、抑制胰腺分泌、抗感染治疗，同时需注意受者的营养状态及水电解质酸碱平衡，纠正贫血、低蛋白血症。

2. 引流

减压早期外分泌漏，使用 Foley 导尿管引流降低膀胱压力可治愈。腹腔积液可通过 B 超或 CT 定位穿刺引流，并放置黎式管反复冲洗。

3. 手术治疗

引流治疗无效或出现弥漫性腹膜炎患者，应行开腹手术，术中可通过膀胱注射亚甲基蓝定位胰瘘位置并修补，如发现十二指肠缺血、坏死或穿孔引起胰瘘，应切除缺血段肠管并转为肠道引流。如十二指肠残端缺损严重，应考虑移植胰腺切除术。

第四节　胰腺炎

目前对于移植性胰腺炎还没有标准的定义。由于缺血再灌注损伤，几乎所有胰腺移植术后均会出现淀粉酶升高，通常为自限性，但少部分可出现重症胰腺炎，从而影响移植物存活。其并发症包括胰腺脓肿、胰腺坏死、胰瘘及胰周感染等。胰腺炎及其并发症导致移植物失功的发生率不超过 0.6%。

（一）病因

移植术后胰腺炎的病因包括缺血再灌注损伤、胰管流出道梗阻及感染等。具体病因如下。

（1）缺血再灌注损伤性的危险因素包括：供者因素（血流动力学不稳定、大量使用血管活性药物、肥胖、年龄）、供胰切取损伤、灌注损伤（压力和灌注量）、保存损伤和再灌注损伤等。

（2）胰管流出道梗阻是由于移植胰腺胰管流出道暂时性或长期梗阻。约 10% 的膀胱引流患者因尿液反流导致反流性胰腺炎。

（3）移植术后胰腺炎的其他原因还包括：细菌及病毒感染、排斥反应、药物性胰腺炎等。

（二）临床表现

移植术后胰腺炎的临床表现包括腹部疼痛、胰腺区张力增加，可伴有发热，部分病例可出现腹胀、恶心呕吐及肠梗阻等。重症胰腺炎患者可出现循环不稳定，甚至出现成人呼吸窘迫综合征。少数出血坏死性胰腺炎，可出现局部皮肤呈青紫色。

（三）诊断

1.实验室检查

血淀粉酶、脂肪酶持续性升高，白细胞升高，出现低钙血症，C- 反应蛋白也可升高。膀胱引流术患者可伴有尿淀粉酶显著降低。如出现血糖显著升高，可能出现胰腺坏死，提示预后不良。

2.影像学检查

（1）B 超检查

严重时因炎症水肿，超声检查可发现胰腺不同程度的肿大，腺体回声可有减低、不均表现，CDFI 胰腺血流正常或动脉阻力指数轻度升高。胰液渗出时可在胰周、盆腔探及积液。超声造影显示动脉期灌注较缓慢，实质期增强不均匀，可见局限性低或无增强区，造影剂廓清较缓慢。TIC 上升及下降减慢，达峰时间轻度延长，峰值减低。

（2）CT 检查

胰腺炎表现为局灶性或弥漫性移植胰腺增大、密度不均，周围脂肪间隙模糊，伴有或不伴有积液，相邻肠袢壁可增厚。增强 CT 上可见移植胰腺不均匀强化。假性囊肿在 CT 平扫中显示为规则的单房或多房囊性肿物，囊腔的平均 CT 值约为 20~30HU；增强 CT 显示囊肿内容物无强化，囊壁可见轻度强化。胰腺坏死在 CT 增强后表现为局灶或弥漫性边界清晰的无强化区。

（3）MRI 检查

对于移植胰腺水肿显示较好，表现为移植胰腺增大，于 T2WI 胰腺信号增高。假性囊肿 MRI 囊液表现为长 T1WI、长 T2WI 信号，囊壁厚薄不均，增强 MRI 可见强化表现。

3. 反流性胰腺炎诊断

诊断依据如下：①胰腺移植物周围的下腹痛快速发作；②血清淀粉酶升高；③ CT 示胰腺水肿，无脓肿及胰周积液；④放置 Foley 导管 24 小时后症状缓解。

（四）预防

因缺血再灌注损伤，胰腺移植术后发生轻度胰腺炎是不可避免的，但可以通过不同阶段的治疗减轻胰腺炎。

（1）供体脑死亡后，补液治疗可能会导致严重的胰腺水肿，术中应用激素可能会减轻胰腺水肿。应用钙通道阻滞剂，可降低细胞内钙浓度，改善器官功能。同时，术中应避免低血压、低血容量及应用高剂量的儿茶酚胺。

（2）采用整体切取减少热缺血时间，修整及手术过程中尽量减少胰腺接触。灌注及保存避免使用 HTK 液。

（3）胰腺移植后禁食时间相对较长，1 周后开始进食少量流质 2~3 天，少量半流饮食 2~3 天，以后逐渐增加进食量，注意限制蛋白和脂肪饮食。在移植后恢复正常饮食前，应采用全胃肠外营养，保证能量代谢呈平衡状态。术后常规应用胰外分泌抑制剂如生长抑素持续静脉泵入 3~4 天，改为皮下注射 1 周，监测血、尿淀粉酶。

（4）术后细菌及病毒感染是晚期胰腺炎的主要原因，需注意预防 CMV 感染及真菌感染。

（五）治疗

1. 一般治疗

胰腺炎最重要的治疗就是禁食、肠外营养，使肠道充分休息，并给予生长抑素抑制胰腺分泌。感染性胰腺炎给予抗感染治疗，如明确 CMV 病毒感染导致胰腺炎则给予抗病毒治疗。

2. 引流

反流性胰腺炎的治疗方法为去除尿路梗阻因素，并给予抗感染治疗。膀胱内置入 Foley 导尿管引流，并监测血清淀粉酶水平。

3. 手术治疗

存在机械性胰管梗阻时，应再次手术解除梗阻因素。对于反复出现的反流性胰腺炎，则需转换为肠道引流术式。如患者存在胰腺周围脓肿，应行手术清除脓肿，必要时行胰腺切除，术后给予抗感染治疗。对于重症胰腺炎，特别是严重的ARDS 及感染时，则行胰腺切除以挽救患者生命。如果行胰腺切除术，则不应在2~4 周内行再次移植术。

第五节　肠梗阻

胰肾移植术后的肠梗阻发生率达 0.69%~14%。多数患者可通过保守治疗逐渐好转，严重者可引发腹腔感染、肠缺血或坏死，甚至肠穿孔。

（一）病因

由于神经元微环境的变化，约 2/3 糖尿病患者存在消化道症状，更易导致胃肠功能协调性出现障碍。同时，胰肾联合移植手术时间较长，术中肠壁水肿严重，术后易形成腹腔内粘连。因此，胰腺术后肠梗阻的机械性与动力性因素通常同时存在。

（1）术前存在糖尿病性胃肠病的受者，本身存在肠道功能障碍，更易出现肠梗阻。

（2）有腹部手术史的受者，通常腹部器官解剖结构复杂，肠管粘连严重，再次开腹手术加大了对肠道的刺激，发生肠梗阻的概率较高。

（3）手术时间、低蛋白血症、长期腹透也是肠梗阻发生的危险因素。

（二）临床表现

肠梗阻的临床表现有腹痛、恶心、呕吐、腹胀、停止排便排气等症状。体格检查示腹部膨隆，听诊时肠鸣音明显减弱或完全消失。

（三）诊断

CT 影像学检查对于确定梗阻位置很重要。增强 CT 有助于发现肠梗阻，可提供移植物及其周围血管和肠道的完整信息，显示积液和梗阻的部位，对比剂充盈有助于区分肠袢和肠周积液，多平面重组后能清晰直观地显示肠道移行区、肠损伤的部位。在 CT 上，表现为扩张的空肠近端内对比剂充盈。非粘连性肠梗阻也很常见，通常表现为鸟嘴征，肠袢扩张，小肠壁不对称增厚，前腹膜增厚。

（四）预防

（1）对于存在糖尿病性胃肠病及腹部手术史受者，术后应密切关注受者情况，如出现肠梗阻表现，应立即进行干预治疗。

（2）在保证手术效果的情况下，控制手术时间，减少受者肠道的暴露；胰腺移植时注意保护肠道，尽量减少肠道的低温刺激。

（3）尽可能提早入院，术前应用乳果糖联合清洁灌肠，如存在低白蛋白血症，应予以补蛋白治疗。

（4）术后早期给予禁食、胃肠减压、肠外营养支持，密切观察患者胃肠功能恢复。早期可给予患者乳果糖、甘油灌肠等通便治疗。

（五）治疗

1. 一般治疗

多数患者为麻痹性肠梗阻，给予禁食水、持续胃肠减压、营养支持、纠正电解质异常等治疗，并给予口服乳果糖、甘油灌肠等通便治疗，通过保守治疗多数患者可好转。

2. 介入治疗

肠梗阻经保守治疗无效者可给予肠梗阻导管减压。肠梗阻导管能有效地吸出储留在肠腔内的消化液，对梗阻肠段进行全程吸引，较快减轻梗阻症状并减轻水肿，有利于肠管血运恢复，从而达到解除梗阻的目的。

3. 手术治疗

手术治疗过程中应严密观察患者的腹部体征和全身情况，警惕肠绞窄、肠坏死的可能。绞窄性或坏死性小肠梗阻时需急诊手术。发生严重的粘连性肠梗阻时，行肠粘连松解术，如术中发现粘连严重而广泛，可在小肠内放置肠梗阻导管行肠排列术。

（扫码查看参考文献）

第十四章　胰腺移植术后远期并发症

随着新型免疫抑制剂的不断问世、移植外科技术的日益成熟以及随访管理的持续完善，胰腺移植受者的短期预后已有了显著提高，第 1 年胰腺移植患者的存活率也由 10 年前的 88.3%（2008—2009 年）提高到了 93.8%（2018—2019 年），但远期预后仍不理想。如何改善移植物远期预后与受者生活质量是目前器官移植领域研究的热点。

影响移植物远期预后的因素繁多且复杂，既有免疫因素，也有非免疫因素，既有来自供者的因素，也有来自于受者的因素。免疫因素既包括细胞介导排斥反应，也包括体液介导排斥反应，HLA 匹配程度和免疫抑制方案的合理性等也都与移植物的远期预后密切相关。非免疫因素则包括边缘性供体、缺血再灌注损伤、病毒感染（BKV、CMV、HCV）、药物性器官损害、原发病复发等。

胰腺移植术后的代谢并发症如糖尿病复发、高尿酸和高血脂等，也与免疫抑制剂的长期应用有一定相关性。免疫抑制剂等因素导致受者术后脂质代谢异常，使得心血管并发症的发生风险也显著高于普通人群。低免疫状态带来的恶性肿瘤高发也是导致胰腺移植受者远期死亡的主要原因。对胰腺移植术后远期并发症的及时诊断与积极治疗，将会大大改善受者远期预后问题。

第一节　心血管并发症

心血管疾病（cardiovascular disease，CVD）是 SOT 受者早期和晚期死亡的主要原因之一，包括冠状动脉粥样硬化性心脏病（冠心病）、高血压、脑血管疾病以及周围血管病等。胰腺移植受者心血管并发症的危险性在移植前即存在，1 型糖尿病患者中心血管疾病早发的现象很普遍，合并糖尿病肾病的 1 型糖尿病患者发生心血管疾病的危险最高。糖尿病合并冠心病的发病机制目前并未解释清楚，可能包括炎症反应、氧化应激、胰岛素抵抗以及遗传因素等。许多移植前有明确 CVD 的患者，即使进行了冠状动脉支架植入术或搭桥手术，移植后仍较他人更易发生再狭窄，这可能与移植后免疫系统变化有一定的相关性。据报道，在胰腺移植受者中，围手术期心血管并发症的发生率可达 5.5%；术后有功能移植物的心血管死亡在同种异体移植物丢失的原因中占很大比例。

冠心病的危险因素包括高血压、糖尿病、高脂血症、肥胖、吸烟、精神过度紧张、冠心病家族史等。虽然与肾移植相比，胰腺移植术后患者的血糖、血脂、血压等得到了改善，降低了术后冠心病的发生率，但移植前存在冠心病这本身就是胰腺移植受者术后发生冠心病的一个重要危险因素。此外，因为动脉粥样硬化和斑块破裂的发生与年龄相关，所以年龄增长也是胰腺移植受者术后发生冠心病的重要原因之一。一项来自荷兰的大样本病例对照研究报告称，口服糖皮质激素与心血管预后不良相关，但这一关系并未在胰肾联合移植受者中得到验证。据统计，移植受者等待时间的增加可通过延长受者透析暴露时间，间接增加受者全因死亡和心血管死亡的风险。越来越多的证据表明，适应性细胞免疫在心血管疾病的发展中发挥了作用。特别是，促炎和抗凋亡的细胞毒性 T 细胞 CD4+、CD28+的扩增与包括移植受体在内的各种研究人群的 CVD 事件密切相关。巨细胞病毒暴露与心血管死亡率增加相关，可能是由于其上调了这些细胞毒性细胞的能力。此外，体液免疫似乎与移植受者的心血管结局有关。移植前的群体反应抗体和抗供体特异性抗体与移植后不良心血管结局独立相关。

根据 1979 年世界卫生组织分类，冠心病大致分为 5 种类型：第一种类型是隐匿型冠心病，或者叫无症状性心肌缺血；第二种类型是心绞痛，较为多见，首发症状为心绞痛，并因此入院治疗；第三种类型是心肌梗死，病情严重，死亡率较高；第四种类型是缺血性心肌病，因长期心肌缺血而导致心脏结构、形态以及功能发生改变；第五种类型是猝死，多数患者生前没有任何症状而突然死亡，尸检后才诊断为心肌梗死所致，是一种比较严重的类型。近年来，根据病变特点和治疗方法不同，又将冠心病分为慢性冠状动脉疾病（chronic coronary artery disease，CAD）和急性冠状动脉综合征（acute coronary syndrome，ACS）。前者包括稳定型心绞痛、缺血性心肌病和隐匿型冠心病等；后者包括不稳定型心绞痛（unstable angina，UA）、非 ST 段抬高型心肌梗死（non-ST segment elevation myocardial，NSTEMI）和 ST 段抬高型心肌梗死（ST segment elevation myocardial infarction，STEMI），也有将冠心病猝死包括在内。在胰腺移植受者中常见的冠心病类型为心绞痛、隐匿性冠心病和心肌梗死。

一、稳定型心绞痛

稳定型心绞痛又称稳定性劳力型心绞痛，是指由体力消耗或情绪困扰引起的胸部不适，一般发作持续时间短，休息或含服硝酸甘油可迅速缓解，病程多稳定在 1 个月以上。相较于急性冠状动脉综合征患者而言，稳定型心绞痛患者可以通过门诊进行诊断和治疗，以减少缺血性并发症的风险，改善心绞痛症状和生活质量。心绞痛的患病率随着年龄的增长而增加，40~79 岁成年人心绞痛的患病率为 4%~7%，80 岁以上成年人心绞痛的患病率超过 10%。在接受药物治疗的稳定型心绞痛患者中，死亡或心肌梗死的年平均风险约为每年 3%~4%。

（一）诊断

从病理生理角度来说，心绞痛是由于冠状动脉发生病变后供氧能力下降，心肌需氧与冠脉供氧之间失去平衡，使心肌发生缺血缺氧损伤所致。心绞痛常被描述为一种反复发作的胸骨后不适，最常见的发病诱因是过度劳累。焦虑、兴奋等情绪波动或压力等精神打击亦可诱发。这种不适通常被描述为钳夹样、挤榨样、憋气样或沉重感等，通常很难具体定位，可能向上辐射到颈部或下颚，向下辐射到任何一只手臂（更常见的是左臂），或辐射到上腹壁区域。持续时间多为 3~5 分钟，短者仅 30 秒，症状在此期间逐渐加重。静止休息或含服硝酸甘油 0.5mg 可缓解。硝酸甘油能否迅速缓解心绞痛可作为初步判断血管固定性狭窄程度的指标。心绞痛症状进展值得注意，特别是当心绞痛发作更频繁、无端、更严重，或持续时间更长。这可能反映潜在的冠状动脉或微血管疾病的进展；如果出现严重的休息症状，应怀疑急性冠状动脉综合征并立即进行诊治。

心电图检查可用于筛查既往或现在正在发生的心肌梗死或左心室肥厚。常规实验室检查可识别重要的合并症，包括肾脏损害、糖尿病、血脂异常，并可识别贫血，贫血可降低心绞痛阈值。选择性检测神经激素激活（BNP）或慢性心肌损伤的生物标志物（高敏肌钙蛋白），可以预测心绞痛发作的风险。慢性冠心病患者和 BNP 与高敏肌钙蛋白水平低的患者，出现死亡和心力衰竭的风险明显高于那些生物标志物水平正常的患者。在心电图异常或 BNP、高敏肌钙蛋白水平升高的个体中，超声心动图检查将排除左心室收缩功能障碍或伴随的异常，如瓣膜病，这将显著影响诊断和治疗决策。

冠状动脉 CT 血管造影（CTA）是一种简单有效而无创的冠状动脉早期疾病诊断和预测方法。对表现出与心绞痛症状一致但无冠心病病史的中低危患者，冠状动脉 CTA 已成为一种有用的诊断和预后检查。一项对近 15000 名使用 CTA 评估稳定性胸痛的研究数据表明，与常规护理（主要包括有或无影像学检查的运动压力测试）相比，使用 CTA 与心肌梗死的显著减少相关［$RR=0.69$（95% CI：0.49~0.98）］。

同时，需要注意与食管反流、食管动力异常等食管疾病以及胆绞痛等疾病做鉴别诊断。

（二）治疗

稳定型心绞痛治疗的主要目标是降低心血管事件的风险，包括死亡、心肌梗死和卒中，并通过减少心绞痛症状来提高生活质量。这可以通过常规的生活方式改变和最佳药物治疗（OMT），以及选择性使用冠状动脉血运重建术来实现。最佳的药物治疗既包括有利于影响冠心病病史的预防性药物，也包括诸如 β 受体阻滞剂、钙通道阻滞剂、硝酸盐和雷诺嗪等抗心绞痛药物，这些药物可以降低心绞痛的发作频率并提高生活质量。

二、不稳定型心绞痛和非 ST 段抬高型心肌梗死

（一）诊断

静息性心绞痛是指心绞痛在休息时发作，并且持续时间通常在 20 分钟以上；1 个月内新发心绞痛被视为初发心绞痛，可自发性发作与劳力性发作并存，疼痛程度可达 Ⅲ 级以上；既往有心绞痛病史，近 1 个月内心绞痛恶化加重，如发作次数频繁、时间延长或痛阈降低（心绞痛分级至少增加 1 级，或至少达到 Ⅲ 级），是恶化劳力型心绞痛的临床表现。非 ST 段抬高型心肌梗死（NSTEMI）的临床表现与不稳定型心绞痛（UA）相似，但是比 UA 更严重，持续时间更长。

大部分患者可无明显体征。高危患者心肌缺血引起的心功能不全可出现肺部啰音或原有啰音增加，出现第三心音、心率减慢或加快等体征。

肌酸激酶同工酶（creatine kinase isoenzyme MB，CK-MB）是评估 ACS 的主要血清心肌损伤标记物。心肌肌钙蛋白 T（cardiac troponin T，cTnT）和心肌肌钙蛋白 I（cardiac troponin I，cTnI）升高评估预后的价值优于患者的临床特征、入院心电图表现以及出院前运动试验。

静息心电图是诊断 UA 和 NSTEMI 最重要的方法，并且可提供预后方面的信息。ST-T 动态变化是 UA 和 NSTEMI 最可靠的心电图表现。UA 发作时，静息心电图可出现 2 个或更多相邻导联的 ST 段下移且下移幅度 ≥ 0.1mV。NSTEMI 的心电图 ST 段压低和 T 波倒置比 UA 更为明显和持久，并有系列演变过程，如 T 波倒置逐渐加深，再逐渐变浅，部分还会出现异常 Q 波。

（二）治疗

UA 急性期应卧床休息 1~3 天，并予以吸氧、持续心电监护。标准强化治疗包括抗缺血治疗、抗血小板和抗凝治疗。有些患者经过内科强化治疗，病情趋于稳定。另一些患者经保守治疗无效，可能需要早期介入治疗。

三、ST 段抬高型心肌梗死

（一）诊断

典型症状是持续性心前区、胸骨后或剑突下难以忍受的压榨样剧烈疼痛超过30 分钟，舌下含服硝酸甘油 0.3~0.9mg 仍不能缓解。心电图是诊断 STEMI 的必备依据之一，有其特征性改变和动态演变，临床上只要怀疑 STEMI，就必须尽快记录一张 12 导联或 18 导联心电图。实验室检查包括心肌酶谱等。

（二）治疗

STEMI 一旦确诊，应立即给予急救治疗。治疗原则包括：紧急处理，及时发现和处理致命性心律失常，维持血流动力学稳定，尽快准备并开始冠状动脉再灌注治疗，抗血小板药物、抗凝药物治疗，抗心肌缺血治疗。

治疗应以心内科专科主导，移植科协助免疫抑制方案调整，重点在于预防。

（三）预防

应对存在缺血性心脏病高风险的患者进行系统评估、高脂血症和糖尿病的防治；同时嘱禁烟、控制肥胖、经常运动和情绪放松等；尽量避免大量应用糖皮质激素和环孢素（ciclosporin，CsA）；考虑常规使用阿司匹林，这些预防措施可以提高肾移植受者的生存率。

四、隐匿型冠心病

（一）诊断

指无临床症状但客观检查有心肌缺血表现的冠心病，亦称无症状性冠心病。发病年龄多在中年以上，无心肌缺血的症状，在体格检查时发现心电图（静息、动态或负荷试验）有 ST 段压低、T 波倒置等变化，放射性核素心肌显影（静息或负荷试验）或超声心动图显示有心肌缺血表现。

心电图是冠心病诊断中最早、最常用和最基本的诊断方法。另外，心电图负荷试验、动态心电图可提高对非持续性异位心律，尤其是一过性心律失常及短暂的心肌缺血发作的检出率。冠状动脉造影是目前冠心病诊断的"金标准"。心肌酶学检查是急性心肌梗死的诊断和鉴别诊断的重要手段之一。

鉴别诊断：需要注意与自主神经功能失调、心肌炎、心肌病、心包病、其他心脏病、电解质失调、内分泌病和药物作用等情况相鉴别。

（二）治疗

采用防治动脉粥样硬化的各种措施，以防止粥样斑块进一步发展，争取粥样斑块消退和促进冠状动脉侧支循环的建立。静息时心电图、放射性核素心肌显影或超声心动图已有明显心肌缺血改变者，宜适当减轻工作，或选用硝酸酯类药、β受体拮抗剂、钙通道阻滞剂治疗，定期体检。

第二节　糖尿病复发

1型糖尿病（T1DM）是一种自身免疫性疾病，其特点是胰岛出现淋巴细胞浸润（称为"胰岛素炎"），可导致选择性胰岛B细胞破坏和胰岛素分泌减少。细胞和体液成分参与T1DM发病。细胞成分由循环自反应性记忆T细胞（CD4[+]和CD8[+]）代表。体液反应包括胰岛细胞自身抗原的循环自身抗体，如抗谷氨酸脱羧酶（GAD）、抗酪氨酸磷酸酶（抗ia2）、抗胰岛素抗体（IAA）、胰岛细胞抗体（ICA）和抗阳离子外排转运体Zn78抗体。这些自身抗体在疾病开始时被检测到，在胰腺内分泌功能丧失数年后，持续存在或逐渐减少直至无法检测到。

胰腺移植与胰岛细胞移植是临床上唯一建立的T1DM患者的B细胞替代治疗方法，在成功的胰腺移植中实现长期血糖正常。然而，T1DM作为一种自身免疫性疾病，在胰腺移植后可复发。胰腺移植后T1DM复发并不是一个常见的并发症，但通常情况下，尽管进行了挽救性治疗，但仍会导致移植胰腺丢失。

胰腺移植术后T1DM复发的诊断包括临床入路、胰岛细胞自身抗体检测、移植胰腺活检。这些自身抗体阳性可能引起自身免疫性糖尿病的怀疑，2个或2个以上自身抗体阳性高度预测T1DM的发生。移植胰腺活检显示胰岛炎是明确诊断的组织学标志。

（一）危险因素

他克莫司作为免疫抑制维持方案的一部分应用于所有患者。他克莫司通过对B细胞的直接毒性诱导高血糖，减少胰岛素的产生。在缺乏抗体检测或活检的情况下，它可以模拟T1DM复发的情况。在一个小样本研究中，接受诱导治疗的患者与未接受诱导治疗的患者相比，T1DM复发的发生率更低；在该随机试验中并没有对方案进行比较，并且患者进行登记的时间段也不同，然而研究结果表明诱导可能通过消耗移植时存在的自体反应性T细胞来防止复发，其中可能包括可在随访中重新激活的记忆性自体反应性T细胞。重要的是，大多数（157/223，70%）的研究患者曾使用免疫抑制方案进行治疗。在目前的方案中，T1DM复发仍在继续发生，2000—2013年期间的总患病率约为4.6%。因此，目前的免疫抑制方案并不能预防所有患者的糖尿病复发。

关于T1DM相关的自身抗体是否为T1DM复发的危险因素，目前有一些研究进展。早期较小规模的研究检查了胰腺移植受者的 GADA、IA-2A、胰岛细胞抗体和（或）胰岛素自身抗体，并报道了与移植失败的相关性，尽管没有活检数据或自体 T 细胞反应分析。与这些早期研究相似，移植前自身抗体阳性不能预测未来移植胰腺的内分泌功能。相反，移植后多种自身抗体阳性，尤其是自身抗体的存在已成为 T1DM 复发的强预测因子，这与亲属移植前瞻性研究中所报道的相关性相似。这些与 T1DM 复发相关，当原因不明或归因于慢性胰腺排斥时，未发现与移植后糖尿病相关。一份报告提示移植前 GADA 可能与急性排斥反应有关。自身抗体持续存在并不会增加患病风险。虽然以前的研究已经注意到自身抗体与移植物衰竭的相关性，但近期有研究者报道，将自身抗体与特异性活检证实的 T1DM 复发联系起来。

（二）诊断

T1DM 复发的诊断依据包括：①胰岛素分泌功能丧失，持续高血糖，需要外源性胰岛素治疗；②复发时自身抗体的血清转化；③移植胰腺活检；④胰腺外分泌功能减退或肾脏排斥反应的证据（血清淀粉酶和脂肪酶水平不变）。SPK 移植后，胰腺自身抗体可持续存在、消失或重新出现，其移植前阳性不影响移植胰腺存活。这些自身抗体的阳性是自身免疫性糖尿病出现的一个很好的预测因子，有时自身抗体先于高血糖数月或数年。在一项迈阿密的研究中，自身免疫复发的受试者，在糖尿病复发前 3 个月到 3 年以及糖尿病复发后，自身免疫复发的患者至少增加了 2 个自身抗体，达到正常上限（ULN）的 70 倍，胰腺自身抗体随着 T 细胞水平波动。因此，应常规监测自身抗体值，尤其是 GADA，它往往最先出现阳性。当 2 个或 2 个以上的自身抗体呈阳性时，自身免疫性糖尿病的可能性增加。然而 2012 年 Assalino 等描述了 1 例无 GADA 和 IA-2A 的 SPK 移植后自身免疫性糖尿病复发。他们认为 T1DM 在胰腺移植后复发的发病机制并非单一现象，自身抗体也不一定是该疾病的主要特征。

（三）治疗

目前，还没有一种治疗方法可以改变移植物丢失和 T1DM 复发的过程。但有时复发初期会残留胰岛素分泌，移植胰腺活检显示胰岛素阳性胰岛的存在。在这种情况下，尝试免疫疗法以保持胰岛素分泌是合理的。迈阿密小组用抗淋巴细胞（抗 B 细胞、抗 T 细胞）治疗自身免疫性糖尿病复发，少数病例的移植胰腺功能得到初步改善，但短时间内自身免疫性糖尿病复发。在第二次复发后，发现了与第一次复发中相同克隆的自反应性 GADA 特异性 T 细胞。这使得人们认为免疫抑制剂不能阻止免疫反应。另一方面，目前已经发展出靶向 T 细胞（CD4 和

CD8）来试图阻止 T1DM 的进展。

目前一个团队使用类固醇、血浆置换和 2 次利妥昔单抗注射，以及免疫抑制维持，实现了 SPK 移植后 6 年自身免疫性复发的缓解。然而，他们没有测试 T 细胞的自反应性，这可能是暂时的缓解，还需要更多的随访时间来确认自身免疫性糖尿病复发是否得到有效治疗。

（扫码查看参考文献）

第十五章　胰腺移植排斥反应与病理

第一节　胰腺移植排斥反应

在过去的数十年中，PTA、PAK 和 SPK 1 年期内因排斥反应导致的移植胰腺丢失率显著降低，PTA 的丢失率从 38% 下降到 6%，PAK 从 28% 下降到 3.7%，SPK 从 7% 下降到 1.8%，且多发生在移植后 7~12 个月，而慢性排斥反应在移植 1 年后占移植物失功的 30%。目前仍缺乏及时、准确的移植胰腺排斥反应的诊断标准。

胰腺移植排斥反应按移植物可分为移植胰腺的排斥反应、移植十二指肠的排斥反应，两者可单独、同时或相继发生；按排斥类型可分为超急性、加速性、急性和慢性排斥反应。排斥反应的危险因素包括非 SPK 移植、单纯胰腺移植（PTA）、种族错配和供体年龄的增加。文献报道，胰腺移植后 1 年内的排斥反应发生率为 21%，其中抗体介导排斥反应（AMR）、急性细胞介导排斥反应（ACR）和混合排斥反应发生的频率几乎相同。大多数胰腺排斥反应被成功逆转，移植肾功能得以维持。然而，20% 移植物在排斥反应确诊 1 年内丢失，这突出了早期诊断和有效监测的必要性。

与单独肾移植相比，移植胰腺排斥反应无论是诊断还是治疗，都更为复杂及困难。首先，临床上移植胰腺功能的临床指标（包括血糖、血清淀粉酶、血清脂肪酶、血清 C 肽及胰岛素水平、糖化血红蛋白、尿淀粉酶）特异性较差，对于准确识别和诊断排斥反应是不够的。同时，目前对于移植胰腺排斥反应的研究较少，尚无明确、可靠的生物学标记物。其次，排斥反应的诊断依赖于病理活组织检查（活检），但胰腺活检存在腹腔出血、胰腺炎、消化道瘘等严重并发症的潜在风险，接受度较低。再次，目前 75% 的胰腺移植以胰肾联合移植的形式开展。胰肾联合移植中的胰腺及肾脏来自同一供者，理论上较肾移植后胰腺移植更具免疫学优势。移植肾排斥反应在临床表现上通常早于移植胰腺，移植肾功能可作为胰腺早期排斥反应的监测指标。但事实上，在移植肾功能正常的情况下单独发生的胰腺或十二指肠排斥反应并不罕见。因此，在无组织学证据的情况下，移植胰腺排斥反应的诊断通常根据临床及实验室指标进行综合判断及治疗评估。

临床上，用于监测移植胰腺功能的指标中，除膀胱外引流患者监测尿淀粉酶变化，其他指标均缺乏特异性，因此需要排除可能导致淀粉酶、血糖升高的其他因素，如自身胰腺炎、肠梗阻、饮食习惯、药物等。SPK 中，即使移植肾功能稳定，仍不能可靠地认为移植胰腺未发生免疫损伤。血、尿淀粉酶及血糖的升高是胰腺排斥反应的最常见表现，大多数患者无症状或仅有轻度的移植物压痛。存在腹部症状患者需仔细排除术后并发症、感染或自身胰腺炎可能。同时需详细了解病史及体格检查、完善空腹胰岛素及 C 肽、糖化血红蛋白、供体特异性抗体指标监测（DSA）及影像学检查（超声、CT、MRI），必要时可进行超声造影或增强CT 检查。与肾移植类似，DSA 是诊断抗体介导胰腺排斥的必要条件之一。DSA水平升高或新生 DSA 出现，尤其伴有淀粉酶或血糖升高的患者，需进行移植肾或移植胰腺活检。

一、超急性排斥反应

多发生于移植胰腺恢复血流 24 小时内，可与移植肾同时发生。临床表现为移植胰腺呈紫褐色，花斑状，质软，无血管搏动，胰液分泌减少或停止。血糖急剧升高，血淀粉酶升高，如出现血淀粉酶急剧下降，提示移植胰腺有广泛微血栓形成。术后超急性排斥患者可出现移植胰腺区胀痛、明显压痛，胰腺周围血性引流液增多，可伴有高热、寒战等反应。超声提示移植胰腺体积肿大，内部结构欠清晰，血流明显减少或消失。目前尚无有效的治疗方法，需急症探查，必要时切除移植胰腺。

二、加速性排斥反应

一般发生在移植术后 3~5 天内，可导致血糖异常、胰酶水平升高、移植物状态改变。与普通的急性排斥反应相比，其发病时间更早、进展更快、预后更差。

三、急性排斥反应

在 SPK 中可首先出现或仅表现为移植肾排斥反应，胰腺排斥反应的表现通常晚于肾脏表现，且多为血糖或血淀粉酶升高，空腹胰岛素和 C 肽下降。膀胱引流术式患者，尿淀粉酶下降早于血糖值的升高，如 12 小时或 24 小时尿淀粉酶下降 50% 或更多，或较基线下降 50% 及以上，提示排斥反应可能。胰腺排斥时超声可无特征性表现，如出现体积增大、胰腺血流阻力指数增加，往往提示排斥反应较为严重，明确诊断需行病理活检。SPK 中如仅存在移植肾排斥表现，而胰腺排斥反应可疑，可行移植肾穿刺活检，以移植肾排斥反应治疗为主。膀胱引流术式患者可行膀胱镜下十二指肠黏膜活检。结合移植肾、十二指肠黏膜和移植胰腺活检病理表现、临床表现及 DSA，明确排斥类型。明确存在移植肾及胰腺排斥时，根据病理评分、分级和临床表现选择以下治疗方案。

（1）调整免疫抑制方案，如转换其他免疫抑制剂或加大剂量。

（2）500~1000mg 甲强龙冲击治疗 3~4 天。

（3）耐激素类型或严重急性排斥反应，可用 ATG、rATG。

（4）可疑或明确诊断为急性抗体介导排斥反应，治疗措施如下：①血浆置换、二重滤过或免疫吸附；② IVIG；③利妥昔单抗（抗 CD20 抗体）；④硼替佐米。

四、慢性排斥反应

多发生于移植半年或 1 年以后。在 SPK 中，常继发于移植肾排斥反应之后，少数患者可于移植肾功能稳定或正常时发生。可伴有发热及移植胰腺触痛，血清淀粉酶、胰岛素及 C 肽水平下降，血糖缓慢升高。影像学表现为移植胰腺萎缩，灌注差。治疗效果不佳，以预防、减少危险因素为主。

大多数移植胰腺排斥反应并无症状，因此我们应该保持高度警惕，尽早发现，尽早治疗。胰岛细胞在排斥反应的早期阶段一般不受累，晚期会出现高血糖表现。在胰腺排斥反应诊断及治疗前，评估移植胰腺的功能非常重要。胰腺移植功能的评估依据是空腹血糖、糖化血红蛋白（HbA1c）和空腹 C 肽。对于急性或慢性胰腺排斥反应，如果患者有明显的高血糖，或者患者已经使用胰岛素，往往提示排斥较为严重，预后不佳。如果活检显示仅有微小的纤维化伴有活动性炎症浸润，即使可检测到的胰岛功能和空腹 C 肽正常，也应积极治疗排斥反应。

通过移植胰腺活检确定排斥反应的类型和等级，可实现有针对性的靶向治疗。但在没有活检证实排斥反应类型及等级的情况下，抗体清除治疗本身的治疗风险有可能＞排斥治疗。有观点认为，即使存在混合排斥反应，最初的排斥治疗也应侧重于 T 细胞介导的排斥反应（TCMR）。仅采用针对 TCMR 的单独治疗方案治疗混合排斥反应的胰腺存活率与单独 TCMR 时相同。

据文献报道，采用 TCMR 的 Banff 分级对病例进行回顾性分类，比较单独使用类固醇与同时使用类固醇和 ATG 的治疗缓解率和长期预后。在Ⅰ级胰腺排斥反应中，单独使用类固醇与同时使用类固醇和 ATG 的患者的治疗反应率和移植物存活率没有差异。然而，在Ⅱ级和Ⅲ级排斥反应中，使用类固醇联合 ATG 治疗患者的反应率和移植物存活率明显优于单独使用类固醇治疗的患者。因此，单独使用类固醇治疗轻度 TCMR Ⅰ级胰腺移植物排斥是合理的，维持治疗可以升级，且必须密切监测，复发或难治性排异率预计发生率很低（17%）。然而，在混合 TCMR Ⅰ 级和 AMR 的情况下，类固醇联合 ATG 可能是首选。如果 DSA 阳性，组织学结果提示 AMR，即使没有 C4d 染色，也可以使用 IVIG 和血浆置换（类似于单独肾移植受体）。从针对胰腺排斥开展治疗起直至治疗结束后的观察期，应密切监测胰酶、脂肪酶。如果胰酶下降不满意或出现再次增加，移植医生通常会根据经验增加额外的治疗方法，或者进行重复胰腺活检。如果重复活检提示持续 AMR，可以添加其他 B 细胞靶向治疗，如利妥昔单抗、硼替佐米和依库珠单抗。

第二节　胰腺移植排斥反应的诊断指标及生物学标记物

根据胰腺的生理功能，评价胰腺功能的生物学指标有两种类型：外分泌排斥标记物和内分泌排斥标记物。在胰腺移植中，胰腺内分泌及外分泌重建的方式多种多样。目前常见的外分泌引流方式为肠道引流和膀胱引流。对于外分泌排斥标记物主要以血清和尿液中的胰酶为主。对于肠引流患者，可联合应用外分泌标记物（如淀粉酶、脂肪酶、阳性胰蛋白酶）与内分泌标记物（如葡萄糖代谢率）。胰肾联合移植是目前最常见的胰腺移植手术方式。有学者认为移植肾排斥反应的发生先于移植胰腺，或同时发生。移植肾排斥反应相关实验指标如血清肌酐水平，可用于排斥反应的诊断。目前，在诊断或预测移植胰腺排斥反应时，现有的外分泌或内分泌标记物均缺乏特异性，敏感性也较低。在无移植物活检的情况下，需结合多种排斥标记物以及患者的临床表现，尽可能早期发现排斥反应。

一、外分泌排斥生物学标记物

（一）淀粉酶和脂肪酶

血清淀粉酶与脂肪酶是胰腺炎症的标记物，二者都可随排斥反应的发生而升高。但对于排斥反应均不具备特异性，除了排斥，其他情况如移植物保存损伤、移植物胰腺炎、巨细胞病毒性胰腺炎、移植后淋巴细胞增生性疾病（PTLD）以及移植物活检等均可引起酶学的升高。

目前临床中，淀粉酶及脂肪酶仍然是移植胰腺功能及排斥反应监测的最常用实验室指标。大多数患者无症状或仅有轻微的移植物压痛。如果患者无症状，酶学升高更可能来自移植的胰腺；有症状的胰酶升高可能与移植或受者自身胰腺疾病有关。文献报道，在 41 例活检证实发生排斥的胰腺移植受者中，血清淀粉酶和血清脂肪酶的敏感性分别为 50% 和 71%，这相对于空腹血糖测定（特异性仅为 33%）还是有一定优势的。然而在 SPK 排斥患者中，血肌酐的敏感性高于血脂肪酶。也有研究提示，血清胰酶水平的升高与胰腺外分泌功能受损程度成正比，血清淀粉酶与活检对急性排斥反应的诊断一致性优于脂肪酶。

尿淀粉酶（urine amylase，UA）也是目前临床常规监测的指标之一，在胰腺外分泌采用膀胱术式的患者中有诊断价值。连续监测尿淀粉酶已成为膀胱引流式胰腺移植标准的实验室检测方法。大部分膀胱引流的胰腺移植受者，移植后数天或数周的时间尿淀粉酶才能达到稳态，尿淀粉酶水平大致在 1000~6000U/L 之间。尿淀粉酶活性下降（尿淀粉酶降低）常提示排斥反应发生。明尼苏达大学报道的移植胰腺功能正常超过 10 年的受者中，其尿淀粉酶初始基础水平约为 3000U/L，明显高于移植胰腺存活少于 10 年的受者。这表明随着移植胰腺功能损害的加重，胰腺外分泌组织尿液淀粉酶的含量也在显著减少。

多项研究比较了尿淀粉酶减低与移植胰腺活检结果之间的关系。Munn 等人报告了 30 例 SPK 与 PAK 受者中，有 18 例出现尿淀粉酶降低（UA 下降＞基础值的 50%）。14 例组织病理学检查结果中有 64% 为排斥，14% 为纤维化，7% 为酵母样坏死，7% 为巨细胞病毒（CMV）胰腺炎，另外 7% 无特殊表现。另一项研究报道，当 UA 活性下降超过 50% 时，与活检相关的分析显示其敏感性为 60%。Benedetti 等人进行了更深入的研究，他们观察了 3 种类型的胰腺移植受者中尿淀粉酶降低与移植胰腺活检结果的相关性。结果显示，连续 2 次监测尿淀粉酶值，其下降程度超过基础值的 25% 时，仅有 55% 经活检确诊为排斥反应。活检结果阳性与阴性组之间的平均尿淀粉酶下降值并无显著差别（67%±8% 和 57%±16%）。在定性评估尿淀粉酶的监测中发现，其敏感度达 100%（UA 水平稳定表示无排斥），而特异性仅为 30%；阳性预测值为 53%，阴性预测值为 100%。因此，目前普遍认为在膀胱引流胰腺移植中连续监测尿淀粉酶，如 12 小时或 24 小时尿淀粉酶下降 50% 或更多，或较基线下降 50% 或更多，提示排斥反应可能。尿淀粉酶下降程度超过稳定基础水平的 25% 时，需警惕存在排斥反应。

但是，尿淀粉酶的下降对排斥反应的诊断也并不特异性，如胰腺保存损伤、移植物血栓形成、胰腺炎或胰管梗阻、长期禁食也可引起 UA 活性下降。尿淀粉酶监测的稳定性较差，其他生化因素如尿液偏酸（pH < 6）或偏碱（pH > 9）、标本的反复冻融、尿液的浓缩或稀释等可能会影响 UA 的测定值。虽然目前还未发现尿淀粉酶降低之前就发生内分泌组织功能障碍的案例。但外分泌功能监测或腺泡功能监测并不能反映胰岛 B 细胞的完整性。因此，即使在外分泌功能正常的情况下也可能出现自身免疫性疾病的再发。在怀疑排斥反应时，需要同时对患者进行病史的询问及全面的体格检查，并完善胰腺功能评估［包括空腹 C 肽、糖化血红蛋白、供体特异性抗体（DSA）和影像学检查］，必要时进行移植胰腺的活检。

（二）血清阳性胰蛋白酶原

血清阳性胰蛋白酶原（serum anodal trypsinogen，SAT）是胰蛋白酶的前体。在胰脏中合成，存在于胰液里，分泌到十二指肠。已有研究发现 SAT 的升高与胰腺排斥反应相关。猪的胰腺移植模型研究显示，在高血糖发生前至少 4 天，就有 SAT 的显著升高；在 SAT 升高的病例中，大约 80% 的病例经活检诊断为排斥反应。有一项临床研究对 15 例 SPK 受者共计 21 次临床诊断的排斥反应分析发现，SAT 水平显著升高，但均未实现活检证实。Perkal 等的一项研究对 9 例 SPK 和 2 例 PAK 疑似移植肾排斥反应的受者进行 SAT 水平检测及肾活检，结果显示所有活检诊断为移植肾排斥反应的病例中 SAT 水平均升高。一项研究在 11 例膀胱引流 SPK 受者中比较了活检证实的首次急性排斥发作时尿淀粉酶、SAT 及血清淀粉酶、肌酐水平，结果发现血清淀粉酶和血清肌酐水平均与 SAT 水平呈正相关，而此时尿淀粉酶值还未发生改变。尽管 SAT 是一个有价值的血清标记物，但目前尚未能通过有大量活检证实排斥的大样本研究确定其临床意义。此外，因为肾脏是胰蛋白酶清除的主要途径，SAT 可因肾功能不全发生异常。与淀粉酶、脂肪酶一样，SAT 的特异性也较低，同样受移植物本身或器官保存损伤的影响。

（三）血清中胰腺分泌的胰蛋白酶抑制物

血清中胰腺分泌的胰蛋白酶抑制剂（plasma pancreatic sedretory trypsin inhibitor，PSTI）是胰腺分泌的多肽，是急性胰腺炎的标记物。在狗的胰腺移植模型中首次报道了胰腺移植后 PSTI 升高的情况。在一项纳入 17 例 SPK 及 7 例单独肾移植受者的临床研究中，临床诊断排斥反应之前，SPK 受者的 PSTI 水平显著升高，后经成功抗排斥治疗后下降。PSTI 作为与移植胰腺排斥相关的急性期反应蛋白，特异性并不高，但敏感性高。

（四）胰腺特异性蛋白

胰腺特异性蛋白（pancreas-specific protein，PASP）也是胰腺炎的标记物。有研究报道，在移植胰腺排斥反应发作时，胰腺特异性蛋白 PASP 升高。有研究分析了临床诊断为排斥反应但未经活检证实的 21 例 SPK 受者及 8 例 PTA 受者的血清 PASP 水平，结果发现 SPK 受者发生移植肾的排斥反应时，PASP 在多数情况下均升高，但血清淀粉酶并不都升高，而是在抗排斥治疗后下降，这提示伴随的移植胰腺也可能发生了排斥反应。在另一项 15 例 SPK 和 10 例 PAK 受者的回顾性临床研究中，PASP 升高不仅发生于排斥反应中，也可见于胰腺炎。因此，PASP 的敏感性及特异性均较低。

（五）胰腺炎相关蛋白

胰腺炎相关蛋白（pancreatitis-associated protein，PAP）最先在胰腺移植受者中确定，胰腺移植后 6~42 小时在移植胰腺分泌的纯胰液中可以检测到。正常胰腺分泌物中不存在 PAP。PAP 是一种急性期蛋白，是急性胰腺炎的特异性标记物。血清 PAP 水平与非移植患者胰腺炎的预后密切相关。它在循环中出现的时间晚于血清淀粉酶，而且当炎症过程完全缓解时，PAP 值仍然高于正常值。在一项回顾性研究中，对 27 例 SPK 受者进行交叉分层研究显示，经组织学证实的排斥反应受者的 PAP 血清浓度明显升高。腺泡细胞表面的 PAP 染色多呈阳性，从而推断染色阳性与血清 PAP 水平相关。另有研究报道，在肾功能受损的胰腺移植受者中 PAP 升高，但肾活检标本 PAP 染色阴性的现象提示了胰腺是血清中 PAP 的主要来源。PAP 值升高与排斥反应相关，但也会出现在反流性胰腺炎、尿漏以及胰周积液等情况引起的胰腺炎症中。有研究报道，PAP 阳性预测值为 78%，阴性预测值为 60%。

（六）细胞因子及其受体

细胞因子是一大类参与启动和调节免疫反应的小蛋白。它们由各种免疫细胞产生，包括 T 细胞、B 细胞、巨噬细胞和肥大细胞。在移植领域中，除 HLA 区域外，细胞因子基因是研究最多的基因，如肿瘤坏死因子 -α（TNF-α）、IL-6 和 IL-10。但研究之间存在相互冲突的结果，导致它们对移植结果的影响存在不确定性。

IL-1 及可溶性 IL-2 受体（sIL-2R）的研究倍受临床关注。IL-2 由活化的 T 细胞分泌，在 T 淋巴细胞的克隆扩增及 T、B 淋巴细胞的相互作用中起重要作用。血清或尿中 IL-2 水平升高与排斥反应有较高的相关性。大多数排斥反应患者，在出现排斥征象的前 1~3 天，可检测到 IL-2 水平的升高。排斥治疗之后，血清或尿中的 IL-2 水平回落到基础水平。一项针对活检证实移植肾排斥的 SPK 受者的研究发现，sIL-2R 水平不仅在排斥及病毒感染时升高，而且在胰腺炎时也有升高。另有研究分析了 15 例 SPK 及 3 例 PAK 受者的 sIL-2R 水平，发现急性排斥和 CMV 病患者 sIL-2R 水平均明显升高。

IL-6 和 IL-10 在移植胰腺排斥反应中的研究价值尚不能定论，仅有少数小样本研究探索。一项纳入 6 例胰腺移植手术的小样本研究显示，IL-6 不是排斥反应的预测因素。对活检证实存在排斥的 12 例胰腺受者进行前瞻性研究发现，IL-10 升高比排斥反应发生约早 6 天。

TNF 对胰腺排斥监测的特异性有限，大量激素的应用可抑制 TNF 产生，而抗体治疗可诱导 TNF 的产生。但也有小样本研究发现，移植胰腺早期排斥时，TNF 血浓度升高，其升高早于尿淀粉酶下降。在 PTA 受者中，IFN-γ 血清学水平的高表达是可逆性排斥反应及慢性排斥反应导致移植胰腺丢失的高危因素。

目前也有关于其他细胞因子的研究，包括 IL-5、IL-8、IL-1b 和 IL-12。转化生长因子 $-\beta_1$（TGF-β_1）与移植物存活之间存在相关性。对 TGF-β_1 变异体的分析显示，不同的 TGF-β_1 变异体对移植物预后不良有一定作用。然而，不同研究的结果有所不同，这可能反映了其对于免疫调节和促纤维化的双面性。

（七）其他外分泌标记物

新蝶呤是 T 淋巴细胞活化的标记物。一项纳入 18 例胰腺移植排斥反应的研究发现，胰液中的新蝶呤水平与排斥相关。发生排斥时，胰液新蝶呤 / 血清新蝶呤比值减低，提示炎细胞局部产生新蝶呤。而且在胰液细胞学检查阳性之前，就可检测到新蝶呤。在另一项研究中，胰液中的新蝶呤被证实是 SPK 受者急性排斥反应早期、敏感且特异的标记物。排斥的诊断主要基于临床症状、胰液量、淀粉酶的下降以及胰液细胞学；联合应用胰液及新蝶呤分泌检测与排斥反应的相关性更好。

磷脂酶 A_2（phospholipase A_2，PLA_2）是胰腺腺泡细胞受损的敏感标志物。在胰腺移植排斥中尚未有直接证据表明其预测价值。一项小样本研究发现，在纳入移植后 1 个月内发生活检证实肾脏排斥的 5 例 SPK 受者中，其中 2 例受者在排斥前 1 天，PLA_2 水平明显升高；2 例受者在排斥发生当天，PLA_2 水平明显升高；第 5 例患者的 PLA_2 水平未发生变化。

基于实体器官移植，尤其是肾脏移植的经验，目前已经建立了许多检测排斥反应高危患者的标志物的方法，包括 HLA 抗体、抗内皮抗体、膜糖蛋白 cd30、趋化因子 CXC 配体 9 和配体 10，以及供体特异性记忆 T 细胞反应性的测定。这些标记物主要描述了受体的免疫状态，并没有显示对检测急性排斥反应有很大帮助。Cashion 等人利用实时定量 PCR 检测颗粒酶 B、穿孔素和 HLA-DR 在外周血单核细胞上的表达。在 13 例活检证实排斥反应的患者中，7 例患者在临床排斥反应诊断前 5 周，这些标记物水平出现显著升高，表明这 3 种标记物对免疫环境的变化较敏感，有助于移植胰腺排斥反应的诊断。尽管这项研究的患者例数较少，但在较大样本量的肾移植受者中同样证实了这些标记物的诊断价值。

二、内分泌排斥生物学标记物

血糖是反应胰腺内分泌功能最常见的指标，被认为是排斥反应的晚期标记物。在胰腺移植排斥反应中，高血糖通常见于重度排斥反应，表明胰腺内分泌功能已严重受损，外分泌与血管成分的持续性损伤导致移植物的纤维化。因此，血糖是胰腺功能受损严重的终末期指标，虽然特异性很高（90%~95%），敏感度却相对最低（20%）。

C 肽和血清胰岛素是评价胰腺内分泌功能的常用指标。正常的胰岛素激发释放是在生理条件刺激下储备胰岛素的爆发性释放，应答延迟是胰腺储备功能低下的表现，往往提示胰腺 B 细胞功能受损。胰腺排斥反应时，糖耐量试验提示餐后血糖升高，胰岛素及 C 肽曲线下降，胰腺组织内放射性核素 ^{11}C– 蛋氨酸硒的摄取明显减少。此外，在胰腺移植临床和实验室研究中，外分泌排斥表现早于内分泌排斥征象。既往研究也发现，在胰腺排斥反应患者中，所有患者均出现尿液淀粉酶的下降，但仅有部分患者出现胰岛素释放延迟，且在之后的随访中发现，该组患者移植胰腺内分泌衰竭的发生率较高。因此，刺激后急性胰岛素释放的丧失或延迟是 B 细胞损害的特异性指标，往往提示重度排斥反应。与血糖相比，虽然能更好地评价胰腺内分泌功能，但对于胰腺排斥反应的预测价值尚未能明确。

三、影像学指标

早在 1996 年，Wong 等人就进行了一项研究，将灰阶和多普勒超声检查结果与移植物组织学相关联。在 36 例临床表现为急性排斥反应的胰腺移植患者中，超声技术的敏感性仅为 58%，多普勒阻力指数测量与排斥的严重程度无关。有人主张胰腺内动脉血流的多普勒显像及阻力指数（resistive index，RI）的测定［阻力指数 =（收缩期峰流速 – 舒张期谷流速）/ 收缩期流速］，可以帮助诊断急性排斥反应。有研究通过对 51 例胰腺移植受者进行的 182 例超声检查得出结论，如果血管阻力指数 > 0.75，应怀疑是胰腺炎或排斥反应；如果血管阻力指数 > 0.9，应高度怀疑排斥反应。一项研究显示，动脉 RI 不能区别急性轻、中度排斥和没有排斥。急性重度排斥时，移植胰腺动脉 RI 平均值增高，提示动脉 RI 对于提示急性重度排斥是敏感的，但特异性不高。RI 的绝对和相对水平升高都与活检证实的急性排斥无关。RI 的绝对值只在慢性排斥时升高。这些结果提示，动脉 RI 对晚期排斥诊断才有帮助。因此，RI 缺乏敏感性和特异性，这限制了多普勒在排斥诊断上的应用。移植胰腺动脉 RI 通常被认为是诊断排斥反应较差的指标。

计算机断层扫描（CT）类似于超声检查，它在检测急性排斥反应方面的可靠性不高，特异性也较差。慢性排斥导致胰腺萎缩和纤维化，体积缩小。CT 在胰腺移植受者的研究中，尚不能用于排斥诊断。

有报道应用 MRI 观察移植胰腺排斥，尤其是对比增强磁共振成像的准确性大大提高。核磁共振成像技术可通过监测胰腺组织水肿变化，研究其与胰腺排斥反应的相关性。一项研究显示，T2 加权像（评估移植物水肿）对急性排斥反应敏感。另一项研究报道，在 25 例经皮穿刺活检或胰腺切除病理证实胰腺排斥反应的患者中，核磁共振成像技术的敏感性可高达 96%。在极少数患者中，使用铟 -111 标记的自体血小板进行移植胰腺监测发现，5 例患者术后进展顺利，示踪剂摄取正常，而 3 例患者移植物丢失，示踪剂摄取异常。但采用这种方法的患者数量毕竟太少，无法得出确切的结论。

总之，现在的影像学技术能帮助诊断胰腺移植后的各种病理情况，但是它们不能可靠地诊断早期排斥反应。

第三节　移植胰腺排斥反应后的病理检查

在所有实体器官移植中，移植物活组织病理学检查是诊断移植物排斥反应的金标准。但在胰腺移植临床实践中，胰腺组织活检仍潜在严重的并发症，包括腹腔内出血、胰腺炎、消化道漏等，且发生率较高。目前胰腺移植中绝大多数是采用胰肾联合移植的方式，在移植胰腺活检困难的情况下，移植肾活检成为预示胰腺排斥反应并指导治疗的首选途径。虽然移植肾及胰腺来自同一供体，但排斥反应可能会同时或相继影响两个器官。肾活检证实移植肾排斥反应与胰腺排斥反应缺乏完全的一致性，且排斥反应的等级和类型存在差异。尤其对于单独发生于移植胰腺的排斥反应，为明确诊断需要直接进行移植胰腺的活检。对于肾移植后胰腺移植，移植物来自不同供者，肾脏及胰腺可独立发生排斥反应。对于单独胰腺移植，肾功能根本无法反映移植胰腺功能。此外，移植胰腺排斥、移植十二指肠排斥、移植肾排斥间存在不一致现象。

一、移植胰腺活检方式及选择

目前常规的移植胰腺活检技术包括内镜下活检、经皮穿刺活检、腹腔镜下活检和开腹活检。

Laftavi 等首先提出了移植胰腺活检的规则。对于一个非住院患者，不论何种引流方式首先考虑经皮穿刺活检。假如胰腺组织获取失败，根据胰腺外分泌引流方式的不同类型，采取以下选择：在膀胱引流胰腺受者，应行膀胱镜下活检；如果失败，再采取腹腔镜下活检。对肠道引流或胰管栓塞患者，应该尝试腹腔镜下活检。如果以上所有的技术都失败，而又需要确切的组织病理学诊断，对于所有受者最后的方法是开腹活检。进行腹腔镜活检时需评估风险，根据个体情况权衡，开腹活检是最后的选择。

（一）内镜下活检

包括膀胱镜下经十二指肠胰腺活检（cystoscopic transduodenal pancreas biopsy，CTPB）技术和十二指肠镜下活检技术。内镜下行十二指肠、胰腺活组织检查，可提供与经皮穿刺活组织检查相同的临床信息，但仅有 57% 可以获得足够的组织标本。有研究显示，十二指肠和胰腺病理学发现的符合率仅为 36%。

膀胱镜下活检仅限于胰腺外分泌引流采用膀胱术式的胰腺移植患者，胰腺组织的获取率 ≥ 80%。膀胱镜活检的并发症发生率低，活检后大量血尿的发生率低于 10%。

十二指肠镜下活检技术适用于胰腺外分泌引流采用肠道术式的胰腺移植患者。最近的一项研究对 27 例胰腺移植（10 例 SPK，17 例 PAK）进行十二指肠移植物程序性活检，167 次内镜活检后未出现任何并发症。但也有研究认为十二指肠活检检测胰腺移植排斥反应的总体敏感性低至 9%，尚不适用于临床。

（二）经皮穿刺活检

通常在超声、CT 或联合引导下进行，确定胰腺组织最多的部位作为活检穿刺点。在进行 CT 或超声引导的经皮穿刺活检之前，需仔细评估移植胰腺定位及周围临近组织或脏器，穿刺后密切监测穿刺点局部改变。88%~90% 的病例可以获得足够的标本。主要并发症是出血，见于 2%~3% 的病例，少见有移植器官失败的报道。马里兰大学在超声引导下经皮活检方面拥有大量经验，在 183 例患者的 426 次胰腺活检中，组织产出率为 88%，仅有 1.2% 的患者因并发症需要进行腹腔镜检查，另有 1 例移植物丢失。Wisconsin 大学团队报道了 406 例胰腺活检，组织产出率为 94%，仅 2 例发生腹腔内出血。在 CT 引导下活检的报道中，8% 发生轻度并发症，包括一过性高淀粉酶血症（在 2~4 天内缓解）和一过性轻微血尿（持续时间可达 48 小时），3% 发生严重并发症，其中 1 例受者需要手术探查。

（三）腹腔镜下活检

最初由 West 和 Gruessner 描述，进行 CT 或超声引导下移植物穿刺活检不安全（主要是由于移植物被小肠袢遮盖）时，腹腔镜可成为一种选择。目前少数移植中心开展胰腺组织的腹腔镜活检技术。腹腔镜下活检可以获取足够的组织标本，组织获取率达 91.6%~93.7%；可同时进行肾组织活检，评估不同移植器官排斥反应的严重程度。同时，腹腔镜下还可探查移植后腹腔内脏器的外科情况，排除肠梗阻、粘连等。腹腔镜活检可在直视下进行，出血容易发现且可实现止血操作；与开腹活检相比，手术创伤减少，严重并发症大大减低。但腹腔镜活检技术面临的障碍在于腹腔粘连、麻醉以及手术创伤可能造成的后续效应。

二、移植胰腺排斥反应后的病理特点

胰腺移植病理活检是胰腺移植术后排斥反应诊断的"金标准"，也是胰腺移植领域的难点。Banff 会议制定的分类标准及指南不断被修正和更新，为评估排斥反应提供了标准化的定义。但一些诊断上的难题仍然存在，同时观察者之间缺乏重复性。活检技术及诊断标准是影响诊断准确性的重要因素，以下就移植胰腺排斥反应的临床及病理特点进行概述。

（一）排斥反应的发生机制

胰腺移植排斥反应的发生机制与其他实体器官移植一样，但是胰腺具有双重功能（内分泌和外分泌），其表现及机制也有所不同。移植排斥反应的程度主要与供体受体间主要组织相容性复合物（MHC）抗原的不匹配程度有关。主要组织相容性复合物（MHC）Ⅰ型和Ⅱ型分子在胰腺内、外分泌部的表达不同，对于正常胰腺，Ⅰ型抗原在胰岛细胞的表达很弱，在导管上皮表达很强，腺泡细胞不表达。胰腺的所有成分均不表达Ⅱ型抗原。有研究显示，发生排斥反应的胰腺内，腺泡细胞过度表达Ⅰ型和Ⅱ型抗原，Ⅱ型抗原还表达于导管上皮和内皮细胞，而Ⅰ型抗原表达于胰岛细胞。胰腺内分泌部和外分泌部的不同排斥反应类型与不同 MHC 的表达模式相关，同时也和其他的一些因素有关，如微血管的类型和性质、组织对缺血的敏感性。实验研究显示，腺泡小叶是 T 细胞介导的排斥反应的效应器官，动脉壁很少受累，细胞介导的排斥反应不直接影响胰岛；相反抗体介导的排斥反应常伴有高血糖的出现，表明胰岛易受抗体沉积所致微血管损伤的影响。

（二）T 细胞介导的排斥反应（TCMR）

2007 年 Banff 移植病理会议首次形成了关于胰腺移植病理的一致提案。胰腺急性细胞介导的排斥反应（ACR）主要表现为间质内的炎细胞浸润、小静脉受累一致、导管受累情况较为多变、腺泡炎性改变，还包括细胞的损害（凋亡）。严重的急性排斥反应还会表现为动脉内膜炎和坏死性血管炎。虽然胰岛不是细胞介导的排斥反应的主要靶器官，但广泛的实质坏死也会累及胰岛，导致高血糖的出现。T 细胞介导的急性排斥反应依据病变表现分为轻、中、重度（即Ⅰ级、Ⅱ级、Ⅲ级），随着病变加重，预后逐渐变差。T 细胞介导的排斥反应Ⅰ级：出现间隔活动性炎症，间隔内静脉内皮炎、导管炎，伴不同程度的腺泡炎症和（或）灶性腺泡炎症（每个小叶内不超过 2 个炎性病灶），腺泡损伤轻微。Ⅱ级：出现多灶性腺泡炎症（不弥漫）和轻微的动脉内膜炎，可单独 / 同时存在。多灶性是指每个小叶内有 3 个以上的炎性病灶，伴单个腺泡损伤和丢失。无融合性炎症病灶是此级与更高级排斥反应的区别。Ⅲ级：有严重的腺泡炎症和腺泡细胞损伤，可能伴有中 – 重度动脉内膜炎、坏死性动脉炎，这些表现可单独 / 同时出现。

（三）抗体介导的排斥反应（ABMR）

至今，抗体介导的排斥反应在胰腺移植中仍然是难点，很多问题还没有被完全阐述，如 AMR 的危险因素、预后等。根据 Banff 工作组的标准，抗体介导的排斥反应的特征性表现为：①腺泡间毛细血管、胰岛毛细血管和小静脉 C4d 染色阳性；②血清 DSA 阳性，移植物失功；③组织学证据包括：间隔内炎症，毛细血管炎，腺泡细胞损伤，组织肿胀、坏死、凋亡和细胞脱失，血管炎及血栓形成。以上 3 项均满足时可诊断 AMR，满足其中两项可疑 AMR，仅有 1 项时需除外 AMR。根据组织结构的变化，AMR 分为 3 级。Ⅰ级：移植胰腺结构完整，混合型炎细胞浸润，罕见腺泡细胞损伤。Ⅱ级：结构大部分保存，间隔内混合型炎细胞浸润，毛细血管扩张，毛细血管炎，充血，腺泡细胞脱失，红细胞外渗。Ⅲ级：结构破坏，炎症基础上出现间质出血，多灶型 / 融合性坏死，动静脉壁坏死及血栓形成。

（四）慢性排斥反应与移植物纤维化

胰腺的慢性排斥反应表现为纤维间隔的增宽，进行性纤维化，移植胰腺萎缩的腺泡小叶间出现大范围的纤维化区域。随着移植物硬化的进行性发展，外分泌部小叶结构破坏，增生的纤维母细胞束随机分布于腺泡间，最终外分泌部完全消失。移植物硬化组织学分级与预后相关，严重的纤维化预示移植器官功能保留时间有限。根据硬化面积所占比例，将其分为 3 级。Ⅰ级：间质纤维化面积 < 30% 穿刺面积，小叶中央区域正常。Ⅱ级：纤维化面积达 30%~60%，外周带外分泌部萎缩，中央区可见腺泡周围纤细的纤维结缔组织。Ⅲ级：纤维化达到穿刺面积的 60% 以上，残存腺泡呈岛样分布。移植物血管病与纤维化程度密切相关，但并不用于移植物硬化分级，同样内分泌性胰岛的评估也不用于分级，因为胰岛的消失对于移植器官的纤维化不具有预测意义。

（五）鉴别诊断

（1）移植物血栓形成可导致非免疫性的移植物失功。血栓形成可见于以下几种情况：基本正常的胰腺，与急性细胞介导排斥反应相关的血管损伤，晚期移植物血栓形成可能跟急性或慢性排斥反应的血管损伤有关，也可以是非免疫性的（如动脉粥样硬化）。

（2）移植后早期发生的胰腺炎常继发于缺血性损伤，缺血导致细胞结构溶解，内容溢出引发急性炎症。

（3）移植后感染性胰腺炎／胰腺周围炎、周围脓肿感染所致的腹腔积液常常需要开腹探查和清创引流。胰腺周围炎常见于移植后数天或数周内，患者有临床感染的证据，结合微生物学的检测可以与急性排斥反应相鉴别。

（4）巨细胞病毒感染与急性胰腺排斥反应的临床表现无区别，如血清淀粉酶和脂肪酶升高。同样，组织学表现也极为相似，均表现为中－重度腺泡的淋巴细胞浸润。因此对于活检标本，无论临床表现如何，均应仔细寻找是否存在病毒感染所致的细胞学改变。EB病毒相关的移植后淋巴组织增殖性疾病表现非常广泛（从良性的增生到恶性淋巴瘤样病变）。此时移植器官的活检不具有诊断价值。

（5）移植十二指肠的急性排斥反应通常与胰腺排斥反应同时发生，也可单独发生。膀胱镜下活检可以判断排斥反应的发生并进行严重程度的分级，同时也可以发现其他非免疫性疾病，如缺血、感染、肿瘤等。

三、移植胰腺、移植肾及移植十二指肠排斥的不一致性

（一）移植胰腺及移植肾排斥的不一致性

在SPK受体中，血清淀粉酶、脂肪酶、葡萄糖、肌酐以及蛋白尿都被常规监测以检测排斥反应。在临床实践中，可以观察到胰腺或肾脏功能异常，或两者都异常。部分移植医生认为排斥通常是一致的，该论点认为，如果胰酶和肾功能参数都异常，或者在没有胰酶升高的情况下肾功能异常，肾活检就足以诊断排斥反应，而额外的胰腺活检不会影响临床治疗。然而，这种方法从未得到验证，一致性的假设一直受到质疑。

威斯康星大学一项回顾性研究中，纳入了40例在移植术后30天内进行的移植肾及胰腺活检患者。结果显示，25例（62.5%）发现有一致的排斥反应结果，其中11例两种器官均有排斥反应，14例两种器官均无排斥反应；另有15例（37.5%）发生排斥反应，其中10例发生胰腺排斥反应，5例发生肾脏排斥反应。此外，令人惊讶的是，有一致排斥反应的11例患者中只有7例有相同类型的排斥反应（AMR、ACR或混合）。也就是说，36%的患者在排斥反应的具体类型上存在差异，这就可能需要不同类型的治疗。例如，在肾ACR的患者中，如果发现AMR或胰腺混合排斥反应，则建议在类固醇冲击的计划中加入血浆置换和（或）IVIG。另一项小样本的研究显示，21名SPK患者胰腺及肾脏活检中也发现了38%的排斥反应不一致率。另一项来自瑞典的研究显示，在SPK后发生

排斥的患者中，33.5%（肾脏）、26.5%（胰腺）单独发生了排斥反应，约56.5%（肾脏和胰腺）同时发生排斥反应，但这些患者发生排斥反应的类型和程度不同，其中胰腺更容易发生严重的排斥反应。此项研究显示，单独的肾活检会错过约40%的胰腺排斥，在肾活检阴性的胰腺功能异常的患者中再次行胰腺活检，会错过较少的胰腺排斥反应（8%）。动物模型中也发现了类似的结果，在23只SPK受体犬中发现27%的不协调排斥。以上研究均表明，SPK受体中即使两个器官都有排斥反应，排斥的类型往往是显著不同的，需要不同的治疗。

也有学者认为，在SPK受体中，肾排斥反应先于或平行于胰腺排斥反应，发生率高2~3倍。然而，在肾脏活检可以替代胰腺活检的假设下，大部分胰腺排斥反应可能由于不经常进行胰腺活检而被漏诊。胰腺排斥反应仍然是移植物丢失最重要的原因，它不能通过无创的手段进行可靠的诊断。因此，在肾活检的基础上进行胰腺活检通常可以提供改变患者管理的关键信息。

（二）移植胰腺和移植十二指肠排斥的不一致性

胰腺移植中胰腺和供者十二指肠紧密相连，因此十二指肠也可发生排斥反应。十二指肠排斥与胰腺排斥的相关性研究目前较少。Nakhleh等人报道了25例膀胱引流胰腺受者同时进行胰腺和十二指肠活检的结果，发现24%（6/25）的患者在两个器官有独立的排斥反应，36%（9/25）的患者完全一致。这一观察结果与在SPK受者中发现的结果一致，在分别对肾、胰腺移植同时进行的活检中发现了高度不一致的结果。最近的一项研究评估了移植供者十二指肠活检的组织学发现是否可以提示移植胰腺的排斥反应。在67例受者中，前瞻性地检查了113例内镜超声引导下的十二指肠活检和胰腺组织活检。共检出22例活检证实的胰腺排斥反应，其中仅有2例十二指肠活检显示排斥反应。通过十二指肠活检检测胰腺排斥反应的灵敏度为9%。其他匹配的十二指肠活检或正常（*n*=13）或不确定（*n*=7）。仅5%（6/113例）活检发现供体十二指肠有排斥反应，同时有2例胰腺排斥反应。

因此，即使基于组织学评价，胰腺移植排斥反应的诊断仍较为困难，移植胰腺活检的最佳取样方法也尚不明确。移植肾、十二指肠和移植胰腺的排斥反应在临床和病理特征上均呈现不一致性，这进一步加大了胰腺排斥诊断和治疗的难度。

（扫码查看参考文献）

第十六章　胰腺移植的现状与挑战

第一节　胰腺移植的现状

胰腺移植作为一种旨在重建内源性胰岛素分泌的治疗手段，胰腺移植已发展成为一种完整的胰岛 B 细胞替代方法，使糖尿病患者摆脱了血糖监测和外源性胰岛素注射的负担。具有功能的胰腺移植不仅能缓解血糖波动，还能消除糖尿病患者日常面临的病耻感。近期研究表明，胰腺移植是实现持久血糖正常化的最有效方法，可防止低血糖和酮症酸中毒，使糖化血红蛋白水平趋于正常，并优化血糖达标时间。胰腺移植的独特优势在于，它不仅提供胰岛素生成，还能恢复胰腺的反调节激素分泌和外分泌功能。

然而，胰腺移植的代价是需要进行较大的手术创伤，且术后需要终身服用免疫抑制剂。因此，胰腺移植虽然能使患者血糖正常且不依赖于外源性胰岛素，但仍被视为糖尿病的治疗方法而非根治手段。基于这些考虑，胰腺移植通常保留给那些已因其他原因接受免疫抑制治疗的胰岛素依赖型糖尿病患者，最常见的是 SPK、PAK，这两种术式均于 1999 年 7 月获得医学认可。

此外，高度不稳定型糖尿病伴威胁生命的代谢并发症（如无意识性低血糖、反复酮症酸中毒）或非肾脏进行性并发症的患者，可从 PTA 中获益。因良性疾病行全胰腺切除后的患者由于缺乏所有葡萄糖稳态调节机制和胰腺外分泌功能，会形成脆性糖尿病，这类患者也适合 PTA。极少数情况下，如胰岛素过敏、极端胰岛素敏感或胰岛素吸收异常可能导致外源性胰岛素治疗真正失败，无论治疗依从性如何，这些患者也适合 PTA。因此，PTA 于 2006 年 4 月正式获得医学认可。目前，成功的胰腺移植是恢复正常葡萄糖稳态并可能预防、稳定甚至逆转进展性糖尿病并发症的唯一确定的长期治疗方案。

近期研究显示，在适当选择的胰腺内分泌衰竭患者中，无论糖尿病类型、种族或年龄，胰腺移植均为安全、可行且有效的治疗选择。SPK 移植为晚期慢性肾病或终末期肾病的 1 型或 2 型糖尿病患者提供了最佳长期疗效。成功的 SPK 移植使患者摆脱胰岛素依赖，不需要密切监测血糖，并实现极佳的代谢控制，这可改善或稳定进展性糖尿病微血管并发症，同时恢复肾功能并预防透析相关的急、慢性疾病。因此，与仍接受胰岛素治疗的终末期肾病患者相比，SPK 受者获得了更长的预期寿命和更高的生活质量，尽管与单纯肾移植相比，围手术期风险有所增加。

胰腺移植曾被认为是一种伴高排斥率、并发症频发的手术，但如今胰腺移植已取得实质性进展。目前 3 种类型的胰腺移植 1 年生存率为 96%~98%，5 年生存率达到 90%。相比之下，未行移植的 SPK 等待名单患者的 5 年生存率仅为 60%。胰腺移植早期技术失败率已降至 5%~7%，这使得胰腺移植成为一种相对安全的手术。

第二节　胰腺移植的挑战

胰腺移植领域仍面临多重挑战。供体器官短缺与分配公平性问题限制了移植的广泛应用；长期免疫抑制治疗带来的代谢不良反应（如致糖尿病性）与感染风险亟待解决；外科技术的微创化（如机器人辅助手术）虽已起步，但普及应用仍需技术突破与临床验证；此外，生物人工胰腺的研发为未来提供了新方向，但其临床应用仍处于早期阶段。

一、供体分配与拓展

胰腺移植作为终末期糖尿病肾病和难治性糖尿病的有效治疗手段，其临床应用受到供体器官严重短缺的制约。全球范围内，供需不平衡问题日益突出，而胰腺器官比其他实体器官更易受损伤，可利用率更低，进一步加剧了这一矛盾。如何构建科学、公平、高效的胰腺分配系统，在保障移植效果的同时最大化器官利用，成为当前面临的首要挑战。特别是在实施 SPK 时，如何平衡胰腺需求患者与单纯等待肾脏移植患者之间的公平性，需要政策制定者、临床医师与伦理学家的共同探讨。

美国和欧洲的胰腺分配系统虽然在具体实施细节上有所不同，但均基于共同的核心理念，即平衡医学紧急程度、预期移植效益、等待时间与地域公平性。美国由器官获取与移植网络和联合器官共享网络统一管理全国分配系统，而欧洲则通过 Eurotransplant 为八个成员国（奥地利、比利时、克罗地亚、德国、匈牙利、卢森堡、荷兰和斯洛文尼亚）提供跨国合作框架，英国、法国等国则维持独立的国家系统。

美国采用"圆圈模型"进行地理分区，将范围划分为本地（250 海里内）、区域（250~500 海里）和全国三个层级。而欧州器官移植国际基金会（Eurotransplant）

则设置了更为灵活的国家间平衡机制，通过器官交换指数调节成员国之间的供体分配平衡。

胰肾联合移植所引发的资源分配伦理挑战在欧美国家均有体现，但应对策略各异。美国 OPTN 于 2019 年对器官分配政策进行了调整，将 KDPI ≤ 20% 的高质量肾脏优先分配给预期受益最大的患者，包括儿童和高 EPTS 评分候选人，同时保留 SPK 候选人的优先权，但仅限于同时需要两种器官且血糖控制极差的患者。

欧洲多国采取不同策略。德国和荷兰引入"老年为老年"策略，将年长供体器官优先分配给年长受者，从而为 SPK 候选人保留年轻供体资源；英国则通过国家胰腺分配计划为 SPK 创建单独的分配通道。两大系统均认识到 SPK 移植不仅可以改善患者长期生存，还具有成本效益优势，这为 SPK 候选人某种程度的优先权提供了公共卫生学依据。

目前面对供需缺口，可能的拓展思路包括以下方面。

（1）边缘性供体利用　包括年龄 > 45 岁、BMI > 30kg/m^2、有胰腺脂肪浸润或血管疾病风险的供体。欧洲在利用边缘性供体方面更为积极，已实现更高的供体利用率；而美国则相对保守，但近年来差距正在缩小。

（2）DCD 供体开发　英国和荷兰在 DCD 胰腺利用方面处于全球领先地位，其结局数据已接近 DBD 供体；美国的 DCD 胰腺移植占比较低，但随着保存技术的进步正在快速增长。

（3）供体管理与保存技术革新　欧美双方均投入大量资源改进器官保存技术，如机械灌注和氧合保存液。欧洲在脏器保存研究领域起步较早，但美国凭借技术创新正迅速赶上。

（4）区域性共享协议　为减少地域不平等，美国和欧洲均建立了跨区域共享协议，特别是针对高度致敏患者和紧急病例，但美国的地域范围更大，面临更显著的冷缺血时间挑战。

二、免疫抑制方案

免疫抑制剂对于胰腺移植至关重要。在钙神经蛋白抑制剂（CNI）方面，虽然移植领域一直努力尝试撤除 CNI，但术后一年时仍有 99% 的患者采用含 CNI 方案。值得思考的是，撤除 CNI 是否能改善胰岛素分泌和葡萄糖耐量，目前尚无明确答案。使用致糖尿病性较低的新型免疫抑制剂有望在将来使 CNI 撤除成为可能。在类固醇使用方面，美国 SPK 移植中使用类固醇维持免疫抑制的比例从 2001 年的 93% 下降至 2005 年的 71%。快速停用类固醇方案在 SPK 移植中越来越普遍，临床实践证明这对胰腺移植也是安全的。然而，去除类固醇是否会对SPK 受者的高血糖发展产生积极影响仍有待观察。未来的临床研究需要对无类固醇与有类固醇治疗患者进行进一步对比，以确定哪种方案能让患者在术后血糖控制中获得更多益处。

实际上，在过去 20 年中用于胰腺移植的免疫抑制方案并未获得重大突破。大多数胰腺移植患者接受消耗性抗体诱导治疗，维持治疗则使用 CNI（他克莫司比环孢素更常用）、麦考酚酯和类固醇。胰腺移植领域需要设计更新的药物组合和更严谨的前瞻性研究来进一步改善术后结局，但在降低或消除致糖尿病性免疫抑制剂时，必须在代谢潜在获益与移植胰腺和（或）移植肾脏排斥风险之间保持平衡。

三、外科技术发展问题

随着微创外科技术的飞速发展，机器人辅助系统在胰腺移植领域的应用正从概念验证阶段逐步迈向临床实践。作为高度复杂的腹腔实体器官移植术，胰腺移植传统上依赖开放手术，往往伴随较大切口、术后疼痛及较长恢复期。机器人系统凭借高精度三维立体视野、消除手震动、增强手术操作灵活度等优势，为胰腺移植微创化提供了新的技术路径。

初步临床经验表明，机器人辅助胰腺移植具有多项潜在优势，如切口微小化（通常仅需 4~5 个 8~12mm 切口）、术野放大 10~15 倍、精准血管吻合、减少术中出血量及术后并发症发生率。特别是在血管吻合环节，机器人系统的稳定性和精准度可以提高血管通畅率，减少血栓形成风险，这对胰腺移植尤为关键。

然而，机器人辅助胰腺移植仍面临诸多挑战。首先，学习曲线陡峭，要求外科医生同时掌握胰腺移植与机器人手术技能；其次，手术时间较传统开放手术时间延长，特别是在团队初期经验积累阶段；再次，设备及耗材成本高，增加医疗经济负担；最后，缺乏长期随访数据，临床结局优势尚需更多循证医学证据支持。

多中心初步数据显示，在经验丰富团队的实施下，机器人辅助胰腺移植可实现与开放手术相当的一年移植物存活率（约 85%~90%），同时显著缩短术后住院时间（平均减少 3~5 天）并减少镇痛药物使用。米兰团队报告的首批 10 例机器人辅助 SPK 病例中，无一例发生血管并发症，且患者术后恢复满意度高于传统开放手术组。匹兹堡大学医学中心开发的混合技术——将机器人辅助腹腔内血管吻合与小切口植入相结合，在保持微创优势的同时缩短了冷缺血时间，为临床实践提供了新思路。此外，术中荧光血管造影（ICG）与机器人系统的整合，极大地提高了血管吻合质量评估的准确性，有助于及时发现并处理潜在血流问题。

展望未来，随着技术进步与经验积累，机器人辅助胰腺移植有望成为特定患者的重要术式选择。建立标准化技术路径、完善专业培训体系、开展多中心前瞻性研究对推动这一技术的安全普及至关重要。同时，新一代机器人系统及实时影像融合技术的引入，将进一步优化手术精准度与微创程度，为胰腺移植外科技术的发展开辟了新的可能。

四、生物人工胰腺技术发展问题

生物人工胰腺（BAP）作为 1 型糖尿病治疗的革命性技术，近年来取得了突破性进展。与传统的全器官移植相比，BAP 通过胰岛细胞或胰岛样细胞的封装隔离技术，在维持血糖平衡功能的同时避免了终身免疫抑制的需求。目前研发主要沿三条技术路线并行发展，即微胶囊化、大型宏观装置和血管化生物支架。

微胶囊化技术采用海藻酸盐或聚乙二醇等生物材料包裹单个或少量胰岛细胞团，形成半透膜屏障，允许葡萄糖、氧气和胰岛素等小分子自由扩散，同时阻断免疫细胞和抗体渗透。美国 ViaCyte 与加拿大 JDRF 合作的 PEC-Encap™ 项目在 2022 年报告了首批人体临床试验结果，展示了微胶囊化人胚胎干细胞（hESC）来源胰岛细胞的安全性和初步有效性。

大型宏观装置如 TheraCyte™ 和 Air Liquid Interface 设备则将大量胰岛细胞封装在厘米级装置内，通过精心设计的膜层结构平衡免疫保护与营养交换需求。法国 Defymed 公司的 MailPan® 装置在非人灵长类动物中展示了超过一年的功能性胰岛素分泌能力，目前正在欧洲开展 I 期临床试验。

血管化生物支架技术代表 BAP 研发的最前沿方向，通过组织工程学方法构建含有血管网络的三维胰岛微环境。哈佛大学 Melton 实验室与波士顿儿童医院合作开发的 SHELS（合成混合封装和输送系统）支架在小鼠模型中实现了快速血管化和持久功能。该技术采用 3D 生物打印技术精确排布胰岛细胞与血管内皮前体细胞，形成类器官微结构，显著提高了胰岛存活率和功能持久性。

尽管 BAP 技术进展显著，但其仍面临多重挑战。首先，异物反应导致的纤维化包裹仍是限制胰岛长期功能的主要障碍；其次，氧气供应不足造成的中心坏死问题尚未完全解决；再次，适合临床使用的标准化胰岛来源（如干细胞来源胰岛或异种胰岛）的大规模生产技术仍需完善。

展望未来，发展方向主要集中在器官分配系统优化、免疫抑制方案改进、外科技术微创化以及生物人工胰腺研发等方面。特别是机器人辅助系统和生物人工胰腺技术的突破，有望为胰腺移植带来革命性进展。通过多学科交叉融合与国际合作，胰腺移植将继续完善并惠及更多糖尿病患者，最终实现长期、安全、有效的血糖控制，显著改善患者生存质量和长期预后。

附录 医学相关名词中英文全称缩写对照表

英文缩写	英文全称	中文全称
ACR	acute cellular rejection	急性细胞排斥反应
ACS	acute coronary syndrome	急性冠状动脉综合征
	acute rejection	急性排斥反应
ARDS	acute respiratory distress syndrome	急性呼吸窘迫综合征
ATN	acute tubual necrosis	急性肾小管坏死
ACEI	angiotensin converting enzyme inhibitor	血管紧张素转换酶抑制剂
ARB	angiotensin II receptor blocker	血管紧张素II受体拮抗剂
ATLG	anti-human T lymphocyte rabbit immunoglobulin	抗人T细胞兔免疫球蛋白
AMR	antibody mediated rejection	抗体介导排斥反应
APC	antigen-presenting cell	抗原呈递细胞
ALG	anti-human iymphocyte globulin	抗人淋巴细胞免疫球蛋白
ATG	anti-thymocyte globulin	抗胸腺细胞球蛋白
AUC	area under the curve	曲线下面积
AA	aristolochic acid	马兜铃酸
AVG	arteriovenous graft	移植物动静脉内瘘
ASCVD	atherosclerotic cardiovascular disease	动脉粥样硬化性心血管疾病
AS	atherosclorosis	冠状动脉粥样硬化
AEP	auditory evoked potentials	听觉诱发电位
AVF	autogenous arteriovenous fistula	自体动静脉内瘘
AZA	azathioprine	硫唑嘌呤
BDG	1, 3-β-D-glucan	1, 3-β-D 葡聚糖
BPD/DS	biliopancreatic diversion with duodenal switch	胆胰转流十二指肠转位术
BIS	bispectral index	脑电双频谱指数
BKV	BK virus	BK病毒
BKVAN	BK virus associated nephropathy	BK病毒相关肾病
BMI	body mass index	体重指数
BOR	brequinar	布喹那
BAL	bronchoalveolar lavage	支气管肺泡灌洗

英文缩写	英文全称	中文全称
CNI	calcineurin inhibitor	钙调磷酸酶抑制剂
CCB	calcium channel blocker	钙通道阻滞剂
CRKP	carbapenem-resistant *Klebsiella pneumoniae*	耐碳青霉烯类肺炎克雷伯菌
cTnI	cardiac troponin I	心肌肌钙蛋白 I
cTnT	cardiac troponin T	心肌肌钙蛋白 T
CVD	cardiovascular disease	心血管疾病
CDC	Centers for Disease Control and Prevention	美国疾病控制与预防中心
CNS	central nervous system	中枢神经系统
CVC	central vein catheter	中心静脉导管
CVP	central venous pressure	中心静脉压
CSW	cerebral salt wasting	脑性耗盐综合征
CVA	cerebrovascular accident	脑血管意外
CSMBS	Chinese Society for Metabolic and Bariatric surgery	中国医师协会外科医师分会肥胖和糖尿病外科医师委员会
CHG	chlorhexidine gluconate	葡萄糖酸氯己定
CAD	chronic coronary artery disease	慢性冠状动脉疾病
CKD	chronic kidney disease	慢性肾脏病
CLP	combined liver and pancreas transplantation	肝胰联合移植
CIA	common iliac artery	髂总动脉
CAP	community acquired pneumonia	社区获得性肺炎
CRRT	continuous renal replacement therapy	连续性肾脏替代治疗
CSII	continuous subcutaneous insulin infusion	持续皮下胰岛素输注
CAC	coronary artery calcium	冠状动脉钙化
CRP	c-reactive protein	C-反应蛋白
CK-MB	creatine kinase isoenzyme MB	肌酸激酶同工酶 MB
CTA	CT angiography	CT 血管造影
CSA	cyclosporine	环孢素
CF	cystic fibrosis	囊性纤维化
CTPB	cystoscopic transduodenal pancreas biopsy	经十二指肠胰腺活检
CMV	cytomegalo virus	巨细胞病毒
CTL	cytotoxic T lymphocyte	细胞毒性 T 淋巴细胞
DDKT	deceased donor kidney transplant	尸体肾移植

续表

英文缩写	英文全称	中文全称
DVT	deep venous thrombosis	深静脉血栓
DGF	delay graft function	移植物功能延迟恢复
dnDSA	de-novo donor specific antibody	新生供者特异性抗体
DSG	deoxyspergualin	15-脱氧精胍菌素
DKA	diabetes ketoacidosis	糖尿病酮症酸中毒
DM	diabetes mellitus	糖尿病
T1DM	diabetes mellitus type 1	1型糖尿病
T2DM	diabetes mellitus type 2	2型糖尿病
DKD	diabetic kidney disease	糖尿病肾病
DR	diabetic retinopathy	糖尿病视网膜病变
DN	diabetic nephropathy	糖尿病肾病
DPN	diabetic peripheral neuropathy	糖尿病神经病变
DAAs	direct-acting antiviral agents	直接抗病毒药物
DSA	donor specific antibody	供者特异性抗体
DDFFI	donor-derived filametous fungal infection	供者来源的丝状真菌感染
DDI	donor-derived infection	供者来源性感染
DSA-HLA	donor-HLA-specific antibody	抗供体HLA的特异性抗体
DBD	donors after brain death	脑死亡
ROTEM	rotational thromboelastometry	旋转血栓弹性测量
ESRD	end stage renal disease	终末期肾病
ESKD	end-stage kidney disease	终末期肾脏病
ERAS	enhanced recovery after surgery	术后快速康复
EBV	epstein-barr virus	EB病毒
EPO	erythropoietin	促红细胞生成素
eGFR	estimated glomerular filtration rate	估算肾小球滤过率
ECMO	extracorporeal membrane oxygenation	体外膜肺氧合
FUO	fever of unknown origin	不明原因的发热
FCZ	fluconazol	氟康唑
FEV1	forced expiratory volume in one second	第1秒用力呼气量
FVC	forced vital capacity	用力肺活量
GS	gastroparesis syndrome	胃轻瘫综合征
GDM	gestational diabetes mellitus	妊娠期糖尿病
GFR	glomerular filtration rate	肾小球滤过率

英文缩写	英文全称	中文全称
GPI	glycosyl phosphatidyl inositol	糖基磷脂酰肌醇
GDFT	goal-directed fluid therapy	目标导向液体治疗
GVHD	grafts versus host disease	移植物抗宿主病
GCSF	granulocyte colony-stimulating factor	粒细胞集落刺激因子
GGO	ground glass opacity	毛玻璃影
HIF-PHI	hypoxia-inducible factor hydroxylase inhibitors	脯氨酰羟化酶抑制剂
HD	hemodialysis	血液透析
HUS	hemolytic uremic syndrome	溶血性尿毒症
HBIG	hepatitis b immunoglobulin	乙型肝炎免疫球蛋白
HBV	hepatitis B virus	乙型肝炎病毒
HCV	hepatitis C virus	丙型肝炎病毒
HPLC	high performance liquid chromatogaply	高效液相色谱
HAP	hospital acquired pneumonia	医院获得性肺炎
HAMA	human antimouse antibody	人抗鼠抗体
HIV	human immunodeficiency virus	人类免疫缺陷病毒
HLA	human leukocyte antigen	人类白细胞抗原
HHS	hypertonic hyperglycemic state	高渗高血糖状态
HUA	hyperuricemia	高尿酸血症
IRIS	immune reconstitution inflammatory syndrome	免疫重建综合征
IMPDH	inosine monophosphate dehydrogenase	次黄嘌呤单磷酸脱氢酶
ICU	intensive care unit	重症监护室
IAC	interacinar capillaries	腺泡间毛细血管
IGRA	interferon gamma release assay	γ干扰素释放试验
IL-2	interleukin-2	白介素-2
IL-2R	interleukin-2 receptor	白介素-2受体
INR	international normalized ratio	国际标准化比值
IPTR	International Pancreas Transplantation Registry	国际胰腺移植登记处
IVIG	intravenous immunoglobulin	静脉免疫球蛋白
IFD	invasive fungal disease	侵袭性真菌病
IPA	invasive pulmonary aspergillosis	侵袭性肺曲霉病
IPFI	invasive pulmonary fungal infections	侵袭性肺部真菌感染
ITZ	itraconazole	伊曲康唑
JCV	JC virus	JC病毒

续表

英文缩写	英文全称	中文全称
KDIGO	kidney Disease：Improving Global Outcomes	改善全球肾脏病预后组织
LRYGB	laparoscopic Roux-en-Y gastric bypass	腹腔镜Roux-en-Y胃旁路术
LSG	laparoscopic sleeve gastrectomy	腹腔镜胃袖状切除术
LTBI	latent tuberculosis infection	潜伏性结核感染
LA	latex agglutination test	乳胶凝集试验
LFM	leflunomide	来氟米特
LPCT	liver and pancreas cluster transplantation	肝胰器官簇移植
LDKT	living donor kidney transplant	活体肾移植
LEAD	lower extremity arterial disease	下肢血管病变
LP	lumbar puncture	腰椎穿刺
MCSF	macrophage colony-stimulating factor	巨噬细胞集落刺激因子
MRI	magnetic resonance imaging	磁共振
MHC	major histocompability complex	主要组织相容性复合体
MNA	malonamide	丙二氰酰胺
MMFR	maximum midexpiratory flow rate	最大呼气中期流速
MRSA	methicillin-resistant *Staphylococcus aureus*	耐甲氧西林金黄色葡萄球菌
MIC	minimum inhibitory concentration	最低抑菌浓度
mHA	minor histo-compatibility antigen	次要组织相容性抗原
MZR	mizoribine	咪唑立宾
MDROs	multidrug-resistant organisms	多重耐药菌
MMF	mycophenolate mofetil	霉酚酸酯
MPA	mycophenolic acid	麦考酚酸
MPAG	mycophenolic acid glucuronide	麦考酚酸葡萄糖醛酸苷
NGS	next-generation seauencing	第二代测序
NSTEMI	non ST-segment elevation myocardial infarction	非ST段抬高型心肌梗死
NCC	non-cuffed catheter	无隧道和涤纶套的透析导管
NFAT	nuclear factor of activated T cells	活化T细胞的核因子
NAT	nucleic acid tests	核酸检测
LADA	occult autoimmune diabetes in adults	成人隐匿性自身免疫性糖尿病
OLB	open lung biopsy	开胸活组织检查术
OMT	optimal medical therapy	最佳药物治疗
OGTT	oral glucose tolerance test	口服葡萄糖耐量试验
ONS	oral nutritional supplement	口服营养补充剂

英文缩写	英文全称	中文全称
OPTN	Organ Procurement and Transplantation Network	器官获取和移植网络
OPTN/SRTR	Organ Procurement and Transplantation Network/ Scientific Registry of Transplant Recipient	国家器官获取及移植网络/器官移植受者科学登记系统
OKT3	orthoclone OKT3	CD3单克隆抗体
OH	ortho static hypotension	直立性低血压
PTLD	post-transplant tymphoproliferative disorder	移植后淋巴组织增生性疾病
PAK	pancreas after kidney	肾移植后胰腺移植
PDRI	pancreas donor risk index	胰腺供体风险指数
PASP	pancreas specific protein	胰腺特异性蛋白
PTR	Pancreas Transplant Registry	胰腺登记处
PT	pancreas transplantation	胰腺移植
PTA	pancreas transplantation alone	单纯胰腺移植
PAP	pancreatitis associated protein	胰腺炎相关蛋白
PRA	panel reactive antibody	群体反应性抗体
PTH	parathyroid hormone	甲状旁腺激素
PCEA	patient-controlled epidural analgesia	自控硬膜外镇痛
PLB	percutaneous lung biopsy	经皮肺穿刺术
PI	perfusion index	灌注指数
PICC	peripherally inserted central catheters	经外周静脉穿刺的中心静脉导管
PD	peritoneal dialysis	腹膜透析
PLA_2	phospholipase A_2	磷脂酶 A_2
PSTI	plasma pancreatic sedretory trypsin inhibitor	血清中胰腺分泌的胰蛋白酶抑制剂
PVI	pleth variability index	脉搏变异指数
PJP	*Pneumocystis jiroveci* pneumonia	肺孢子菌肺炎
PCR	polymerase chain reaction	聚合酶链反应
PVD	portal venous drainage	门静脉回流
PE	portal-enteric	门静脉肠腔外引流
PCZ	posaconazole	泊沙康唑
PTLD	posttransplant lymphoproliferative disorders	移植后淋巴组织增生性疾病
P-PASS	pre-procurement pancreas allocation suitability score	获取前胰腺分配适用性评分

续表

英文缩写	英文全称	中文全称
PSB	protected specimen brush	防污管样本毛刷
PET	pulmonary thromboembolism	肺血栓栓塞
PPV	pulse pressure variability	脉压变异率
rATG	rabbit anti-human thymocyte globulin	兔抗人胸腺细胞免疫球蛋白
RCT	randomized controlled trial	随机对照试验
RPR	rapid plasma reagin	快速血浆反应素试验
SRTR	scientific registry of transplant recipients	器官移植科学登记系统
SAT	serum anodal trypsinogen	血清阳性胰蛋白酶原
SUA	serum uric acid	血清尿酸
SPK	simultaneous pancreas kidney transplantation	胰肾联合移植
SPLK	simultaneous pancreas-living kidney transplantation	死亡供体胰腺及活体肾脏联合移植
SIR	sirolimus	西罗莫司
SOT	solid organ transplantation	实体器官移植
SA	splenic artery	脾动脉
SV	splenic vein	脾静脉
SJS	stiff joint syndrome	关节僵硬综合征
SVV	stroke volume variation	每搏量变异率
STEMI	ST-segment elevation myocardial infarction	ST段抬高型心肌梗死
SMA	superior mesenteric artery	肠系膜上动脉
SMV	superior mesenteric vein	肠系膜上静脉
SSIs	surgical site infections	手术部位感染
SVD	system venous drainage	体循环静脉回流
SBED	systemic bladder extracorporeal drainage	体循环膀胱外引流
SEED	systemic-enteric extracorporeal drainage	体循环肠腔外引流
TAC	tacrolimus	他克莫司
TCMR	T-cell mediated rejection	T细胞介导的排斥反应
TLC	therapeutic life-style change	以治疗为目的改变生活方式
TEG	thromb elasto graphy	血栓弹力图
TLC	total lung capacity	肺总量
TPN	total parenteral nutrition	全胃肠外营养
TBLB	transbronchial lung biopsy	经支气管肺活组织检查
TCC	transitional cell carcinoma	移行细胞癌
TCC	tunnel-cuffed catheter	带隧道和涤纶套的透析导管

英文缩写	英文全称	中文全称
T1DR	type-1 diabetes recurrence	1型糖尿病复发
UPEC	uropathogenic *Escherichia coli*	致病性大肠埃希菌
UGT	UDP-glucuronosyl transferases	尿苷二磷酸葡萄糖醛酸基转移酶
UNOS	United Network for Organ Sharing	美国器官资源共享网络
UA	unstable angina	不稳定型心绞痛
URAT1	urate transporter 1	尿酸盐转运蛋白1
UTIs	urinary tract infections	尿路感染
UA	urine amylase	尿淀粉酶
UUA	urine uric acid	尿液尿酸
VA	vascular Access	血管通路
VAD	ventricular assist device	心室辅助装置
VC	vital capacity	肺活量
VTE	venous thromboembolism	静脉血栓栓塞症
VCZ	voriconazole	伏立康唑